学 前 教 育 专 业 方 向 拓 展 系 列 教 材

依据 《幼 儿 园 教 师 专 业 标 准 （试 行）》 编写
《中 小 学 和 幼 儿 园 教 师 资 格 考 试 标 准 （试 行）》

婴幼儿营养与膳食管理

（第2版）

主 编／李海芸 江 琳
副主编／林 超 杨 洁 孙 瑜

YINGYOU'ER
YINGYANG YU
SHANSHI GUANLI

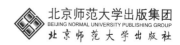

北京师范大学出版集团
BEIJING NORMAL UNIVERSITY PUBLISHING GROUP
北京师范大学出版社

图书在版编目(CIP)数据

婴幼儿营养与膳食管理/李海芸,江琳主编.—2版.—北京:北京师范大学出版社,2020.9(2024.6重印)

ISBN 978-7-303-26156-7

I.①婴… II.①李… ②江… III.①婴幼儿-营养-卫生-教材 ②婴幼儿-食谱-教材 IV.①R153.2 ②TS972.162

中国版本图书馆CIP数据核字(2020)第136196号

教材意见反馈　gaozhifk@bnupg.com　010-58805079
营销中心电话　010-58802755　58801876
编辑部电话　010-58807468

出版发行:北京师范大学出版社　www.bnupg.com
　　　　　北京市西城区新街口外大街12-3号
　　　　　邮政编码:100088
印　　刷:北京溢漾印刷有限公司
经　　销:全国新华书店
开　　本:787 mm×1092 mm　1/16
印　　张:19.25
字　　数:332千字
版　　次:2020年9月第2版
印　　次:2024年6月第17次印刷
定　　价:43.80元

策划编辑:王　超　姚贵平　　　责任编辑:赵鑫钰
美术编辑:焦　丽　　　　　　　装帧设计:焦　丽
责任校对:陈　荟　　　　　　　责任印制:陈　涛
封面插图:袁铄钧

前　言

　　"婴幼儿营养与膳食管理"是学前教育专业的一门专业基础课程,是各课程学习的基础和前提。随着"全面二孩""三胎"政策的出台,托幼一体化成为学前教育人才培养的新方向,结合《国家职业教育改革实施方案》提出的"三教"改革的任务,编写组在原教材《幼儿营养与幼儿园膳食管理》基础上将内容向0～3岁婴幼儿的营养膳食延伸,修订并更名为《婴幼儿营养与膳食管理》。

　　随着社会发展,婴幼儿的照护、养育问题得到高度重视,尤其是《国务院办公厅关于促进3岁以下婴幼儿照护服务发展的指导意见》(国办发〔2019〕15号)《托育机构设置标准(试行)》和《托育机构管理规范(试行)》《托儿所、幼儿园建筑设计规范(2019年版)》《婴幼儿辅食添加营养指南》(WS/T 678—2020)《中国居民膳食指南(2022)》《婴幼儿喂养健康教育核心信息》《托育机构婴幼儿喂养与营养指南(试行)》等文件的出台,对教材的内容、教学的形式提出了新的要求。为贯彻落实系列文件要求,我们参考师生用书的意见,对教材的内容进行了认真的修订。

　　本教材旨在使学生较为系统地掌握婴幼儿营养与膳食管理的基本知识、基本原理、基本方法,并能熟练运用所学到的膳食营养及管理知识指导婴幼儿合理膳食。教材内容设置对接"托幼一体化",在第一版的基础上增加0～3岁婴幼儿营养和膳食的内容。共分九个单元,包括婴幼儿生理心理特点、婴幼儿生长发育所需的能量及营养素、婴幼儿食物的选择和储存、婴幼儿的合理膳食、婴幼儿的营养教育和饮食习惯培养、婴幼儿家庭膳食管理、托幼园所膳食管理、婴幼儿常见营养性疾病及预防、婴幼儿营养食谱的制定。

　　为突出能力培养的导向,本教材在编写体例上做了如下安排:每个单元的开头设有学习目标,介绍学生在本单元的学习过程中应掌握的重要内容。学习目标之后设置单元导学,激发学生的学习兴趣。每个单元的结束部分设有单元回顾、思考与练习、拓展训练、学习反思。单元回顾通过表格将本单元重点内容逐一列出,使学生能够快速回顾本单元的内容;思考与练习能使学生巩固本单元所学的知识;拓展训练需要学生思考与探索,促使学生更加深入地掌握本单元的理论知识,并获得进一步提高;学习反思是学生对本单元所学内容的自主思考。每一课的开始部分或通过具体的案例导入相关内容,或通过问题引入,帮助学生预览本课涉及的主要内容。每一课还设有相关链接和拓展阅读,介绍与本课内容相关的资料,开阔学生的视野。

习近平总书记在全国高校思想政治工作会议上指出,要遵循高等教育基本规律和人才成长规律,坚持价值引领、能力培育、知识传递的有机融合,专业课程和思想政治理论课程要齐头并进,形成合力。秉承以生为本、立德树人的教育理念,教学内容安排上与课程思政有机融合,充分挖掘相关的思政元素,在教材修订过程中注重把大国情怀、传统文化以及诚实守信、工匠精神、奉献精神等元素有机融入,帮助学生成长为知识、能力、素质三位一体的应用型人才。

本教材由李海芸主持编写、确定结构,负责全书的统稿和修改工作。李海芸、江琳担任主编,林超、杨洁、孙瑜担任副主编。全书由李海芸、江琳、宣兴村、黄晨、罗泽林、刘洋、王淑贞共同编写。本教材的修订工作由李海芸、林超、杨洁、孙瑜共同完成。

本教材可作为各高职院校学前教育相关专业教材,也可作为托幼园所、营养保健品销售、食品科学、公共卫生等从业人员的参考用书,同时适用于具有一定的基础文化知识和专业知识的人士自学。

本教材在编写过程中,参考、借鉴、引用了国内外相关书籍和论文,参考文献中列出了一部分资料的来源。在此向本教材所参考的书籍和论文的作者表示感谢和敬意!本教材在编写、修订过程中得到了策划编辑于晓晴老师的大力支持,在此一并致谢!

由于编者水平有限,编写时间仓促,书中难免有疏漏、不足之处,敬请各位专家、同行及广大读者予以指正。

编　者
2022 年 11 月

目 录

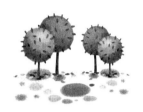

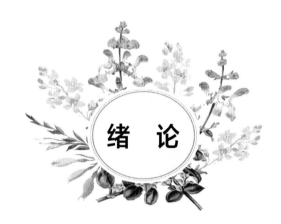

绪　论

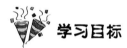 学习目标

1. 掌握营养学的相关概念。
2. 了解中国传统营养学对婴幼儿营养的重视和贡献。
3. 认识营养对婴幼儿健康的作用。
4. 了解我国婴幼儿的营养现状及我国婴幼儿营养学研究的重点。
5. 增强食品安全意识，具备把关食品质量的科学态度。

人类为满足生存需要从外界环境中摄取食物，进而有了对饮食营养的探索。人类在长期的发展过程中不断探寻食物对生命产生的影响，对饮食营养的认识也逐渐由感性上升到理性，从而促进了营养学的产生。随着社会经济和科学技术的发展，营养学也越来越受到重视。营养是健康的重要物质基础，事关全民健康、全民素质的提高、经济社会的发展和健康中国建设的推进。2017年国务院办公厅印发了《国民营养计划（2017—2030年）》，将营养健康上升为国家战略，全方位布局了国家营养发展的未来，共享营养健康的良好局面不断形成。

一、营养学的相关概念

（一）营养

从字义上讲，"营"为经营、谋求，"养"为养生或养身，"营养"就是谋求养生的意思。具体地说，营养就是人体摄取各种食物，经过消化、吸收、代谢和排泄，利用食物中的有益成分以满足自身生理需要、维持生命活动的整个过程。

(二)营养素

营养素是指维持机体正常生长发育、新陈代谢所必需的物质。

目前，已知的人体必需的营养素有四十余种。这些营养素可以分为六大类，包括蛋白质、脂肪、碳水化合物、矿物质、维生素和水。近年来，有学者把膳食纤维列为第七大营养素。其中，蛋白质、脂肪和碳水化合物能够产生能量，被称为产能营养素或产热营养素；矿物质、维生素和水不能产生能量，被称为非产能营养素或非产热营养素。人类为维持正常的生理功能和满足劳动及工作的需要，必须每日从外界摄取充足的食物。

(三)食品

根据 2018 年修正通过的《中华人民共和国食品安全法》的规定，食品是指"各种供人食用或者饮用的成品和原料以及按照传统既是食品又是中药材的物品，但是不包括以治疗为目的的物品"。

食品是人类维持生命与健康、保证生长发育和从事劳动的物质基础。人体每日必须摄取足够的、含有人体需要的各种营养的食物。

食品的作用主要有三个方面：一是营养功能，食品可以为人体提供必要的营养素，满足人体的营养需要；二是感官功能，食品可以满足人们的不同喜好和要求，主要指食品的色、香、味、形等方面；三是生理调节功能，食品对人体具有生理调节的功能。

(四)营养学

营养学是研究人体的整个营养过程，包括人类的营养需要和来源、营养代谢、营养评价、食物搭配和平衡，以及营养与健康的关系的一门科学。

婴幼儿营养学属于公共营养学中的妇幼营养分支，主要研究各种营养素对婴幼儿生长发育、代谢功能的作用，以及营养状态对婴幼儿疾病的发生、发展所产生的影响，提供营养干预知识和技能，提出相应的喂养要求和平衡膳食措施，以达到改善婴幼儿营养状况、防治营养性疾病、促进婴幼儿健康成长的目标。

(五)健康

世界卫生组织对健康的定义是：健康不仅仅是没有疾病或不虚弱，而是身体的、精神的健康和社会适应的完好状态。

为了进一步理解健康的概念，世界卫生组织提出了衡量个体健康的十大标准，包括精力充沛、积极乐观、善于休息、应变能力强、抵抗疾病能力强、体重适当、眼睛明亮、牙齿健康、头发有光泽、运动时感到轻松。通过改善饮食条件和膳食构成，发挥食品本身的生理调节功能以确保身心健康，是营养学的一个重要研究内容。

二、传统营养学对婴幼儿营养的重视与贡献

中国传统营养学是中华传统文化的一个重要组成部分，历史悠久，源远流长。在营养学领域，学习和传承中华优秀传统营养学，对于推进中华文化自信自强，铸就社会主义文化新辉煌，具有积极的意义。

中国传统营养学是在中医理论的指导下，应用食物来保健身体、防治疾病的一门科学。其内容主要包括四个方面，即饮食养生、饮食治疗、饮食节制和饮食宜忌。传统营养学对婴幼儿营养颇为重视，有关婴幼儿营养、食治疗法和饮食调养方面的论述，多散见于历代医学典籍中，儿科专著中亦有专门论述。

(一)传统营养学对婴幼儿营养的重视

传统营养学重视和提倡母乳喂养。因母乳为母亲气血所化，最适合满足婴儿的生长发育需要，素有"有儿初生，借乳为命"之说。《玉楸药解》中说："乳汁……养育婴儿，滋生气血，全赖夫此。"

传统营养学重视哺乳的方法。孙思邈《备急千金要方》中详细说明了哺乳的姿势、哺乳量以及哺乳的注意事项等。婴儿满月前开乳宜早，按需哺乳，无须定时定量。满月以后，喂乳要逐渐过渡到定时定量，不宜过量。《幼幼集成》说："乳哺亦不宜过饱，所谓忍三分饥，吃七分饱。"在哺乳期间，母亲饮食要清淡、易于消化，肥甘厚腻食物不可恣食，辛辣、性热和过于寒凉的食物应忌食，更不宜饮酒、吸烟。有些情况不宜哺乳婴儿，如在婴儿啼哭时不能立即喂奶，母亲大怒后、酒醉后不可喂奶，母亲浴后不宜立即喂奶，因为这些时候喂奶不利于婴儿健康。辅食添加宜在半岁左右进行，且以素为主。米谷能助胃气，可以促进脾胃功能的发展。

传统营养学对婴幼儿营养缺乏症亦有记载，如疳积(消化功能紊乱)、营养不良、夜盲症、脚气病、佝偻病以及甲状腺功能低下，均有相关记载。

(二)饮食养生

《黄帝内经·素问·五常政大论》说："谷肉果菜，食养尽之。"这是关于饮食养

生概念的较早的记载。食养是最基本的养身，中国自古就形成了一套完整的食养理论体系。

中国传统的养生之道以"天人合一"为核心，着重突出人与自然的关系。传统营养学把养生之道作为饮食结构的变化依据，强调饮食的四时之变，且以五行相生相克为依据。根据五行学说，食物中酸苦甘辛咸分属木火土金水，五行之间有相生、相克、相乘、相侮的关系。四时之中，饮食不同。春季饮食宜甘平，"少酸宜食甘"，少吃酸味食物，多吃甜食；夏季饮食宜清凉，"增辛减却苦"，夏季心火当令，可以适当多吃辛味食物，以补肺气，苦味入心，清心火，可以防中暑；秋季饮食宜甘润，"辛省便加酸"，少吃辛味食物，以免肺气过旺而克肝，多吃酸味食物，以助肝气，多吃甘润的食物，以生精养肺、润燥护肤；冬季饮食宜滋补，"宜苦不宜咸"，咸多会伤肾，苦味能坚阴。选用温热的食品，可以助人体的阳气，尤其是黑色食品，如黑米、黑豆、黑芝麻等。这些食品与羊肉、狗肉等温肾壮阳的食品不同，其性味平和、补而不腻、食而不燥，对处在生长发育阶段肾气不足的少儿尤其有益。因食调和、适时而食，是中国传统养生观念的重要方面。

按历代中医有关文献统计，常用的补益养生的食物有近百种，计有益智、安神、名目、聪耳、乌发、生发、增力、健肤、美容、轻身、固齿、肥人、强筋、助孕、益寿等20余类。这些食物在提高机体素质和保健防病方面有着重要意义，成为中医养生学的一个重要组成部分。

（三）饮食治疗

饮食治疗，又称"食疗""食治"。饮食治疗十分重视且强调饮食在增进人体健康和治疗疾病中的作用。饮食治疗原则秉承"医食同源""药食同用"的思想观念，食物与药物属同一来源，皆是天然产品。食物与药物的性能相同，具有同一的形、色、气、味、质等特性。因此，中医使用食物、药物或食物与药物相结合来进行营养保健或康复治疗的情况极为普遍。

饮食疗法的作用和药物疗法基本一致，主要是通过驱邪与扶正两方面来实现的。孙思邈在《备急千金要方·食治》中曾说："食能排邪而安脏腑，悦神爽志，以资气血。"他还指出饮食疗法和药物疗法的不同之处："药性刚烈，犹若御兵。""若能用食平疴，释情遣疾者，可谓良工。"

我国饮食治疗的理论和实际应用经验十分丰富，食疗方法和食疗方剂也丰富多样。早在1300多年前，《备急千金要方》一书就设有"食治"专卷。之后，《食疗本

4

草》等饮食疗法专著相继问世。

中国传统饮食治疗的不少成果逐渐被现代科学所证实，大多符合营养学的要求。例如，临床应用芹菜防治高血压病，应用红枣防治贫血症，应用燕麦防治高血脂等，均取得了一定的效果。中国传统营养学历史表明，这种食药一体的营养观在实践中安全、简便、行之有效，特别是对一些慢性疾病，孕妇、小儿和老年疾病的治疗，具有不可替代的价值。

(四)饮食节制

《黄帝内经》中提出的"饮食有节""谨和五味"是有关提倡饮食节制的较早记载。"饮食自倍，肠胃乃伤"，若饮食过多会导致食积，使肠胃受伤而致病。"因而饱食，筋脉横解，肠澼为痔。因而大饮，则气逆"，进一步阐述了必须节制食量，否则就会引发多种疾病。

宋金时期儿科名医陈文中提倡合理的小儿喂养饮食法，即有"吃暖、吃软、吃少则不病；吃冷、吃硬、吃多则病"的说法，不但从食物性质、食物温度、饮食量方面提出了减少生病的可能因素，而且含有预防胜于治疗的现代医学理念。

食贵有节对儿童来说尤其重要。《大生要旨》说："小儿无知，见物即爱，岂能知节？节之者，父母也。父母不知禁忌，畏其啼哭，无所不与，积成痼疾，追悔莫及。虽曰爱之，其实害之。"这种理念在现代更具指导意义。节制食量，防止偏食，尤其应注意零食的节制，对于预防小儿由于饮食过量而导致的营养过剩、由于偏食而导致的营养失衡、由于零食食用过多而导致的脾胃损伤乃至营养不良有着重要的作用。

(五)饮食禁忌

在中国传统营养学中，饮食根据季节、地域及人的体质等的不同在应用方面有禁忌，如食物与食物、食物与药物之间的配伍禁忌，饮食调配制备方面的禁忌，以及患病期间的饮食禁忌等，尤其患病时应有所选择，而且当食物性质与疾病类型和药物性味有矛盾时，应有所禁忌。正如汉代医家张仲景在《金匮要略》中所说的那样："所食之味，有与病相宜，有与身为害，若得宜则益体，害则成疾。"

饮食禁忌大致可归纳为如下几类。

辛辣类。包括葱、姜、蒜、辣椒等，多数辛热，少食有通阳健胃之用，宜于寒症疾病，多食则生痰动火，散气耗血，损害目力。阳虚阳亢体质及患血症、咳嗽目疾等症者均须禁忌。儿童时期，更须禁忌。

生冷类。包括瓜果、生冷蔬菜，性质多寒，清热解渴，宜于热症疾病。但虚寒之体及肠胃病者应慎忌。

油腻硬固类。包括油脂厚味及油炸的硬固类食物，有通腑之用，宜于便秘。但其有损脾胃，外感、黄疸、大便滑泄的患者应慎忌。油炸食物等质硬、不易消化的食物，肠胃有疾者应禁忌。婴幼儿尤应慎忌。

发物类。包括海腥类、公鸡、猪头肉以及香菌、蘑菇、笋等蔬菜，均为动风、生痰、助火之物，易诱发旧疾、增重新病，应有所慎忌。

另外，在食物搭配和饮食调剂制备方面，传统营养学也是注重调和阴阳的，使所用膳食无偏寒、偏热、偏升、偏降等缺陷。例如，烹调鱼、虾、蟹等寒性食物时，总要佐以葱、姜、酒、醋类温性的调料，以防止菜肴性偏寒凉，食后有损脾胃而引起脘腹不舒之弊病。又如，食用韭菜等助阳类食物常配以蛋类等滋阴之品，也是为了达到营养互补之目的。

中国传统营养学在上古时代与医药同时萌芽与发生，经过数千年的发展，形成了较为系统的学说，积累了丰富的实践与临床经验，值得我们继承与发扬。同时，我们应积极推动传统营养学走出中国，走向世界，增强中华文明传播力、影响力。

三、营养对婴幼儿健康的作用

儿童早期的营养因素将影响成年期的健康。著名的健康和疾病的发育起源学说（developmental origins of health and disease，DOHaD）深刻揭示了健康与疾病的发育起源，表明了生命早期的营养对一生健康的重要性。核心论点是：出生时的体重和早期的体重与成人期罹患高血压、糖尿病及冠心病的风险明显相关，宫内营养不良或生长发育迟缓会使成年期患慢性疾病的风险增加。因此，一些成年期疾病的预防，也需要从婴幼儿期饮食营养的调整开始。由此，儿童的营养问题越来越受到广泛重视。

（一）营养对婴幼儿体格发育的作用

婴幼儿生长速率的快慢与体型的改变主要受到遗传及环境因素的影响，在环境因素中，营养是重要的因子。婴幼儿正处于生长发育较为迅速的时期，新陈代谢旺盛，随着其活动量的增大，热能的消耗也增多，加上骨骼的不断骨化，这些都要求机体不断地从食物中摄取足够的营养。研究证明，营养不良最容易使婴幼儿的身体受到伤害，营养不足直接影响儿童的身高体重。婴幼儿时期的营养不良，还会影响青春期的身高，推迟青春期的开始。第二次世界大战后，越南及某些中欧地区的国家出现严重的食物短缺现象，结果导致每一年龄阶段儿童的身高及体重的平均值仅能与晚于该年龄阶段 2～3 年的儿童的平均值持平。可见，婴幼儿若不能得到充足的营养，其身高及体重就不能达到理想的水平。

(二)营养对婴幼儿智力发展的作用

营养是影响大脑功能发育的最重要的外部因素之一。饮食行为的健康与否将影响营养摄取得是否均衡与充分，影响婴幼儿大脑发育的快慢，进而影响智力发展的快慢。婴幼儿期长期营养不良，可能导致其出现不可逆转的认知发育迟缓，影响智力潜能的发挥，降低学习能力和成年后的劳动生产能力。营养充足的婴幼儿，往往表现得较机灵，注意力较集中，从活动及学习中的获益也较多；营养不足的婴幼儿，则表现得较收敛或退缩，通常在课堂上显得浮躁、易分心。营养失调还会导致游戏和学习中的能量不足，使婴幼儿认知功能受到损害、发育不全。有研究发现，若婴儿期患缺铁性贫血，在 5 岁时缺铁性贫血得到完全改善的情况下，幼儿的认知功能仍然受损，而且这种功能的受损会长期存在，甚至到成年期。[①]

(三)营养对预防婴幼儿营养性疾病的作用

婴幼儿饮食中某些营养素缺乏或过量，会引发一些相关的疾病。例如，儿童缺乏维生素 D 会引起佝偻病。而饮食中热量摄取过量，超过了机体每日对热量的需求，多余的热量均会转变为脂肪而造成肥胖，同样会对儿童身心产生很大的负面影响。不当的饮食行为是造成热量摄取过量的重要原因之一，这些行为包括：食物的摄取不均衡，如偏食、挑食；摄取过多的甜食与饮料；喜好电视广告中的食品；崇尚西式速食；外出就餐的机会多等。

有统计表明，2000—2018 年，有 100 余种期刊包括《中华儿科杂志》《中国学校卫生》《中国儿童保健杂志》《实用儿科临床杂志》等发表了儿童营养性疾病方面的文献，共计 819 篇。这足以引起我们对儿童营养性疾病的重视。

(四)营养对婴幼儿免疫功能及过敏反应的影响

婴幼儿免疫功能的成熟与维持，都依赖良好的营养支持。营养不足或营养素

---

① Makrides，M.，Gibson，R. A.，McPhee，A. J.，et al.，"Neurodevelopmental Outcomes of Preterm Infants Fed High-Dose Docosahexaenoic Acid：A Randomized Controlled Trial,"JAMA，2009(2)，pp. 175-182.

缺乏时，婴幼儿体格生长会停滞，功能发育受阻，免疫功能受损，婴幼儿患感染性疾病的风险也会增加。近年来，关于营养素与婴幼儿食物过敏反应的研究不断增多，营养素的合理摄入可促进婴幼儿的生长发育，调节其生理功能，但对于不同的机体，有些富含营养素的食物会导致其食物过敏反应的发生。相关研究提出，应避免或减少会引起过敏反应的各种食物的摄入，这为妇女妊娠期膳食营养提供了科学指导，也为婴幼儿食物过敏防治提供了一定的参考。

四、我国婴幼儿的营养现状

婴幼儿的营养状况与体质是衡量一个国家经济发展水平和社会文明程度的重要指标。改善 5 岁以下婴幼儿的营养状况是提高人口素质的基础，国际上将 5 岁以下婴幼儿的营养状况作为生存与发展的重要指标。联合国儿童基金会发表的《2019年世界儿童状况》报告指出，2018 年，全球有近 2 亿 5 岁以下婴幼儿生长迟缓或消瘦，至少有 3.4 亿 5 岁以下婴幼儿遭受着微量营养素不足的困扰。据世界卫生组织报告，全球 5 岁以下婴幼儿死亡归因于营养不良的比例达 35%。营养不足仍在造成严重损失。与此同时，超重与肥胖的婴幼儿数不断增加，营养过剩及其导致的某些相关营养慢性病同样威胁着婴幼儿的健康。

《中国 0—6 岁儿童营养发展报告（2012）》显示，我国儿童营养状况显著改善，城市儿童的平均生长水平已经达到甚至超过世界卫生组织标准，接近西方发达国家同龄儿童的平均生长水平。2010 年，我国 5 岁以下儿童低体重率为 3.6%，比1990 年下降了 74%，已提前实现联合国千年发展目标（降低 5 岁以下儿童低体重率）；生长迟缓率为 9.9%，比 1990 年下降了 70%；消瘦率为 2.3%，长期保持在低水平。2010 年全国贫困地区农村儿童低体重率、生长迟缓率分别为 8.0% 和20.3%，比 1998 年分别下降了 45% 和 44%。我国 5 岁以下儿童死亡归因于营养不良的比例由 2000 年的 22% 降为 2010 年的 13%。

儿童全面、健康发展是党和国家一直的牵挂，一件件关乎儿童健康成长的"小事"，都是党和国家要解决的大事。近年来，我国儿童的饮食营养渐趋合理，儿童健康状况得到明显改善。但是，儿童的营养与健康仍面临着各种问题与挑战。

（一）营养过剩与营养不良并存

1. 营养过剩

我国婴幼儿的超重率和肥胖率呈明显上升趋势。《中国 0—6 岁儿童营养发展报告(2012)》显示,2005 年,城市和农村 5 岁以下儿童的超重率和肥胖率分别为 5.3% 和 3.9%;2010 年,城市和农村分别升高到 8.5% 和 6.5%。不仅城市地区儿童超重和肥胖的问题日益突出,农村地区的问题也逐渐凸显。

2. 营养不良

1990—2010 年,我国 5 岁以下儿童的营养状况城乡差异一直较明显,农村地区儿童低体重率和生长迟缓率为城市地区的 3～4 倍,而贫困地区农村又为一般农村的 2 倍,2010 年贫困地区尚有 20% 的 5 岁以下儿童生长迟缓。近年来,虽然营养不良检出率持续下降,城乡差距缩小,但营养不良的高发生率仍然是影响贫困地区儿童健康的突出问题。

(二)婴幼儿膳食结构尚不尽如人意

从食物来源来看:儿童对动物性食物的摄入量明显增加,但对谷类和蔬菜的摄入量则明显减少。奶类摄入量过低仍是普遍存在的问题,一项研究显示,城市地区儿童液态奶消费量约为 228 mL/d,农村地区仅为 57 mL/d,城市地区儿童的摄入量显著高于农村地区。[1] 儿童偏食情况严重,一项京沪穗三地婴幼儿膳食状况调查显示,60.26% 的婴幼儿存在严重偏食的情况。[2] 另外有研究表明,72.5% 被调查的家长选购食物时往往按照自己的口味和喜好,而了解食物分类的家长只有 10.3%。[3]

从营养素分类来看:城市地区儿童能量和蛋白质的摄入量基本上接近每日推荐摄入量,而农村地区儿童能量和蛋白质的摄入量仍相对不足。儿童对脂肪的摄入量增加,脂肪供能比达到 35.7%,超过中国营养学会建议的 30% 的上限。此外,微量营养素缺乏是我国儿童普遍存在的问题。维生素 D 缺乏的问题普遍存在,南方地区幼儿维生素 D 缺乏或不足检出率为 10%～40%,北方地区 30%～70%。[4] 我国儿童缺铁率也较高,缺铁性贫血是影响我国婴幼儿健康状况的主要营养缺乏病。在我国部分地区抽样调查儿童缺铁性贫血的患病率,发现中山市儿童平均患病率为 7.0%[5],杭

① 尤莉莉、杨媞媞、李子一等:《中国 9 地区学龄前儿童液体乳制品及软饮料消费现状分析》,载《中国公共卫生》,2016(4)。
② 王文娴、郭红卫、李彦荣等:《京沪穗学龄前儿童膳食状况与偏食调查》,载《中国公共卫生》,2013(9)。
③ 王晖、荫士安、赵显峰等:《学龄前儿童家长营养知识调查及幼儿膳食建议》,载《卫生研究》,2004(2)。
④ 吴光驰:《维生素 D 缺乏离我们有多远》,载《中国妇幼卫生杂志》,2014(3)。
⑤ 唐京京、张翠梅、付四毛等:《中山市城区幼儿缺铁性贫血现况调查及相关因素研究》,载《中国儿童保健杂志》,2012(5)。

州市儿童为 12.8%[1]。

（三）婴幼儿喂养状况不尽合理

1.母乳喂养率还有待提高

中国发展研究基金会 2019 年发布的一项调查报告显示，我国 6 个月内婴儿纯母乳喂养率不足 30%，与《中国儿童发展纲要（2021—2030 年）》要求的 6 个月内婴儿纯母乳喂养率达 50% 以上的目标还有一定差距。

2.需要重视婴儿辅食添加的时机与质量

我国有将近 50% 的婴儿是在6～8 月龄时添加辅食的，城市地区婴儿辅食添加率明显高于农村地区，开始添加的时间也早于农村地区。

目前，我国婴儿辅食添加方面存在的主要问题是：城市地区婴儿过早添加辅食；农村地区婴儿过迟添加辅食，辅食的质量有待提高，膳食多样化不足等。

 拓展阅读

幼儿园饮食生活的教育价值

目前，幼儿园正式的集体教学活动受到了极大关注，幼儿的生活环节却未能纳入有意识的教育活动中，其中蕴含的各种教育契机被忽视，教育与生活被人为地割裂。幼儿年龄越小，对幼儿的教育与生活的联系就越紧密。早期教育就是生活中的教育和为了现实生活的教育。一切发展的层面、一切学科的知识都应通过幼儿的生活加以整合，使之成为一个有利于幼儿发展的有机的、生动的、现实的经验体系。

幼儿很多方面的发展是通过每天的生活环节来实现的。学前阶段的课程内容不是以严格的知识逻辑组织起来的，而是以生活的逻辑组织起来的多样化的、感性化的、趣味化的活动。对幼儿来说，教育的内容越贴近现实生活，越能引发幼儿的主动学习，其学习效果也就越好。教育内容应源自幼儿的现实生活，与生活密切相关。同时，教育目标也需要通过幼儿生活中的各个环节来实现。

以饮食活动"包饺子"为例（表 0-1），我们从和面、切面、擀饺子皮到包饺子、下饺子、捞饺子、吃饺子的全过程，探析幼儿园饮食生活的教育价值。

---

① 祝建忠、任海燕、王雪民：《杭州市余杭区小儿缺铁性贫血现况调查及相关因素分析》，载《实用预防医学》，2014(4)。

表 0-1　包饺子

领域	目标	教育内容
语言	学习新词汇	饺子的名称、味道、形状、大小，理解和学习软软的、热乎乎的、如饥似渴、细嚼慢咽、狼吞虎咽等词，听有关饺子的故事
	提高语言表达能力	谈论饺子的味道、颜色、质地，进餐时交流、讨论
健康	发展感觉	观察饺子的颜色、形状，锻炼视觉
		触摸饺子的质地、大小，发展触觉
		闻闻饺子的味道，锻炼嗅觉
		品尝饺子的滋味，发展味觉
	练习精细动作	揉压生面团，搅拌饺子馅，包饺子；用手或勺子、筷子来吃饺子
	获得健康知识，养成良好的饮食习惯	获得饮食营养方面的知识，如饮食结构合理，不偏食、不挑食，了解什么是健康食物
		获得饮食卫生方面的知识，如餐前洗手，餐后洗漱，选择安全、卫生的健康食品
		获得饮食方法方面的知识，如细嚼慢咽，正确使用筷子、勺子，独立进餐，及时吃完
		获得饮食礼仪方面的知识，如不随意敲打餐具，不含着食物讲话，吃饭时不拣菜抢菜，食物残渣放在指定的盘子里，坐姿端正，并坐吃，不横开两臂，不横开两腿
艺术	发挥想象力与创造力，创作艺术形象	可用不同颜色的果汁或蔬菜汁和面，如用橙汁、猕猴桃汁、菠菜汁做成彩色的面团；将面团揪成小块；擀饺子皮；将饺子馅包进皮里，捏紧饺子皮
	欣赏生活中美好的事物，提高审美情趣和审美能力	发现和欣赏饮食中的美，如饺子的色、香、味、形，独特的颜色、线条、造型之美，器皿之美，器皿与食物的协调之美
	提高绘画能力	手指画，用可以食用的材料如鲜奶油替代颜料画饺子或画包饺子、吃饺子的过程
	发展音乐能力	韵律活动"包饺子"，模仿成人和面、切面、擀饺子皮到包饺子、下饺子、捞饺子、吃饺子的全过程
社会	获得自信	觉得自己很能干，体验独立的感觉，得到较多的自我肯定，建立自信心
	学习合作	包饺子是集体活动，在这个过程中学习如何在团体中与他人分工合作，认识分工合作和分享的意义，体验与同伴及成人共同生活的乐趣；学习初步的人际交往技能
	学习尊重同伴	进餐能够让幼儿认识到每一个人都是特别的：同伴们会选择不同的食品，有的喜欢吃某种菜，而有的不喜欢；吃饭速度也有快有慢等。通过认识个体差异，逐步养成尊重他人的习惯

领域	目标	教育内容
	学习分享	鼓励幼儿给大家分食物，从而理解分享的意义，体验分享的乐趣；懂得共同分享、礼让别人是做人的一种美德，帮助幼儿成为在社会和集体中受人欢迎的成员，感受在社会和集体中的快乐
科学	扩充科学知识	认识各种蔬菜、谷类
		学习数量、大小、体积、形状、空间等概念
		学习匹配、对应、分类
		在成人对食物进行加热、混合、烧煮或者冷冻时，可以观察食物的形态变化
		调查食物的来源，分辨食物的种类
	激发科学探究的兴趣	观察认识饺子馅中的蔬菜、蛋类等，包括蛋类的来源，蔬菜的根、茎、叶，了解植物的生长过程，了解哪些蔬菜可食用茎部、哪些蔬菜可食用根部等

五、我国婴幼儿营养学研究的重点及面临的问题

儿童的营养与健康状况是衡量国民营养状况的敏感指标，也是决定人口素质的重要基础。随着我国国民经济的发展和生活水平的不断提高，人们的膳食结构和饮食行为发生了显著变化。儿童的营养与健康状况也引起了社会的广泛关注，得到了明显改善。但是，目前我国婴幼儿营养状况仍面临营养过剩与营养不良的双重挑战，存在膳食结构尚不尽如人意和喂养状况不尽合理等问题，影响婴幼儿的生长发育。

生长发育是儿童有别于成人的重要特点。影响儿童生长发育的因素很多，其中营养因素占重要地位。应根据《中国居民膳食指南（2022）》学龄前儿童膳食指南和中国学龄前儿童平衡膳食宝塔，科学配置儿童膳食，促进其生长发育。

中国0～6岁儿童营养与健康状况改善发展战略的内容如下。

一是将儿童营养改善作为提高国民素质的战略任务，纳入国民经济和社会发展规划，纳入乡村振兴战略，完善相关保障制度和政策措施，加大投入力度，建立稳定的儿童营养改善经费保障机制。

二是重视孕期妇女营养与健康状况的改善。孕期妇女在孕期的合理营养是新生儿健康的物质基础，也决定了新生儿一生的成长轨迹，因此应重视孕期妇女营养与健康状况的改善。例如，为孕产妇提供有针对性的营养指导，合理补充营养

素，预防和治疗孕产妇贫血等疾病。

三是落实婴幼儿喂养策略，倡导母乳喂养。母乳喂养是我国的传统，但是随着社会的发展，从 20 世纪 60 年代起，我国母乳喂养率急剧下降。在世界卫生组织和我国卫生行政部门的努力下，母乳喂养率有所回升，但距离理想目标仍有差距。为提高母乳喂养率，我们应加大母乳喂养宣传力度，培养科学喂养行为。专业机构应继续加强母乳喂养研究工作，加强对从事妇幼保健工作的有关人员的业务培训，严格执行世界卫生组织和联合国儿童基金会提出的促进母乳喂养十项措施，进一步完善母乳喂养保障制度，改善母乳喂养环境，在公共场所和机关、企事业单位建立母婴室。

积极开展营养知识的宣传和普及工作，开展科学喂养与营养素补充指导，促进合理添加辅食，预防和治疗贫血、肥胖等儿童营养性疾病。加强对婴幼儿腹泻、营养不良病例的监测预警，研究制定并实施婴幼儿食源性疾病（如腹泻等）的防控策略。

四是逐步完善儿童营养监测体系。将儿童营养状况作为评价区域经济社会发展的重要指标，纳入国家统计公报，定期向社会公布。

五是注重托幼园所和散居婴幼儿营养状况的改善。

0～6 岁是培养良好膳食行为和习惯的最重要和最关键的阶段。儿童期饮食习惯、食物喜好和膳食模式一旦形成，成年后很难改变。因此，给予合理的营养和正确的饮食行为引导，不仅能保证婴幼儿的正常生长发育，也可为其成年后的健康打下良好基础。

国家和政府应通过多种途径，加强对托幼园所工作人员和散居儿童看护人进行营养知识的培训，建立一支能够从事婴幼儿营养教育和营养指导的专门队伍。托幼园所是对婴幼儿进行集体教养的场所，培养具有系统的儿童营养保健理论知识，并在相关机构中具有实践操作能力，能够进行平衡膳食的配置和管理、营养指导及儿童健康教育的教师，对婴幼儿营养与健康状况的改善，必将发挥重要作用。

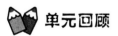 单元回顾

单元知识要点	学习要求	学生自评
营养学的相关概念	掌握各理论概念的基本内涵	☆☆☆☆☆
传统营养学对婴幼儿营养的重视与贡献	了解传统营养学对婴幼儿营养的重视，熟悉传统营养学的主要内容	☆☆☆☆☆
营养对婴幼儿健康的作用	掌握营养对婴幼儿健康的促进作用	☆☆☆☆☆

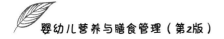
续表

单元知识要点	学习要求	学生自评
我国婴幼儿的营养现状	了解我国婴幼儿的营养现状	☆☆☆☆☆
我国婴幼儿营养学研究的重点及面临的问题	熟知我国婴幼儿营养学研究的重点，能够在整体上把握我国婴幼儿营养学的发展趋势	☆☆☆☆☆

 思考与练习

    1. 简述营养学的相关概念。

    2. 简述改善我国婴幼儿营养现状应采取的措施。

学习反思

_____

_____

_____

_____

_____

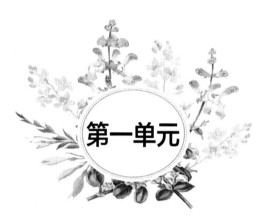

第一单元

婴幼儿生理心理特点

 学习目标

1. 掌握婴幼儿生长发育的一般规律，了解婴幼儿生长发育的影响因素。
2. 认识婴幼儿体格生长发育的特点。
3. 掌握婴幼儿消化系统和神经系统的组成和生理及发育特点。
4. 了解婴幼儿体格生长发育的评价指标和测量方法。
5. 理解婴幼儿心理的发展特征。
6. 认同婴幼儿强身健体的重要性，注重自身人文素养的提高。

 单元导学

在幼儿园的午餐时间，教师经常会提醒："吃完了的孩子才是好孩子！""别人都能吃掉，你也能吃掉！""你是好孩子，你能吃掉！""再吃一点！""再喝一点！""再吃吃！"有时简洁得只有一个字："吃！"在家庭中，有些家长能够根据孩子的生长发育情况来合理安排孩子的饮食，但是也有些家长会拿自己的孩子和一些同龄幼儿相比，比饭量、比身高、比体重，以判断自己的孩子营养是否"充足"。一旦发现"问题"，这些家长对孩子饮食量的要求就会提高。饭菜本来是香甜可口的，但家长对孩子的饭量作过高估计，强求孩子饱食加餐，这是餐桌成为"战场"的一个重要原因。

婴幼儿的饮食量应该适当，食不过饱。这一点已经得到许多医学专家和研究者的认同。但是，究竟吃多少才算饮食量适当？

首先，应从婴幼儿的生长发育情况来看他的营养状况。衡量婴幼儿的长势可以用"生长发育监测图"或当地儿童保健机构提供的标准，定期把测量的体重、身高(长)数值标在图上，连成曲线，这样，婴幼儿的生长发育情况就一目了然了。同时，应考虑婴幼儿的生理原因。婴幼儿有着较小的胃容量，适合多餐少食，每日三餐及两次点心应能补充婴幼儿所需要的营养素。其次，婴幼儿的饮食行为每天不一、每餐不同，这种不定性正是婴幼儿发展的特性。了解了这种特性，家长对其有时多食、有时少食的情况，就可不必过于焦虑了。

人从出生至身心成熟需经历二十余年的时间。随着年龄日益增长，身体逐渐发育，各器官的功能也逐渐完善。虽然个体的身体和心理发展都有自己的特殊性，但也有共同的规律性。从婴幼儿营养和教育的角度来看，只有充分了解和掌握婴幼儿生长发育和心理发展的规律及特点，才能进行适宜的教育。本单元着重从这一方面作简要叙述。

第一课　婴幼儿生长发育的一般规律

为什么婴幼儿的体型和成人明显不同？他们看上去像个"大头娃娃"，不仅没有曲线美，就连头和身体、四肢的比例看上去也不协调。本课主要通过对婴幼儿生长发育一般规律的介绍，帮助大家掌握相关理论知识，了解生长发育的概念、婴幼儿生长发育的规律及特点，以促进婴幼儿健康地成长。

生长发育是儿童不同于成人的重要特点。生长是指人体组织、器官、身体各部分以至全身的长度或重量的增加以及身体成分的变化，是机体在量方面的增加。例如，个子变高、手脚变大等。发育是指细胞和组织的分化及功能的不断完善，心理、智力的发展和运动技能的获得，是机体在质方面的变化。例如，2岁前和7～9岁时，大脑额叶生长加速。

生长发育过程基本结束时个体达到成熟。成熟是指机体的生长和发育达到一种完备状态，形态、功能全面达到成人水平，各器官、系统功能基本完善，骨骼钙化完成，性器官具有繁殖子代的能力。

生长发育过程是指从受精卵开始，经历了胎儿期、婴幼儿期、儿童期、青春期直至成年期的过程，儿童的身体始终处在量的增加与质的变化的动态过程中。这一过程受遗传因素的影响，又与外部环境密切相关。在环境因素中，营养和教育是重要的影响因素。从营养和教育的角度来看，了解儿童生长发育和心理发展的规律及特点是非常重要的。

因此，教育工作者必须了解、研究和掌握儿童生长发育的共同规律，结合各年龄儿童的具体情况，采取必要的卫生保健措施，以达到提高儿童健康水平的目的。

一、生长发育的阶段性和顺序性

儿童生长发育是一个连续的过程，这一过程中既有量的增加，也有质的变化，形成了不同的发展阶段。根据这些阶段的特点，加上生活环境的不同，我们可将婴幼儿的生长发育过程划分为不同的年龄期：婴儿期为0～1岁，又称乳儿期；幼儿前期为1～3岁；幼儿期为3～6岁。每个年龄阶段均有一定的阶段特点，但任何年龄期的规定都是人为的，实际上相邻年龄期之间并无明显界限。

生长发育具有阶段性，每个阶段都有其独特的特点，各阶段按顺序衔接，不能跳跃。前一阶段的发育为后一阶段奠定必要的基础，任何一个阶段的发育受阻，都会给下一阶段的发育带来不良影响。

例如，婴儿出生时只能吃流质食物，只会躺卧和啼哭，到1岁时便能吃多种固体食物，会走路和说单词，这期间必须经过一系列的变化：能吃固体食物之前必先能吃半流质食物；会走路之前必先经过抬头、转头、翻身、直坐、站立等步骤；说单词之前，必须先学会发音，同时，要学会听懂单词。

儿童身体各部分的生长发育有一定的顺序，一般遵循由上到下、由近到远、由粗到细、由低级到高级、由简单到复杂的规律。例如，胎儿期和婴幼儿期的发育遵循"头尾发展规律"。胎儿期的形态发育的顺序：首先是头部，其次是躯干，最后是四肢。婴儿期的动作发育的顺序：首先是头部的活动（抬头、转头），其次发展到上肢的活动（取物），再次发展到躯干的活动（翻身、直坐），最后发展到下肢的活动（站立、行走）。

二、生长发育的不均衡性

人体的生长发育速度是不均衡的，有时快，有时慢。因此，生长发育速度曲线并不是随年龄的增长呈直线上升的，而是呈波浪式上升的。生长期内，有两次生长突增高峰：第一次在婴儿期，第二次在青春发育初期。以身高和体重为例，儿童1岁时身高约为出生时的1.5倍，体重约为出生时的3倍；第二年增长速度也较快，以后增长速度逐渐缓慢下来。

身体各部分的生长速度不均等，增长幅度也不一样。在出生后的整个生长发育过程中，头颅比出生时增大1倍，躯干增长2倍，上肢增长3倍，下肢增长4倍。从人体形态看，新生儿期较大的头颅、较长的躯干和较短的下肢，逐步发展为成年期较小的头颅、较短的躯干和较长的下肢。

各系统的生长发育不平衡。神经系统领先发育，出生时脑重约370 g，6岁时脑重已相当于成人脑重的85％～90％。淋巴系统发育得最快，在第一个10年间表现出特殊的发育速度，在第二个10年间逐渐萎缩。生殖系统发育得较晚，在第一个10年间发育缓慢，进入青春期后才迅速发育并达到成人水平。

三、各系统生长发育的统一协调性

肌肉、骨骼、心脏、血管、肾脏、呼吸系统、消化器官在出生后的第一年发育得最快，以后逐渐减慢，到青春期出现第二次突增高峰，之后又趋缓慢，直至成熟。这与身高、体重的增长呈现同样的模式。

各系统的生长发育是不平衡的，但各系统之间相互协调、相互影响和相互适应。各系统的发育不是孤立地进行的，任何一种作用于机体的因素，都可能对多个系统产生影响。例如，适当的体育锻炼，既可以促进骨骼和肌肉的发育，也能促进呼吸系统、心血管系统和神经系统的发育。

四、生长发育的个体差异性

生长发育既遵循一般规律，也有个体差异。由于每个儿童先天的遗传素质与后天的环境条件等各方面不尽相同，他们在整个生长期表现出明显的个体差异。

先天因素决定儿童发育的可能性，后天环境提供了其发育的现实性。在评价某个儿童的生长发育状况时，我们不能简单地将其指标数据同标准平均数作比较，而应考虑到个体发育的差异性。

教育工作者应积极地为儿童创造良好的后天环境，使每个儿童都能充分发挥他们的遗传潜能，使他们的生长发育达到应有的水平。

第二课　婴幼儿生长发育的影响因素

《中国0—6岁儿童营养发展报告（2012）》显示，1990—2010年我国5岁以下儿童的身高和体重均有所增长，儿童营养状况显著改善。例如，城市地区4～5岁男、女童平均身高分别增长4.5 cm和4.4 cm，农村地区男、女童分别增长5.2 cm和5.8 cm；城市地区4～5岁男、女童平均体重分别增加2.6 kg和2.1 kg，农村地区男、女童均增加1.8 kg。那么，为什么儿童的身高和体重会有这样的变化呢？本课即介绍影响儿童生长发育的先天因素和后天因素。

儿童的生长发育过程受多种因素的影响，概括起来有两类：先天遗传因素和后天环境因素。生长发育过程是先天遗传因素和后天环境因素相互作用的结果。先天遗传因素为儿童的生长发育提供了可能性，决定了生长发育的潜力或最大限度；后天环境因素则影响生长潜力的发挥，决定了发育的速度及可能达到的程度，最终决定了生长发育的现实性。

一、先天遗传因素

遗传是指子代和亲代间在形态结构及生理功能上的相似。在人类胚胎发育过程中，受精卵中父母双方各种基因的不同组合，决定了子代个体发育的各种遗传性状。

先天遗传因素是影响生长发育的最基本的因素，对儿童的生长发育起决定作用。通过基因遗传，子代可以显现亲代的形态、功能、性状等特点，形成每个儿童各自的生长发育潜力。

双生子特别是同卵双生子，为研究遗传因素对儿童生长发育的影响提供了最好的天然素材。同卵双生子成年后，其身高差别很小，头围也很接近，这说明骨骼系统的发育受遗传的影响较大。

遗传性疾病对生长发育也有影响。生长发育的各项形态指标和生理指标，如身高、体重、皮下脂肪、血压等都有不同程度的遗传倾向性，其中尤以身高的遗传倾向性最为明显。良好的生活环境影响下的儿童，其成年身高在很大程度上取决于遗传。据研究，身高的75%取决于遗传，只有25%取决于营养和锻炼等因素。一般父母高的子女也高，父母矮的子女也矮，这就为身高预测创造了条件。

二、后天环境因素

影响生长发育的后天环境因素包括自然环境和人类社会环境两个方面。自然环境因素主要有气候、季节、环境污染等。例如，季节对儿童的生长发育尤其是体重和身高的增长有明显的影响。9～11月体重增加最快，而在炎夏季节，体重还可能有减轻的趋势；3～5月身高增长较快，约等于9～11月3个月身高增长的2～2.5倍。环境污染不仅威胁人类健康，引发各种疾病，还会阻碍儿童的生长发育。大气、水和土壤中的有害物质以及噪声对儿童的生长发育都有不良影响。

人类社会环境因素主要有营养、体育锻炼、疾病、生活作息制度等。

(一)营养

儿童在生长发育的特殊时期对营养素的相对需要量要高于成人，营养是儿童生长发育最重要的物质基础。

营养丰富且平衡的膳食能促进生长发育，反之，不仅影响正常的生长发育，还会导致儿童患上各种营养缺乏症。若膳食结构不合理，各种营养素摄入不均衡，热量、蛋白质、维生素、矿物质等方面供给不足，将使新陈代谢旺盛的儿童营养不良，表现为消瘦、身高落后于同龄儿童、生长发育迟缓、皮下脂肪减少、肌肉发育不良、骨质疏松、免疫功能低下，并可导致各种急、慢性营养不良和营养缺乏症的发生。

儿童年龄越小，受营养的影响越大。研究表明，婴儿出生前3个月至出生后6个月，营养对大脑发育的影响最为敏感。出生后一年严重的营养不良，将会影响大脑的正常发育(脑细胞的数量和质量)，还可能影响以后的学习能力。充足的营养有利于儿童从食物中摄取能构成脑神经组织的物质，促进神经系统的发育，从而为儿童的智力发展奠定物质基础。而营养过剩或不平衡则会导致肥胖或其他营养性疾病的发生，同样会影响儿童的生长发育。

营养对于儿童生长发育的影响是一个渐进的过程。营养失调对机体产生的不利影响，需经过较长时间的生物化学变化，最终才以各种形式的营养性疾病表现出来。有些成年期疾病如动脉硬化、肥胖症等的预防，也需要从儿童时期开始调整饮食营养。从婴幼儿期起重视儿童营养，不仅可以预防营养性疾病的发生，还可以避免营养过剩，降低儿童未来出现健康问题的风险。

(二)体育锻炼

体育锻炼是促进儿童身体发育和增强体质的最重要的因素之一。体育锻炼时，机体的新陈代谢能力显著增强，出现体力的消耗、产热的增加，与此同时，体内营养物质的积累显著超过消耗，从而促进身体的生长发育。

体育锻炼促进呼吸功能及心血管发育，表现为肺通气量、最大耗氧量增加，心脏收缩力增强，心搏出量增加，心率减慢，对心脏功能有深远的影响。

体育锻炼对运动系统的发育有显著的促进作用。长期锻炼使儿童骨骼直径变粗，骨的钙化加速，骨皮质增厚，骨密度增加；同时，也促进了韧带的发育，增加了关节的牢固性和灵活性。运动还可以使肌纤维变粗，肌肉重量增加，从而改善儿童的身体素质。

此外，体育锻炼对增强心血管系统、内分泌系统的功能都有促进作用。

合理利用各种自然因素，如空气、日光、水进行锻炼，对增强儿童体质、减少疾病、促进生长都有很大的作用。这些温和的、反复的刺激能够加速机体新陈代谢，增强机体对外界环境改变的应激和适应能力，促进营养物质的消化吸收，提升机体免疫功能。

(三)疾病

各种疾病对儿童的生长发育都可产生影响，但影响程度各不相同。影响程度主要取决于疾病的性质、病程的长短和疾病的严重程度以及是否留下后遗症等。例如，发热是感染性和非感染性疾病最常见的症状。发热会造成机体功能失调，基础代谢率增高，食欲下降，恶心呕吐，消化酶分泌减少，胃肠功能紊乱，营养吸收障碍，生长速度减慢，从而导致机体营养缺乏，影响儿童正常的发育。又如，腹泻是我国婴幼儿最常见的消化道疾病。腹泻不仅会影响营养物质的吸收，还会消耗体内原有物质。长期腹泻可导致儿童营养不良、体重减轻，影响其生长发育，严重者甚至危及生命。此外，儿童常见的缺铁性贫血、碘缺乏症等疾病都会影响儿童的生长发育。一些先天性、遗传性疾病也会使儿童的生长过程受阻。

(四)生活作息制度

合理的生活作息制度具有促进儿童生长发育的作用。合理的生活作息制度能够使身体各部分的活动和休息得到适宜的交替，加上合理的营养，可以保证能量代谢正常进行，促进身体正常发育。因此，要合理安排儿童的生活作息制度，做到有节奏、有规律，保证儿童有足够的户外活动时间，并适当地学习、定时进餐，保证儿童有充足的睡眠，这有利于其正常生长发育。

(五)其他因素

社会因素对儿童的影响是综合性的，不仅影响儿童身体的发育，也影响其心

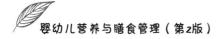

理、智力和行为的发展。

此外，药物对儿童的生长发育也会产生影响，如果用药不当，就会对生长发育有不良的影响。例如，氯霉素可能影响新生儿的呼吸循环，甚至造成死亡；链霉素可能会造成儿童听力减退甚至耳聋。

 拓展阅读

电视食品广告对儿童饮食行为的影响

进入信息社会，电视凭借着强大的传播效果和巨大的影响力成为现代社会的重要媒介，同时，它也成为儿童的"亲密伙伴"，对儿童健康成长的影响越来越显著。我国4岁以下儿童每天观看电视的时间较长，通过电视接触的食品广告也较多。电视食品广告中有大量的与食品相关的知识、信息，是儿童获得食品知识的重要渠道，同时也影响儿童的饮食行为。

1. 电视食品广告严重缺乏营养意识

曾经有这样一项研究，在对全球包括中国在内的13个国家的儿童电视节目进行内容分析后发现，电视食品广告的播放时间占总广告播放时间的比例是11％～29％。其中，垃圾食品(低营养、高热量食品)广告的播放时间占电视食品广告的播放时间高达53％～87％，中国的垃圾食品广告时间占比虽然不是很高，但也超过了50％。垃圾食品广告在儿童电视节目收视高峰期的占比更高。

我国的电视食品广告尤其是针对儿童的食品广告大多以宣传休闲零食和各式各样的含糖饮料为主，给儿童的健康饮食带来了一定的负面影响。

高糖、高脂肪、高热量的广告食品无益于儿童，却能激发儿童的强烈食欲。斯尔蒙和克里斯托弗认为，高糖食品广告的播放导致儿童对高糖食品产生更大的消费。这些广告使得很多儿童对这类食品的兴趣大大超过对正餐的兴趣，对儿童均衡摄取营养素有一定的影响，不利于儿童的健康。

儿童的营养意识非常淡薄。电视食品广告很少有关于合理饮食行为的内容，对儿童青少年的饮食行为没有起到正确的指导作用；更有甚者，鼓励不健康的饮食行为，对儿童青少年直接起了误导作用。

2010年世界卫生组织提出了一项提议，主要目的是为制定限制向儿童推广高脂肪、高糖、高盐的食物和非酒精饮料的政策提供指导，并将这项提议纳入国际健康议程。我国于2018年修正通过的《中华人民共和国广告法》中提及若干条与广告营销相关的规定，如"不得利用不满十周岁的未成年人作为广告代言人"，针对不满十四周岁的未成年人的商品或者服务的广告不得含有"劝诱其要求家长购买广告商品或者服务"的内容，这两条规定在一定程度上使电视食品广告中此类营销手段减少。

2. 电视食品广告对儿童食品偏好的影响

有研究表明，电视广告会影响儿童的食品选择，进而影响儿童的饮食习惯。在儿童最喜欢的广告类别排行榜上，食品和饮料类广告位居前列，这体现了食品广告对儿童的吸引力，而名人代言和有卡通人物出现的食品广告更能吸引儿童的注意力。另外，有学者指出，观看电视时间的长短也影响儿童的食物选择和消费：每天观看3小时以上电视的儿童选择的食物远不如不看或者看电视时间较少的儿童选择的食物健康；经常观看食品广告的儿童选择甜食的比例高于不看食品广告的儿童；经常观看有营养内容等的公益性广告的儿童选择甜品的数量明显低于观看普通广告的儿童。

儿童正处于形成食品价值认知的重要阶段，尚未形成批判性思维的儿童更容易受到广告以及其中营销手段的影响，进而形成不健康的食物认知及饮食行为。

（资料来源：武瑞芬，《国内外电视食品广告对儿童饮食行为及健康影响的研究述评》；陈思佳、吴岷、温利明等，《上海市儿童电视食品广告的暴露现况》。引用时有改动。）

第三课　婴幼儿体格生长发育的规律

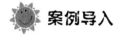 **案例导入**

妈妈对佳佳的身高问题很困惑。因为佳佳小时候，许多朋友都说佳佳个子长得很高，将来一定是个长腿美女。可是佳佳上幼儿园以后，妈妈发现佳佳的身高在同龄幼儿中最多只能算中等。

怎样判断婴幼儿的身高等级？本课即介绍婴幼儿身高（长）、体重、头围的生长发育规律。

一、婴幼儿身高(长)增长的规律

婴儿出生后第一年是出生后生长最快的一年，且出生后的前 3 个月生长发育最旺盛。前 3 个月身长增长 11～12 cm，约等于后 9 个月的增长量。1 岁时身长约75 cm。第一年身长增长 20～25 cm，增长量占正常新生儿身长的40％～50％。

出生后的第二年和第三年生长速度较婴儿时期缓慢。第二年开始，身长的增长速度开始减慢，第二年约增长 10 cm，即 2 岁时身长约为 85 cm。身高(长)比体重增长得略快，是这一时期婴幼儿生长发育的特点。

3～6 岁的儿童生长速度较缓慢，身高增长速度由每年增长 10 cm 左右降到每年增长 4～5 cm。此后直至青春期前，生长速度减慢并保持相对稳定。

二、婴幼儿体重增加的规律

正常足月婴儿出生后 3 个月时体重约为出生时体重的 2 倍，1 岁时体重约为出生时的 3 倍；第一年体重增加 6～7 kg，是出生后生长最快的一年。

出生后第二年体重增加 2.5～3.5 kg，2 岁时体重约为出生时的 4 倍。

3～6 岁的儿童，体重由每年增加 2.5～3.5 kg 降到每年增加 1.5～2.5 kg。

三、婴幼儿头围增长的规律

胎儿脑的发育在全身处于领先地位。新生儿出生时头围相对较大，参考值为34 cm。0～6 个月是头围发育最快的阶段，约增长 9 cm；1 岁时头围较出生时约增长 12 cm，平均值为 46 cm；第一年内前 3 个月与后 9 个月相比，增长量几乎相等，头围平均每月增长不超过 1 cm。1 岁以后头围的增长速度变慢，第二年只增长2 cm，2 岁时头围约 48 cm。2～14 岁仅再增长 6～7 cm。

新生儿时，头围比胸围大 1～2 cm，1 岁左右头围约等于胸围，发育良好的婴儿 5～6 个月时胸围就和头围相等。但营养不良或佝偻病早期患儿，其胸围发育呈落后状态，而头围增长得反而比正常儿童快，头围和胸围的差距越来越大。1 岁以后胸围的增长速度比头围快。经常参加体育锻炼的儿童，胸围发育良好。

第四课　婴幼儿体格生长发育相关系统的特点

 案例导入

3岁的方方是个留守儿童，平时和爷爷奶奶一起生活。他的饮食安排和爷爷奶奶的一样，每天早中晚三餐。这样的饮食安排能满足一个学龄前儿童的营养需求吗？其实，幼儿的餐点除了早中晚三餐之外，还应安排"两点"，即上午点心和下午点心。之所以这样安排，是因为幼儿正处在身心发育极为旺盛的时期，生长速度较快，需要各种营养素和热量。蛋白质、脂肪、碳水化合物等产能营养素和矿物质、维生素等非产能营养素都是其生长发育所必需的。幼儿有着较高的营养需求，然而又有着有限的胃容量，这一矛盾决定了含有丰富营养素的食物对儿童的重要性，三餐两点的安排是符合幼儿消化系统特点的合理安排。

与婴幼儿体格生长发育密切相关的机体系统主要有消化系统和神经系统。

一、婴幼儿消化系统的特点

机体为维持正常的生理活动和促进生长发育，必须不断地从外界摄取各种营养物质。食物中的营养成分不能直接为人体所用，必须通过消化系统将食物分解成结构简单、能被吸收的营养物质才能供机体吸收和利用。其中，消化是指在消化道内将食物进行分解的过程，吸收则是指消化后的小分子物质通过消化道壁进入血液循环的过程。

（一）消化系统的组成

消化系统由消化道和消化腺两部分组成。消化道是一条从口腔延至肛门的管道，包括口腔、咽、食道、胃、小肠、大肠和肛门。消化腺包括唾液腺、胃腺、肠腺、肝脏和胰腺等。消化腺借助导管，将分泌物排入消化道内，如图1-1。

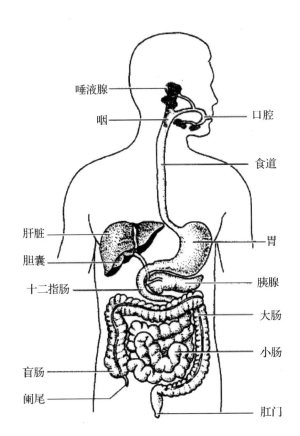

图 1-1　消化系统模式图

(二)婴幼儿消化系统的生理及发育特点

1. 口腔

口腔位于消化道的最前端，是食物进入消化道的开始部分。口腔内参与消化的器官有牙齿、舌和唾液腺。儿童口腔较小，黏膜柔嫩，血管丰富，容易受到损伤和感染。

（1）牙齿

牙齿是人体最坚硬的器官，起着切断、撕裂和磨碎食物的作用。

在机体的发育过程中，乳牙先发育，而后替换为恒牙。乳牙萌出的时间一般为出生后 6~8 个月，2~2.5 岁出齐 20 颗乳牙。（表 1-1）

乳牙萌出过程中，恒牙已开始发育。恒牙一般于 6 岁左右萌出，渐次与乳牙进行替换，大部分恒牙于 14 岁左右替换完毕。（表 1-2）

由于乳牙在出生之前已经钙化，因而妊娠期的营养尤其是钙和维生素 D 的补充非常重要。大部分恒牙在婴幼儿期已经钙化，婴儿期补充必需的营养素对于恒牙的坚固起着重要作用。

　　婴幼儿乳牙的结构和钙化程度都不成熟，牙釉质和牙本质的致密度不高，牙齿咬面的窝沟又较多，容易受致龋因素的影响，患龋齿率高，故要注意口腔卫生，防止龋齿的发生。

表 1-1　乳牙萌出时间及顺序(以月龄计算)

乳牙分类	月龄/月	牙齿数/颗
下中切牙	4～10	2
上中切牙、上侧切牙	6～14	4
下侧切牙	6～14	2
第一乳磨牙	10～17	4
尖牙	16～24	4
第二乳磨牙	20～30	4

表 1-2　恒牙萌出时间及顺序(以年龄计算)

恒牙分类	年龄/岁	牙齿数/颗
第一磨牙	6～7	4
中切牙	6～9	4
侧切牙	6～9	4
第一双尖牙	9～13	4
第二双尖牙	9～13	4
尖牙	9～14	4
第二磨牙	12～15	4
第三磨牙	17～25	4

　　(2)舌

　　在进食过程中，舌使食物与唾液混合，并将食物向咽喉部推进，具有搅拌食物、帮助吞咽的功能。同时，舌是主要的味觉器官。舌的表面和侧面分布着许多味蕾，味蕾中的味觉细胞可感受化学物质的刺激，可以辨别食物的酸、甜、苦、辣、咸等味道，从而形成味觉。婴幼儿的舌宽而短，灵活性较差，搅拌食物、辅助吞咽的能力不足。

　　(3)唾液腺

　　口腔内有三对大的唾液腺，即腮腺、舌下腺和颌下腺，其中最大的一对是腮腺。

唾液腺分泌唾液。唾液的功能主要有四个：一是湿润与溶解食物，使食物细胞黏成团，引起味觉，便于吞咽；二是清洁和保护口腔，起到冲洗、稀释及中和有害物质的作用，其中溶菌酶具有杀菌作用；三是唾液中的淀粉酶可对淀粉进行简单的分解；四是不断移走味蕾上的食物微粒，从而不断尝到食物的味道。

唾液腺在儿童出生时形成，新生儿由于唾液腺未发育成熟，唾液分泌较少，因此口腔较干燥。出生后三四个月，唾液腺逐渐发育，唾液分泌增多，而此时婴儿尚不能很好地调节，因此唾液常流出口外，这被称为"生理性流涎"，随着生长可逐渐消失。随着唾液量的增加，儿童消化淀粉类食物的能力也逐步增强。

2. 咽与食道

咽位于鼻腔、口腔和喉的后方，其下端通过喉与气管和食管相连，是食物与空气的共同通道。当吞咽食物时，由于条件反射，通向喉头的路被勺状软骨关闭，食物就会进入食道，而不会进入呼吸道。如果婴幼儿吞咽食物时说笑或出现其他情况导致食物进入呼吸道，就会发生呼吸道梗阻，严重时无法呼吸，甚至导致窒息。

新生儿的食道长 10～11 cm，1 岁时约长 12 cm。婴儿的食道弹力组织及肌层尚不发达，容易溢乳。儿童的食道比成人的短而窄，黏膜细嫩，管壁肌肉组织及弹性组织发育较差，易受损伤。

3. 胃

胃在左上腹部，是消化道最膨大的部分，上端通过贲门与食管相接，下端开口于幽门，和十二指肠相通。胃的肌肉由纵状肌肉和环状肌肉组成，其内层是胃黏膜。肌肉的收缩形成了胃的运动，黏膜层可分泌胃液。

胃有四个作用：储存食物、分泌胃液、分解消化食物和以适当的速度向小肠排送食糜。这些功能通过胃的蠕动实现。胃的蠕动从胃的中部开始，通过将食物与胃液充分混合，有节律地进行收缩，把食物以最适合小肠消化和吸收的速度向小肠排送。

食糜由胃进入十二指肠的过程叫胃的排空。胃的排空时间取决于食物的营养成分。一般来说，糖类通过胃的速度为 2 小时以上，蛋白质为 2～3 小时，脂肪为 5～6 小时。通常我们的饮食为混合型食物，胃的排空时间为 4～5 小时。胃排空后，胃的蠕动会刺激胃壁上的神经，人体就会产生饥饿感。

婴儿的胃呈水平位，贲门括约肌不够发达，所以如果婴儿吃奶时吸入空气或吃奶后震动胃部，就容易导致溢乳。当婴儿开始行走时，胃的位置逐渐由水平变为垂直。

儿童年龄越小，胃的容量越小。新生儿胃容量为 $30\sim50$ mL，3 个月时约为 100 mL，1 岁时约为 250 mL，3 岁时约为 700 mL，6 岁时约为 900 mL。儿童的胃黏膜血管丰富，胃肌层及神经组织发育较差，因而胃的蠕动能力差。儿童胃壁较薄，分泌的盐酸及各种酶均比成人少，因而消化能力弱。提供给儿童的食物以及餐点的间隔时间，应考虑其生理特点。

4. **肠**

成人的肠管长度为身高的 4 倍，婴儿的肠管长度超过身长的 6 倍。小肠是消化道中最长的一段，是吸收营养成分的主要器官。小肠黏膜上有环状褶皱以及大量绒毛和微绒毛，构成了巨大的吸收面积。小肠的不断蠕动使食物和消化液充分混合，再加上食物在小肠内停留的时间较长（$3\sim8$ 小时），使绝大部分营养物质在小肠被消化吸收。未被消化的食物残渣由小肠进入大肠。

儿童肠黏膜细嫩，富有血管及淋巴管，而且小肠绒毛发育良好，因此小肠肠壁通透性好、吸收率高。但肠壁的屏障功能较差，当消化道发生感染时，肠内的毒素或病原体也容易由肠壁进入血液。

儿童肠壁肌肉组织及弹力纤维尚未发育完善，肠的蠕动功能比成人弱，加之自主神经调节能力差，因此，肠道功能紊乱很容易发生。由于儿童肠壁薄，升结肠和直肠与腹后壁的固定性差，腹部受凉、饮食突然改变、腹泻等可使肠蠕动加强并失去正常节律，从而诱发肠套叠和脱肛。

5. **肝脏**

肝脏是人体最大的消化腺，位于腹腔的右上部。肝脏具有分泌胆汁、代谢物质、储藏养料及解毒等生理功能。

肝脏分泌的胆汁进入十二指肠，参加消化过程。胆汁是一种金黄色或橘棕色、有苦味的浓稠液体。胆汁中的胆盐可激活胰脂肪酶，加速催化脂肪的分解，促进脂肪的吸收，并间接帮助脂溶性维生素的吸收。

儿童的肝脏相对比成人大。新生儿肝脏的重量占体重的 4%，5 岁时占体重的 3.3%，而成人肝脏的重量仅占体重的 2%。

儿童的肝细胞发育不全，肝功能不健全，胆囊小，分泌的胆汁较少，对脂肪的消化能力较差。糖原储存较少，饥饿时容易发生低血糖。肝解毒能力差，若摄入过多的蛋白质，则会加重肝脏的负担。此外，损害肝功能的药物要慎用。

6. 胰腺

胰腺既分泌胰岛素又分泌胰腺液，对机体的新陈代谢起重要作用。婴幼儿期胰腺富有血管和结缔组织，实质细胞较少，分化不全，但已经能够分泌成年期胰腺所能分泌的所有的消化酶，能够完成消化过程。婴幼儿期胰腺的分泌容易受到炎热气候和各种疾病的影响而被抑制，导致消化不良。随着年龄的增长，胰腺功能日趋完善。

相关链接

关于消化系统的生理解剖特点的知识看上去深奥难懂，但我们可以通过合适的方式呈现，使儿童也能够更好地理解这些抽象的知识。作家高士其在一篇科学小品《我们肚子里的食客》中生动形象地描写道："一开前门便是切菜间，壁上有自来水，长流不息，菜刀上下，石磨两列，排成半圆形，还有一个粉红色活动的地板。后面有一条长长的甬道，直达厨房。厨房是一口大油锅，可以收缩，里面自然发生一种强烈的酸汁，一种神秘的酵汁。厨房的后面，先有小食堂，后有大食堂，曲曲弯弯，千回百转。小食堂备有咖喱似的黄汁，以及其他油呀醋呀，一应俱全。大食堂的设备，较为粗简，然而客座极多，可容无数万细菌，一出后门，直通马桶。"

二、婴幼儿神经系统的特点

神经系统是生命活动的重要调节系统。机体各器官、各系统在神经系统的支配与协调下，成为一个统一的整体，进行各种生理活动。在全身各器官、各系统的发育中，神经系统的发育处于领先地位。

(一)神经系统的组成

神经系统包括中枢神经系统和周围神经系统两部分。中枢神经系统包括脊髓和脑；周围神经系统包括脑神经、脊神经和植物性神经。

神经元即神经细胞，是神经系统的基本结构和功能单位。神经元分为细胞体和突起两部分，具有接受刺激、传递信息和整合信息的功能。

1. 中枢神经系统

（1）脊髓

脊髓呈圆柱状，位于脊柱的椎管内，上与脑干相连，下达腰椎。它将接收到的信息传达到脑，再把脑的指令下达到各个器官。

脊髓是中枢神经系统的低级部位，主要有反射和传导功能。反射是神经系统的基本活动方式。脊髓灰质中有许多低级神经中枢，可以完成许多基本的反射活动，如膝跳反射、握持反射等。构成脊髓白质的上、下行传导束，是脑与躯干、内脏之间联系的通道。

（2）脑

脑是中枢神经系统的高级部位。它位于颅腔内，由大脑、小脑、脑干和间脑四部分构成。

大脑是中枢神经系统的最高级部位，也是人类进行思维和意识活动的器官。大脑由左、右两半球构成，表面凹凸不平，凹陷处称为沟（深的称裂），隆起处称为回，沟与回的构造大大增加了大脑的总面积。较大的沟裂有中央沟、大脑外侧裂和顶枕裂，这些沟裂将大脑表面分成额叶、顶叶、颞叶、枕叶。

小脑位于大脑后下方、脑干背侧。小脑通过神经纤维与脑干、大脑、脊髓产生联系。小脑能处理大脑发向肌肉的信号，维持肌肉的紧张度，控制人体的活动，并保持人体随意运动的平衡与协调。

脑干将脑与脊髓连接起来，自下而上可分为延髓、脑桥和中脑。

间脑在脑干上方，包括丘脑和下丘脑。

2. 周围神经系统

脑神经从脑发出，主要分布于头、面部，支配头部各器官的活动，接收外界的信息，使人产生感觉和表情。

脊神经主要支配躯干和四肢的运动。

植物性神经分布于内脏，支配内脏器官的活动，调节机体的呼吸、循环、生长等生理活动，影响机体的新陈代谢。

植物性神经分为交感神经和副交感神经，机体各种脏器均受这两种神经的双重支配，两者作用相反。例如，在消化系统中，交感神经抑制胃肠运动，副交感神经促进胃肠运动；在泌尿系统中，交感神经使肾脏血管收缩、膀胱逼尿肌松弛，副交感神经使膀胱逼尿肌收缩。

(二)婴幼儿神经系统的生理及发育特点

1. 神经系统发育迅速

（1）脑细胞数目的增长

脑细胞于胎儿18周分裂增生，出生前的半年至出生后的一年是脑细胞数目增长

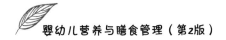

的重要阶段，此后脑细胞的数量不再增加，变为细胞体积的增大和功能的复杂化。

（2）脑重量的变化

新生儿脑重约 370 g，约为出生时体重的 12%；1 岁时脑重约 900 g，约为成人脑重的 64%；3 岁时脑重约 1000 g；6 岁时约 1200 g，接近成人脑重的 85%～90%。

（3）神经纤维的髓鞘化

髓鞘化是神经传导通路和神经纤维形态发育的过程。髓鞘形成的时间，神经系统的各个部分均不同。脊髓神经的髓鞘化从胎儿期 4 个月开始；感觉神经、运动神经在出生后 2～3 个月开始髓鞘化；椎体系神经纤维的髓鞘化在出生后 5 个月至 4 岁时逐渐形成。总的来说，婴幼儿期神经髓鞘不成熟，他们对外界刺激的反应较慢且易泛化。

2. 大脑皮层的兴奋与抑制过程发展不平衡

婴幼儿高级神经活动的抑制过程不够完善，兴奋过程强于抑制过程，兴奋占优势，且易扩散，抑制过程则形成较慢。因而，婴幼儿的自我控制能力较差，注意力不容易集中。

3. 脑细胞耗氧量大

婴幼儿脑细胞需要的氧气量较大。在基础代谢中，婴幼儿脑细胞的耗氧量约为全身耗氧量的 50%，而成人脑细胞的耗氧量约为全身耗氧量的 25%。因此，婴幼儿对缺氧的耐受力不如成人，保证室内空气清新以及足够的户外活动时间对儿童神经系统的正常发育至关重要。

此外，婴幼儿脑组织对血液中葡萄糖（血糖）的变化十分敏感。婴幼儿体内肝糖原的储备量少，饥饿时会使血糖过低，从而造成脑的功能活动紊乱。婴幼儿膳食应按时供给，尤其是碳水化合物应供给充足，以保证婴幼儿体内的血糖保持在一定的水平。

第五课　婴幼儿体格生长发育的评价

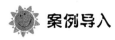 **案例导入**

小明出生以后，家人领到了一份《江苏省儿童保健手册》，打开目录翻看，发现里面有若干张健康检查记录表。按照内页所示，孩子出生后的第一年需检查 4 次，出生后的第二年、第三年分别检查 2 次，3 岁以后每年检查 1 次。小明的家人

问医生："为什么孩子要这么频繁地进行健康检查?"定期健康检查是国家卫生健康委员会统一规定的，每次健康检查都有一些必查项目，如身高、体重、头围等。孩子年龄越小，这些评价指标就越重要。定期健康检查是保证儿童健康成长的重要措施之一。健康是民族昌盛和国家强盛的重要标志。我们应把保障健康放在优先发展的战略位置，完善儿童健康促进政策，推进健康中国建设。

从婴儿期到幼儿期的体检有一些必查项目，如身高、体重等。这些指标的测量对于婴幼儿来说有什么意义？测量方法是什么？本课将逐一介绍。

一、婴幼儿体格生长发育的评价指标

评价婴幼儿体格的生长发育必须有一定的指标，常用的指标主要有形态指标、生理功能指标等。

(一)生长发育的形态指标

生长发育的形态指标是指身体及身体各部分在形态上可以测出的各种量度，如长度、宽度、围度及重量等。最常用的形态指标是身高(长)和体重等。

1. 身高(长)

身高(长)是头顶至足底的垂直长度，是最基本的形态指标之一。身高(长)是反映婴幼儿长期营养状况的指标。

3岁以下婴幼儿可用量床测量，采用仰卧位取颅顶点到脚底的垂直长度，故称"身长"；3岁以后可用身高计测量，采用立位，故称"身高"。

与体重相比，身高(长)表现出更大的个体差异。

一般新生儿出生时身长平均为 50 cm，1岁时身长约为出生时的 1.5 倍，4岁时身高约为出生时的 2 倍。2～12岁儿童的身高(长)，可按下列公式进行计算：身高(cm)≈年龄×7+77。

2. 体重

体重是指人体的总重量，为各器官、系统、体液重量的总和。体重是反映婴幼儿营养状况最常用的指标之一，评价儿童近期体格生长状况和营养状况较灵敏。

正常足月婴儿出生时体重平均为 3 kg，出生后 3 个月时体重约为 6 kg，1岁时约为 9 kg，2岁时约为 12 kg，2岁后至 7岁或 8岁，体重每年增长约 2 kg。

6岁以内儿童的体重，可按下列公式进行计算。

1～6 个月：体重(g)≈出生时体重+月龄×700；

7～12个月：体重(g)≈6000＋月龄×250；

2～6岁：体重(kg)≈实足年龄×2＋7(或8)。

3. 坐高

坐高(顶臀长)是坐位时从头顶至坐骨结节的垂直长度，可代表头颅与脊柱的发育情况。随着年龄的增长，儿童的下肢增长速度不断加快，坐高占身高的比率随年龄的增长而降低。

4. 头围

头围反映脑和颅骨的发育程度，是判断婴幼儿期大脑是否存在发育障碍的主要诊断依据之一。

胎儿脑的发育在全身处于领先地位。新生儿头围平均值为 34 cm，达到成人头围的 65％左右；6 个月时增加 9 cm；1 岁时再增加 3 cm，约为 46 cm；第二年头围增长速度减慢，只增加 2 cm，头围约为 48 cm；2～14 岁再增加 6～7 cm。因此，头围的监测在儿童 2 岁内尤为重要。

5. 胸围

胸围能在一定程度上反映身体形态和呼吸功能的发育，以及体育锻炼的效果。婴儿出生时胸围约为 32 cm，比头围小 1～2 cm；出生后第一年增加 12 cm，增长速度最快；第二年增加 3 cm；以后每年增加约 1 cm。

婴幼儿的胸围 1 岁时赶上头围；1 岁至青春前期，胸围大于头围，胸围超过头围的厘米数约等于儿童的岁数。

生长发育的形态指标还有臂围、腹围和各部位皮褶厚度等。

(二)生长发育的生理功能指标

生长发育的生理功能指标是指身体各系统、各器官在生理机能上可测出的各种量度。如反映骨骼肌肉系统机能的基本指标有握拉力和背肌力，反映心血管系统机能的基本指标有脉搏、心率和血压，反映呼吸系统机能的基本指标有肺活量、肺通气量。

相关链接

生长监测

儿童生长监测(Growth Monitoring)是联合国儿童基金会推荐的一套较完整的小儿系统保健方案，是对个体儿童的身高、体重进行定期连续的测量与评价的过程，是判断儿童营养状况的最有效的方法。将儿童身高、体重的测量值记录在生长发育图中，观察分析身高、体重曲线在生长发育图中的走向，可以直观地看到儿童身高、体重增长的水平和速度，及早发现生长迟缓的现象，以便及时采取相应的干预措施，促进儿童健康成长。

　　与以往采用某次身高、体重测量值与常模比较的方法相比，定期连续测量的身高、体重值所描记的身高、体重曲线，能够动态地反映婴幼儿生长发育的趋势，及早识别生长速度减慢的现象，预防营养不良的发生。

二、婴幼儿体格生长发育的测量方法

　　婴幼儿体格的测量必须使用规范的测量工具和正确的测量方法，才能够获得准确的数据，进而对婴幼儿体格的生长发育进行测评。

(一)身高(长)的测量

　　3 岁以下儿童使用量床(图 1-2)测量身长。测量时，取仰卧位，面向上，躺卧在量床底板中线上，测量者扶住儿童头部，使其两耳处在同一水平线上，头顶接触头板。测量者位于儿童右侧，左手握住儿童双膝，使其腿伸直并紧贴量床底板，右手移动足板，使足板接触两侧足跟，读取量床上的刻度。读数时以 cm 为单位，取小数点后 1 位，误差不得超过 0.1 cm。

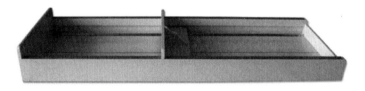

图 1-2　量床

　　3 岁以上儿童使用身高计测量身高。受测儿童脱去鞋帽，取立正姿势站在身高计的底板上，头部保持正直，上肢自然下垂，足跟并拢，足尖分开。足跟、臀部、两肩胛连线中点同时靠在身高尺上，两眼直视正前方，然后测量。测量者将滑侧板轻轻移动，直至接触受测者头顶。读数时以 cm 为单位，取小数点后 1 位，误差不得超过 0.1 cm。

(二)体重的测量

　　测量体重时，1 岁以下儿童可取卧位，1 岁以上儿童可取坐位或立位。使用儿童杠杆式体重计，最大载重 50 kg，准确读数不超过 50 g。测量前，儿童应先排大小便，然后脱去衣帽、鞋袜、尿布，只穿背心和短裤。每次测量前，测量者应校正体重计零点，读数时以 kg 为单位，取小数点后 2 位，误差在 50 g 以内。

（三）坐高的测量

3 岁以下儿童取卧位测量，脱去鞋帽，使用卧式身长板。测量时固定儿童头部，使头顶接触头板。测量者左手拉起儿童双腿，使齐膝关节屈曲呈直角，同时使骶骨紧贴底板，右手移动底板，使其紧贴臀部，读取测量数值。

3 岁以上儿童取坐位测量，一般使用坐高计（图 1-3）测量。儿童坐在坐高计的坐盘上，或坐在矮凳上，身体向前倾，骶部紧靠量板，然后上身坐直，大腿与身躯呈直角且与地面平行，头与肩部的位置与测身高的要求相同。读数时以 cm 为单位，误差不得超过 0.1 cm。

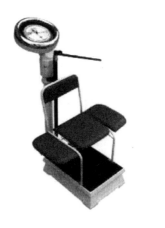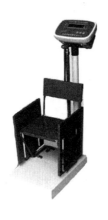

图 1-3　坐高计

（四）头围的测量

测量头围时，儿童可取坐位、立位，女孩应先将辫子松开，以免影响读数。测量者面对儿童，左手拇指将软尺零点固定于被测儿童头部的右侧齐眉弓上缘处，以儿童额部眉间为起点，右手将尺从右侧经过枕骨突起处绕至左侧，然后回零点。测量时软尺须紧贴头皮，左右对称。读数时以 cm 为单位，误差不得超过 0.1 cm。

（五）胸围的测量

测量胸围时，3 岁以下儿童取卧位，3 岁以上儿童取立位，不可取坐位。测量时儿童两手自然下垂，两足分开与肩同宽，双肩放松。测量者立于儿童前方或右侧，将胸围尺零点固定于被测者胸前乳头下缘，右手将软尺经右侧绕背部，以两肩胛下角为准，经左侧回至零点。注意，测量时儿童的呼吸应处于平静状态。读数时以 cm 为单位，误差不得超过 0.1 cm。

第六课　婴幼儿心理的发展特征

编制托幼园所的食谱时，不仅要注重营养搭配合理，而且要注重食物的色、香、味、形。比如，在厨师的巧手下，普通的面条做成了彩色面条；小馒头做成了小猪、小兔子的形状；米饭用模具做成了小鱼、笑脸的形状。菜肴如西红柿炒鸡蛋，色彩上红、黄两种暖色搭配，加上酸甜可口的口感，为绝大多数孩子所喜爱。为什么？因为饮食与儿童的心理活动密切相关。儿童正值通过感觉来解释环境的阶段，选择食物时，对食物的感觉扮演主要的角色。例如，色彩会影响儿童的饮食心理，与儿童的味觉、情绪、食欲有着内在的联系，是引起儿童对菜肴的注意、联想和情绪的先决条件。食物的色、香、味、形、温度等刺激能够引起机体的兴奋，有利于增强儿童的食欲，促进机体消化吸收。本课即讨论处于婴幼儿阶段的儿童的心理发展特征及其对饮食、营养教育的影响。

儿童心理的发展包括感知觉、动作、语言、认知、情绪情感、个性和社会性等诸多方面。首先，儿童心理的发展受到其生理的发展的制约。由于儿童心理的发展成熟与生理的发展成熟具有一定的同步性，其心理发展水平受生理发展水平的制约。身体的生长发育是心理发展的基础，而心理的发展也会影响身体的生长发育，两者相互联系、相互影响。其次，儿童心理的发展还受到外部环境的影响。由于人的心理是人脑对客观事实的反映，因此，外部环境对儿童心理发展的方向和程度具有不可忽视的影响。最后，儿童心理发展的各个方面也是相互联系、相互影响、相辅相成的。

一、感知觉的发展

感知觉是儿童通过各种感觉器官从环境中获取信息的能力，是最简单的心理过程。感知觉还是出现最早、发展最快的心理过程，许多感知觉在婴幼儿期已经达到成人水平。儿童感知觉的发展过程是一个由低级向高级、由泛化到精细的过程。随着感知觉的发展，儿童逐渐能够对不同的刺激形成稳固的分化，以准确地认识周围事物，掌握事物的特点，为其他心理现象的发展创造必要的条件。3 岁以前，儿童虽然已具备了各种感觉，但在认识事物的过程中，触摸觉起重要的作用；而3岁以后，视觉和听觉逐渐成为儿童认识客观事物的主要方式。

感知觉的发生和发展，是人类所有认知活动的基础。关于儿童感知觉发展的实验研究发现，感觉的剥夺将有损儿童智力、情感和社会适应能力的发展，而感觉的丰富能促进儿童认知能力和情感的发展。

儿童感觉的发展尚未完善，在探究事物的过程中，儿童往往只能捕捉到事物信息的一个片段或者一个方面。感觉包括视觉、听觉、嗅觉、触觉与味觉等。儿童需要综合利用感觉来接收、解释、处理外在环境中的刺激与线索。为了使儿童的感觉器官得到充分的运用和锻炼，可采取的策略是，让儿童观察食物的颜色和形状（视觉）、触摸食物的质地和大小（触觉）、品尝食物的滋味（味觉）、嗅闻食物的味道（嗅觉），甚至轻拍瓜果来听音（听觉），并反复体验，使各种感官都得到积极的运用和锻炼，直到各种经验都成为自己的经验为止。在这样的活动中，儿童的感官得到了锻炼，为早期的生长与发展打下了坚实的基础。我们可以借鉴国外幼儿教育工作者的做法，如可以用食物建立一个特殊的"品尝盘"，品尝酸、甜、咸、辣、苦等多种味道，也可以用白乳胶将香料粘在卡片上，制成"味觉卡"。这些做法有利于充分锻炼儿童的感觉器官，鼓励其运用感官、动手动脑来进行探究。

二、动作的发展

动作是人类最重要的一种基本能力。研究者认为，动作可视为个体早期的外显智力。在婴儿时期，由于语言能力极为有限，其发育、发展水平更多的是通过动作表现出来的。因此，动作的发展状况常被用作评估婴儿的心理发展水平的指标。

儿童早期动作发展的一个重要原则是"由整体到特殊的发展"，即全身的、笼统的动作发展在先，局部的、小肌肉的动作发展在后。也就是说，局部的动作是由全体分化出来的，然后再重新组织，构成一个新型的或较精细的动作。

儿童动作的发展不是孤立的，它依赖于脑神经系统与肌肉的发育和成熟，又影响着儿童认知、情绪情感和个性等各方面的发展，因此，儿童动作的发展水平在一定程度上标志着儿童心理的发展水平。

在营养教育过程中，许多环节可以促进儿童动作的发展。例如，玩生面团等对儿童动作的发展特别有价值，因为儿童手部精细动作的发展晚于大肌肉动作的发展，因此，自如地控制绘画工具（如画笔等）对于儿童比较困难，而儿童可以用手直接使用面团这一材料，不必等到学会控制工具后才可以进行。最好是让儿童参与整个制作过程，从混合面粉、水、油等材料开始，搅拌均匀，揉捏好，让儿童充分发挥自己的想象力和创造力，自主地制作。等儿童把作品交上来以后，既可以把这些作品储存在密封的容器或冰箱中，也可以把它们蒸煮出来，当作点心食用。营养教育过程中能够促进儿童动作发展的环节远不止这些，量斗、洗菜等环节对于儿童精细动作的发展和手眼协调能力的发展都起到了很好的促进作用。

三、语言的发展

儿童的语言发展在其心理发展过程中有着极为重要的作用。没有语言就没有抽象思维活动。在分析、综合、判断、推理、概括等抽象思维活动中，语言起着特别重要的作用。

儿童心理的研究成果和长期的教育实践已经证明，婴幼儿期是人的一生中掌握语言最迅速的时期，也是最关键的时期。在发音方面，儿童三四岁时发音机制已开始定型。若婴幼儿期没有掌握正确的发音，以后进行补偿教育就困难多了。在词汇方面，儿童由 3 岁时掌握 800～1000 个词，发展到 6 岁时掌握 3000～4000个词。在语法方面，由掌握简单陈述句的语法形式，发展到掌握多种句式(并列句及主从复合句等)的语法形式。如果儿童在语言发展的关键期没有条件学习口语，那么以后语言能力就会受到限制。因此，婴幼儿期的语言教育对人的一生的发展有着重要的影响。

营养教育的恰当安排对儿童语言能力的发展大有裨益。在汉语中，许多与饮食有关的词被赋予了丰富的含义，其衍生的意义丰富多彩，已远远超过了词的本义，融入了新的含义。例如，我们在形容高兴时说"心里甜滋滋的"，形容心里难受为"酸楚"，形容焦急为"心里火烧火燎的"，受到别人关照时觉得"心里热乎乎的"，失望时则"心都凉了"。又如，狼吞虎咽、画饼充饥、如饥似渴、挑肥拣瘦、火上浇油、滚瓜烂熟、甜言蜜语等成语，通过明喻、暗喻、联想等修辞和写作手法，使语言表达既通俗易懂，又鲜明生动。儿童在营养教育过程中学习、运用这些词语，对这些词语的理解将更加深刻。让儿童参加烹调活动则是一种使营养教育与综合性语言活动相整合的比较简便易行的方法。在食物的准备和制作过程中，儿童将巩固已有的与饮食相关的词汇以及由此衍生出的词汇，并学习新词汇，学习和使用涉及食物及餐具名称的词汇，较好地理解度量、融化、揉捏、伸展、碾碎、筛、剥、削、劈、切、煮等比较抽象的词语，并且对相关词汇有更为感性的理解。应该注意的是，成人使用的有关词汇应是正确和精确的，这样才真正有助于儿童理解和学习新词汇。儿童的语言运用和交流能力则可以通过组织儿童参加与饮食有关的交流活动来提高。有关食物的经验是所有儿童都具备的，有关食物的话题也是一个儿童普遍感兴趣的话题，这就使得儿童在有关饮食的活动中乐意使用语言与同伴及保教人员或家长沟通、交谈，这种交流活动在诸如烹饪、一日三餐、吃点心等饮食生活中均可随时进行。儿童之间以及儿童与成人之间讨论食物的质感、食物的生长过程、食物如何收获和运输、食物如何进入商场并销售、如何将食物买回家等，可以加深儿童对食物的各种体验，对提高儿童对相关词汇的理解和应用能力有一定的益处。

 拓展阅读

午餐能够为幼儿提供一个争相表达自己、分享知识经验的机会，也可以为幼儿认识世界搭建一座便利的桥梁。语言作为幼儿午餐文化的载体和主要表现形式，体现着幼儿对周围世界的认识。幼儿通过质疑和分享自身的社会性经验，建造或重造着自身对世界的理解。

1. 幼儿午餐文化的作用

幼儿午餐文化不仅能够促进幼儿的身体发育，而且能促进幼儿的心理发育，尤其是对幼儿社会性的发展起着重要的作用。主要表现在以下几个方面。

（1）建立、理解、内化规则

幼儿期作为规则、意识和习惯养成的关键期，对人的一生具有重大的作用。只有当幼儿在自身的活动中理解了其行为的意义，并主动地接受和内化，他们才可能产生相应的行为。午餐时间是幼儿自由活动的时间，幼儿在这一时间可以表达自己的想法，运用已有的生活经验建立自己的规则，并在体验中理解规则，从而内化规则。因此，规则的建立、理解和内化也正是幼儿午餐文化作用的结果。

（2）分享、理解、再造经验

对于身心发展有待完善的幼儿来说，经验的交流是幼儿成长过程中不可或缺的环节，对以后整个人生的发展有着重要的意义。午餐时间是幼儿便利的交流时间，幼儿同伴之间在这一时间可以分享彼此的经历，通过互相的经验交流，理解别人的经验，最终"溶化"别人的经验，在自己实际经验的基础上形成一种再造性经验。

（3）思考、扩充、完善知识

午餐时间可以促成幼儿同伴之间集体性的思考和讨论。通过谈话，幼儿积极地思考、判断、质疑。他们不仅分享每个人的知识，而且分享每个人的理解，从而扩充和完善自身的知识性经验。同时，对于未加入讨论的幼儿来说，这种集体性思考也会让他们从中受益。

2. 幼儿午餐文化的利用

幼儿在午餐时间可以创设出各式各样的文化内容，可以说这是幼儿社会性发展的一种内在动力。但是一些幼儿园中，幼儿教师只关注孩子的饮食状况，要求孩子吃得快、吃得多，吃饭时保持安静，忽略或压制了孩子社会性语言的表达，致使幼儿午餐文化往往被埋没在了这些强制性的要求之中，没能真正发挥其动力作用。因此，幼儿教师要对幼儿午餐文化给予足够的重视，让幼儿在开放的环境中形成自己的午餐文化。

教师要适时引导，促进幼儿午餐文化的深化，既要做教学活动的组织者和指导者，也要及时地对幼儿间午餐时的谈话进行引导，让幼儿间的谈话内容向着深入发展，从而让幼儿间形成的午餐文化更有内涵。

（资料来源：杨兴国、汪岩，《午餐童趣——幼儿午餐文化浅议》。引用时有改动。）

四、认知的发展

认知的发展是儿童对环境的反应的发展。例如，4～5个月大的婴儿在得到一个物体时，可能先注视一会儿，然后把它放到嘴巴里舔一舔或抓起它来敲一敲、摇一摇，来了解物体的属性；6～9个月大的婴儿已经知道寻找被藏匿起来的玩具，他还知道，即使一个人不在视线范围内，这个人仍然存在。他的哭声可以把人叫回自己身边来，他可以用"哭"作为呼唤妈妈的方式。

幼儿要到2岁以后才开始运用符号，掌握语言，利用记忆储存。幼儿记忆以无意记忆、形象记忆和机械记忆为主，记忆的精确性较差，往往表现为记住了自己感兴趣的内容，而遗忘了最本质、最主要的内容。

3岁以前，儿童的思维离不开动作和实物，其思维以直觉行动思维为主；3岁以后，儿童的思维已开始逐渐地摆脱动作的束缚，儿童在动作之前就能在头脑中进行思考，有一定的目的性和预见性。

3岁以前的儿童已有了初步的想象能力，但是内容较为贫乏，属再造想象，有意性很差；3岁以后，虽然无意想象和再造想象仍占主要地位，但是有意想象和创造想象也有初步发展。

儿童的认知发展除受先天素质因素影响外，受环境和教育的影响较大。游戏活动、学习活动、生活活动等对儿童认知的发展有促进作用，所以，成人应当为儿童提供丰富多彩的活动，促进儿童认知的发展。

在儿童营养教育的过程中，成人可以向儿童提供烹调机会，这样，他们就有了学习数量、体积、外形、空间、区位（如布置餐桌）等概念以及实践匹配、对应和分类的机会。如同在做精密的科学实验一样，儿童还可以学会依循食谱的步骤，一步步去完成任务，并遵循一系列的规则。在对食物进行烧煮、烘烤或者冷冻时，儿童也可以因观察其间的变化并注意某个过程所耗费的时间而受益。另外，还可以让儿童了解食物的物理性质，诸如食物如何从一种形态转变为另一种形态等方面的科学常识。更为复杂的是，组织儿童参与一些精心准备的活动。例如，让儿童调查食物的来源，分辨食物的种类；通过种植活动，认识蔬菜的根、茎、叶，了解哪些蔬菜可食用茎部、哪些蔬菜可食用根部，哪些水果长在树上、哪些水果长在地面上，并了解食物的功用。故适合儿童的科学课程应当有利于儿童全面探究问题、认识事物，促进儿童的认知发展。

五、情绪情感的发展

情绪情感是个体对客观事物是否符合自身需要而产生的内心体验。若符合需要，个体就产生愉快的体验，反之则产生不愉快的体验。

新生儿除了恬静的状态外，所谓情绪，只不过是一种激动的状态而已，此时的情绪是未分化的、笼统的、无特别形式可辨的。随着年龄的增长以及情绪的不断分化，儿童会产生多种具有特殊意义的情绪，而且，情绪中涉及社会性交往的内容逐渐增多，引起情绪反应的社会性动因也逐渐增加。儿童的情绪呈现日趋丰富和不断深刻的趋势。

此外，早期儿童情绪情感的发展对其个性的发展也有很大的影响。情绪长期压抑或者不适当的表达，都会使儿童产生消极的心理体验，从而影响身心的正常发展，甚至引发各种疾病。

由于饮食是儿童最熟悉的话题之一，因此，营养教育的过程是最能让儿童感到宽松、自由的环节之一。在这样一个宽松、自由的语言交往环境中，儿童会与成人、同伴积极交流，体验到交流的乐趣。儿童会大胆、清楚地表达自己的想法和感受。在这个过程中，适当的引导将更有利于儿童情绪情感的发展。例如，引导儿童发现和欣赏中式菜肴的色、香、味、形，蔬菜、水果、五谷等独特的颜色、线条、造型之美，器皿之美以及器皿与食物的协调之美等。这样可以逐渐锻炼儿童发现美的能力，提升儿童的审美情趣。一个孩子这样描写学校做的一道沙拉：
"今天学校做的沙拉使我想起秋天的景色。在那碧绿色的森林里，既有黄色（炒鸡
蛋）的叶子，又有胡萝卜般橙红色的叶子，那些肉馅则如同凋零的枯叶，洒落在整
个大地上。"在叙述一道加入了海带的五香菜串儿时，孩子们写道："今天的海带就
像某某头上扎着的丝带。""这道菜的样子和我站在碧绿色原野上看到的情景一样。"
引导儿童发现和欣赏日常饮食中蕴含的艺术之美是促进儿童情绪情感发展的重要
方式。总而言之，营养教育是促进儿童情绪情感发展的重要途径之一，我们应努
力开发应用。

六、个性和社会性的发展

个性是一个人比较稳定、具有一定倾向性的心理特征的总和。这种特征不是
与生俱来的，而是在个体的各种心理过程和心理成分发生、发展的基础上逐渐形
成的。

儿童在 2 岁前，各种心理过程还没有完全发展起来，不可能组成有机的心理
活动系统，因而不能具有明显的个性。2 岁左右，个性逐渐萌芽，即各种心理特
征有了某种倾向性的表现，但还未形成具有稳定倾向性的个性系统。3～6 岁是
儿童个性开始形成的时期，个性的各种成分，特别是自我意识和性格、能力等个
性心理特征已经初步发展起来，同时，各种心理活动已经表现出明显稳定的倾向
性，形成个性的雏形。

幼儿期形成的个性心理特征和个性倾向虽然还未定型，但对儿童一生健康个
性的形成，特别是对儿童社会性的发展起着举足轻重的作用。儿童的个性是在一
定的社会文化环境中，通过主体的不断内化过程而逐渐形成的。在内化过程中，
儿童容易受到社会文化环境中各种消极因素的影响，从而导致其个性发展受到损
害，发生人格的偏离。所以创造良好的环境，尤其是良好的心理环境对儿童个性
发展具有重要意义。

营养教育过程可以让儿童认识个性。幼儿园里的集体进餐有助于儿童认识个
体差异。比如，在进餐中有的孩子喜欢某些菜，而有的孩子更喜欢另外一些菜；
吃饭的速度有快有慢等。

儿童营养教育也是培养儿童社会性的重要过程。经常让儿童做一些与食物制
备等活动相关的家务有利于培养儿童的优良品质。有研究表明，在分配给儿童大
量工作的社会中，儿童往往更加关心他人的成长——给别人以帮助和支持；而在

儿童不做什么家务的社会中，儿童似乎更多想到的是自己的需要而不是他人的需要，他们从别人那里寻求帮助和关注的可能性也更大。在当今社会中，人们并不期望儿童协助大人做很多家务，但是，我们可以适当地引导儿童参与准备和制作食物之类的小事，这有利于儿童学习在团体中与他人合作，认识分工合作和分享的意义，体验与同伴及成人共同生活的乐趣，养成对他人及社会亲近的、合作的态度，掌握初步的人际交往技能。另外，通过参与食物制备活动认识与食物和烹调有关的不同职业的人，如农民、售货员、厨师等，会帮助儿童感知食物的来之不易，体会劳动的艰辛，尊重别人的工作。在我国，家长给予儿童过多宠爱的现象比较普遍，儿童在家庭中做的家务越来越少，甚至存在一些从不帮父母做家务的"零家务"儿童。因此，让儿童适当参与前述的一些活动就成为儿童成长必需的社会课程，有利于儿童社会性的培养。

 单元回顾

单元知识要点	学习要求	学生自评
婴幼儿生长发育的一般规律	理解婴幼儿生长发育的四个规律	☆☆☆☆☆
婴幼儿生长发育的影响因素	了解影响婴幼儿生长发育的先天因素和后天因素，能够在生活中加以运用	☆☆☆☆☆
婴幼儿体格生长发育的规律	掌握婴幼儿身高（长）、体重、头围的生长发育规律，并学会在实践中运用	☆☆☆☆☆
婴幼儿消化系统、神经系统的发育特点	了解和掌握婴幼儿消化系统、神经系统的组成和生理及发育特点	☆☆☆☆☆
婴幼儿体格生长发育的评价指标	熟悉身高（长）、体重、坐高、头围、胸围等婴幼儿体格生长发育的评价指标	☆☆☆☆☆
婴幼儿体格生长发育的测量方法	掌握婴幼儿体格生长发育的测量方法，能够在生活实践中加以运用	☆☆☆☆☆
婴幼儿心理的发展特征	熟悉和掌握婴幼儿感知觉、动作、语言、认知、情绪情感、个性和社会性的发展特征	☆☆☆☆☆

 思考与练习

1. 论述婴幼儿生长发育的一般规律及影响因素。

2. 简述婴幼儿身高(长)、体重的增长规律。

3. 简述婴幼儿消化系统的生理特点。

4. 婴幼儿体格生长发育的评价指标主要有哪些？如何测量？

拓展训练

尝试为 0～6 岁的婴幼儿测量身高、体重和头围。

学习反思

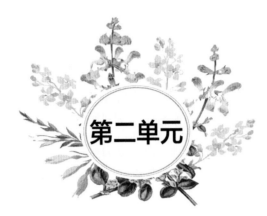

第二单元

婴幼儿生长发育所需的能量及营养素

 学习目标

1. 了解食物中所含的能量和七大营养素对人体的作用。

2. 领会各类营养素对婴幼儿健康的作用。

3. 了解各类营养素的推荐或参考摄入量和食物来源。

4. 树立合理营养的意识，避免婴幼儿营养素摄入不足或过量，并能指导婴幼儿进行合理营养。

5. 全面认识营养物质与儿童健康体魄的密切关系，树立尊重自然、热爱生命、尊重生命的价值观。

 单元导学

人体从日常食物中获得所需的营养素以支持生理活动，补充机体的损耗及保证生命活动正常运行。而处在生长发育过程中的婴幼儿，还必须获得更多的能量及营养素以满足快速生长的需要，而且生长发育越快的年(月)龄段，所需的能量及营养素也就相对越多。也就是说，能量及营养素是保证婴幼儿正常生长发育、身心健康的重要基础。

第一课　婴幼儿生长发育所需的能量

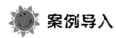 **案例导入**

　　大班开学了，王老师欣喜地发现班里的小朋友都比放假前长高了许多，很多孩子的饭量也较中班时有了很明显的增加。午餐时，小朋友们都在专心地吃美味的饭菜，爱提问的明宇突然疑惑地问："王老师，我现在每顿都吃很多饭，还有水果、点心。我们为什么要吃这么多的饭呢？它们都跑哪里去了？"明宇的提问引起了班里孩子们的热烈讨论，有心的王老师决定围绕这个话题组织一次专题教育活动。

　　地球上的一切能量来源于太阳，一切生物都需要能量来维持生命活动。婴幼儿从日常膳食的主食、副食中获取能量。能量虽然不是营养素，但却是机体生命过程中不可或缺的重要因素。那么什么是能量？不同年龄的婴幼儿每日需要多少能量？人体摄入的能量都到哪里去了？本课将带你了解这些知识。（为表述方便，本单元将能量列入，但在应用时不要把能量等同于营养素。）

一、能量概述

　　食物提供的营养素是机体能量的源泉。食物中的产能营养素在体内经酶的作用进行生物氧化释放出能量，以维持机体代谢、神经传导、呼吸及肌肉收缩等功能，同时在产能过程中释放热量以维持体温。人体所需能量通常来源于碳水化合物、脂肪和蛋白质这三大营养素，故此三者被称为产能营养素，它们是自然界的动、植物把吸收来的太阳能转变成化学能而储存下来的物质。

（一）能量的单位

　　营养学界曾广泛以"千卡（kcal）"为单位来表示能量。1 kcal 相当于在 1 个标准大气压下将 1 kg 水的温度升高 1 ℃（如由 15 ℃升高到 16 ℃）所需的能量。

　　目前，国际通用的能量单位为焦耳（J）、千焦耳（kJ）。但有些国家，如美国、加拿大和我国仍在继续使用卡和千卡。以下为千卡（kcal）与千焦耳（kJ）、兆焦耳（MJ）之间的换算关系。

1 kcal≈4.186 kJ，1 kJ≈0.239 kcal；

1000 kcal≈4.186 MJ，1 MJ≈239 kcal。

(二)能量来源与能量系数

人体的能量主要来源于食物中的大分子物质，即脂肪、碳水化合物和蛋白质分解所释放的化学能。在体外，它们经过充分燃烧，可释放大量能量。碳水化合物、脂肪和蛋白质充分燃烧可产生的能量分别为 17.15 kJ(4.10 kcal)/g、39.54 kJ(9.45 kcal)/g 和 23.64 kJ(5.65 kcal)/g。

三大产能营养素在体内不能被完全消化吸收，一般其消化率碳水化合物为 98%、蛋白质为 95%、脂肪为 92%。吸收后的碳水化合物和脂肪在体内可完全氧化成 H_2O 和 CO_2，其终产物及产热量与体外相同；但蛋白质在体内不能完全氧化，其终产物除 H_2O 和 CO_2 外，还有尿素、尿酸、肌酐等含氮物质，这些物质需通过尿液排出体外，如果把 1 g 蛋白质在体内产生的这些含氮物质在体外测热器中继续氧化，那么还可产生 5.44 kJ 的热量。因此，这些大分子物质在体内进行生物氧化时产生的能量要低于体外燃烧时产生的能量。

单位重量的营养素在体内进行生物氧化时产生的能量，称为该营养素的能量系数(caloric quotient)。蛋白质、脂肪和碳水化合物的能量系数分别为 16.7 kJ(4 kcal)/g、37.7 kJ(9 kcal)/g 和 16.7 kJ(4 kcal)/g。

营养素在体内进行生物氧化是一个需氧的过程，不同营养素的分子构成不同，它们在生物氧化过程中消耗相同氧气时产生的能量也不尽相同。通常把营养素在体内进行生物氧化时，每消耗 1 L 氧所产生的能量称为该营养素的能当量(energy equivalent)。蛋白质、脂肪和碳水化合物的能当量分别为 4.5 kcal/L、4.7 kcal/L 和 5.0 kcal/L。

(三)能量来源分配

三大产能营养素在体内都有其特殊的生理功能并且彼此影响，如碳水化合物与脂肪可以相互转化，它们对蛋白质有节约作用。因此，三者在总能量供给中应有一个恰当的比例。

根据我国的饮食特点，以成人碳水化合物供给的能量占总能量的 55%～65%、脂肪占 20%～30%、蛋白质占 12%～15%为宜。年龄越小，蛋白质及脂肪供能所占比例应越高。

相关链接

　　蛋白质、脂肪和碳水化合物经人体消化吸收后，在组织细胞内进行生物氧化，释放出分子内蕴藏的化学能，生成三磷酸腺苷，再转变成机体所需要的各种能。总能量的50％转变成维持体温的热能，其余的50％则转变成为能够做功的化学能、机械能、神经传导能等，这些能统称为生理氧化热。由于生理氧化热会产生能力，所以称为热能。热能具有一定的数量，故称为热量或能量。

二、婴幼儿的能量消耗和需要量

(一)婴幼儿的能量消耗

　　婴幼儿需要的营养素主要包括蛋白质、脂肪、碳水化合物、维生素、矿物质、水和膳食纤维，而需要的能量主要由碳水化合物、脂肪和蛋白质这三大营养素来提供。其中，碳水化合物和蛋白质在体内产生的实际能量为16.7 kJ(4 kcal)/g，而脂肪在体内产生的实际能量为37.7 kJ(9 kcal)/g。婴幼儿的能量消耗主要包括以下五个方面。

　　1. 基础代谢

　　基础代谢消耗的能量是指在清醒、安静、空腹的状态下，于20～25 ℃环境中，人体为维持各种器官的生理活动所消耗的能量。基础代谢消耗的能量因年龄不同而有所差异。婴儿每日平均消耗230 kJ(55 kcal)/kg，且随着年龄增加而逐渐减少；7岁时消耗184 kJ(44 kcal)/kg；12岁时消耗126 kJ(30 kcal)/kg，与成人相仿。特别需要注意的是，在婴幼儿时期，其基础代谢消耗的能量占总能量的60％左右，尤其是婴幼儿大脑的代谢，约占总基础代谢的1/3。

　　2. 食物的特殊动力作用

　　食物的特殊动力作用消耗的能量即人体进食后消化所消耗的能量。它包括胃肠蠕动及人体消化吸收消耗的能量。对婴幼儿来说，其占总能量的7％～8％。

　　3. 活动

　　活动消耗的能量随年龄增加而逐渐增大。一般来讲，婴儿消耗63～84 kJ

（15～20 kcal)/kg 能量；儿童长到 12～13 岁时，其大约消耗 126 kJ(30 kcal)/kg 能量。

4. 生长发育

这不仅是婴幼儿生长发育中最重要的能量消耗，还与婴幼儿生长速度呈正比。根据观察发现，6 个月以内的婴儿，其每日消耗的能量为 167～209 kJ(40～50 kcal)/kg，而 6～12 个月的婴儿则只消耗 63～84 kJ(15～20 kcal)/kg 能量，1 岁以后的幼儿每日消耗的能量减少到 21 kJ (5 kcal)/kg，而青春期消耗的能量又有增加。

5. 排泄代谢

排泄代谢消耗的能量一般不超过总能量的 10%。

上述五个方面介绍的就是婴幼儿总的能量消耗。为了方便计算，大家可以按照下列方法来粗略估计：婴儿每日需要消耗能量 460 kJ(110 kcal)/kg，以后每增加 3 岁，减少 42 kJ(10 kcal)/kg 的能量消耗；儿童长到 15 岁的时候，每日大约需要消耗 250 kJ(60 kcal)/kg 的能量。

(二)婴幼儿的能量需要量

婴幼儿对能量的需要量主要以婴幼儿的能量消耗为依据。在实际计算时，除考虑婴幼儿的能量消耗外，还需加上那些虽被婴幼儿摄入但未被消化、吸收和利用的少部分食物具有的能量，在正常生理状态下，这部分食物约占摄入食物的 10%，其能量大致相当于基础代谢消耗的能量的 10%。

制定和计算个体婴幼儿和集体婴幼儿对能量及食物的需要量时，应在满足机体正常生理需求量的基础上，参照当地和本民族的饮食习惯及食品生产供应情况而定。供应量应高于需求量 3%～5%。

婴幼儿对各种营养素的需求因年（月）龄、性别、生长发育速度、活动量及健康状况的不同而有个体间的差异。为便于应用，现将根据我国居民膳食模式制定的《中国居民膳食营养素参考摄入量（2013 版)》中关于各年龄段婴幼儿能量的每日推荐摄入量（recommended nutrient intake，RNI）列于表 2-1 中。这里所列的摄入量可满足绝大多数（97%～98%）婴幼儿的正常需要。

表 2-1 婴幼儿能量的每日推荐摄入量(RNI)[①]

年龄/岁	能量的 RNI			
	MJ/(kg·d)		kcal/(kg·d)	
	男	女	男	女
0～0.5	0.4*		95*	
0.5～1	0.4*		95*	
1～2	4.60	4.40	1100	1050
2～3	5.02	4.81	1200	1150
3～4	5.64	5.43	1350	1300
4～5	6.06	5.85	1450	1400
5～6	6.70	6.27	1600	1500

注: *为适宜摄入量(adequate intake，AI)，非母乳喂养应增加 20%；d 表示按日计算。

三、能量的密度与应用

能量的密度又称为能量的浓缩，用来描述某种特定重量或体积的食物中所具有的能量，通常用 kJ(kcal)/g 或 kJ(kcal)/mL 来表示。例如，1000 mL 的大米粥有 590 kcal 的能量。从食品营养学的角度上，能量的密度是指每克食物所含的能量，这与食品的水分和脂肪含量密切相关。食品的水分含量高则能量的密度低，脂肪含量高则能量的密度高。

婴幼儿时期生长发育速度相对较快，所需的能量也较其他时期多，而此时期胃容量却很有限，难以满足机体对能量的需求，因此必须用提高能量密度的方法来弥补胃容量过小的不足。对婴幼儿来说，合理的食物能量密度是 6.3～8.4 kJ(1.5～2 kcal)/g。

在考虑满足能量需要时，我们必须注意婴幼儿的消化能力，当所安排的食物摄入量仍然超过婴幼儿的胃容量时，可多分几次进食。如前所述，脂肪所含能量较碳水化合物或蛋白质高出一倍多，因此，在不增加婴幼儿食物的重量和增大体积的情况下，增加食物中的脂肪含量可减少食物的膨胀性并提高其能量的密度。

---

① 中国营养学会：《中国居民膳食营养素参考摄入量(2013 版)》，649 页，北京，科学出版社，2014。

相关链接

标签术语——热量

食物标签上的营养成分表列出了每份食物所含的热量。另外，包装上的热量术语可提醒你在超市货架上寻找食物时选择低热量的食物。（图 2-1、表 2-2）

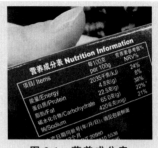

图 2-1　营养成分表

表 2-2　各标签的意义

标签	意义
无热量	热量小于 5 kcal
低热量	热量小于等于 40 kcal
较低或较少热量	热量至少减少 25％
清淡	减少 1/3 热量或减少 50％脂肪（这是与传统食物中每份的标准量相比较的；如果一半热量来自脂肪，那么脂肪含量必须减少 50％或更多）
低热量膳食	每 100 g 食物中所含的热量小于等于 120 kcal
清淡膳食	"低脂肪"或"低热量"膳食

四、能量摄入不足或摄入过多的危害

（一）能量摄入不足的危害

正常情况下，人体每日摄入的能量和消耗的能量应基本保持平衡，使体重维持在正常范围内以保持健康。若婴幼儿因病或在特殊条件下能量长期摄入不足，可能引起能量缺乏症。

（二）能量摄入过多的危害

能量摄入过多，大于消耗，则过量部分会在体内转变为脂肪沉积下来，从而导致婴幼儿体重超标，甚至引起肥胖。肥胖可引发许多疾病，影响婴幼儿的身心健康。

第二课　婴幼儿生长发育所需的各种营养素

 案例导入

小班入园有一个月了，胡老师发现小朋友们餐盘里的蔬菜经常剩下很多。调查时，孩子们都说："我喜欢吃肉，讨厌吃蔬菜。"针对这个问题，胡老师组织了一系列的教育活动：组织孩子们参观菜市场，认识不同的食物；在餐前动画时间，播放小巧虎吃饭的故事，让孩子们知道不同种类的食物含有不同的营养成分；每次就餐前，声情并茂地介绍当餐食物。经过系列主题活动，胡老师惊喜地发现，孩子们餐盘中剩的蔬菜越来越少了。

营养是指机体通过摄取食物，经过体内消化、吸收和代谢，利用食物中对身体有益的物质构建机体的组织器官，满足生理功能和体力活动所需的过程。营养素是指食物中可为人体提供能量、构成或修复机体组织、调节生理功能的成分，即食物中对机体有生理功效且为机体正常代谢所需的化学成分。那么，各种营养素在人体内有哪些生理功能？婴幼儿对每种营养素的需要情况如何？营养素缺乏或过量会对婴幼儿健康造成哪些危害？本课将就这些问题进行阐述。

目前，已知的人体必需的营养素有 40 多种，可概括为七大类：蛋白质、脂肪、碳水化合物、矿物质、维生素、水和膳食纤维。其中，蛋白质、脂肪、碳水化合物是能量的主要来源，称为产能营养素；矿物质、维生素、水和膳食纤维称为非产能营养素。

一、蛋白质

蛋白质是一切生命的物质基础，是细胞中含量最丰富、功能最多的高分子物质。蛋白质与人体的生长发育和健康紧密相关，在人体内不仅参与构成各种组织、器官和组成体液，而且是保证生命运行的各类重要生命活性物质的核心成分。人体内蛋白质含量占体重的 16.8%～18%。

(一)蛋白质的组成与分类

1. 蛋白质的组成

蛋白质的基本组成单位是氨基酸。目前已经发现的氨基酸有 20 余种，可以分

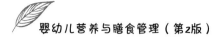

为两类：必需氨基酸和非必需氨基酸。

凡是人体自身无法合成，必须由食物提供的氨基酸称为必需氨基酸，共有 8 种，它们是赖氨酸、色氨酸、蛋氨酸、苯丙氨酸、亮氨酸、异亮氨酸、苏氨酸、缬氨酸。当人体内必需氨基酸供应不足时，人体不能合成新生的和修补机体组织所需的蛋白质，从而导致蛋白质营养不良。对婴幼儿来说，由于合成氨基酸的有关功能尚处于发育和完善过程中，必需氨基酸则有 9 种，即除上述 8 种外还有组氨酸。此外，婴幼儿时期体内合成氨基酸的能力有限，精氨酸相对来说也是必需的。牛磺酸尽管是一种非蛋白质氨基酸，但也是婴幼儿必需的。

非必需氨基酸是指人体可以合成或可以由其他氨基酸转化而来的氨基酸。它们并非人体内不需要，只是可以在体内合成，食物中缺少了也无妨。

2. 蛋白质的分类

蛋白质的种类繁多，结构复杂，所以分类也就各异。营养学上根据食物蛋白质所含氨基酸种类和数量的不同、营养价值的不同，将食物蛋白质分为三类。

（1）完全蛋白质

这是一类优质蛋白质，它们所含的必需氨基酸种类齐全，数量充足，比例适当。这一类蛋白质不仅可以维持人体健康，还可以促进婴幼儿的生长发育。奶、蛋、鱼、肉中的蛋白质都属于完全蛋白质。

（2）半完全蛋白质

这类蛋白质所含氨基酸虽然种类齐全，但其中某些氨基酸的数量不能满足人体的需要。它们可以维持生命，但不能促进生长发育。例如，小麦中的麦胶蛋白是半完全蛋白质，含赖氨酸很少。食物中所含与人体所需相比有差距的某一种或某几种氨基酸叫作限制氨基酸。谷类蛋白质中赖氨酸含量低，所以，谷类食物的限制氨基酸是赖氨酸。

（3）不完全蛋白质

这类蛋白质不能提供人体所需的全部必需氨基酸，单纯靠它们既不能促进生长发育，也不能维持生命。例如，肉皮中的胶原蛋白是不完全蛋白质。

 拓展阅读

蛋白质的互补作用

两种或两种以上食物蛋白质混合食用，其中所含有的必需氨基酸取长补短、相互补充，达到较好的比例，从而提高蛋白质的利用率，这称为蛋白质的互补作用。

不同食物蛋白质中的必需氨基酸含量和比例不同，其营养价值不一。（图 2-2）将不同种类的食物相互搭配，可增补限制氨基酸，由此提高食物蛋白质的营养价值。

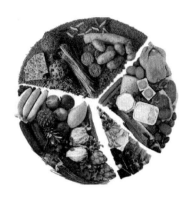

图 2-2　不同种类的食物

为充分发挥食物蛋白质的互补作用，在调配膳食时，我们应遵循三个原则。

第一，食物的生物学种属相差越远越好，如动物性和植物性食物之间混合比单纯植物性食物之间混合要好。

第二，搭配种类越多越好。

第三，食用时间越近越好，同时食用最好，因为单个氨基酸在血液中的停留时间约 4 小时，然后到达组织器官，再合成组织器官的蛋白质，而合成组织器官蛋白质的氨基酸必须同时到达才能发挥互补作用，共同合成组织器官蛋白质。

(二)蛋白质的生理功能

1. 构成和修复机体组织

蛋白质是构成机体细胞、组织、器官的重要成分。肌肉和神经组织中的蛋白质成分最多，其他组织中的蛋白质含量也很丰富。人体内的蛋白质处在不断合成和分解的过程中，旧的组织需要不断更新和修复。婴幼儿不仅需要蛋白质补充损耗，还要满足生长发育的需求，所以需要的蛋白质数量相对较多。

2. 调节生理功能

蛋白质是构成体内的酶、激素、抗体等重要活性物质的基本原料，这些物质都参与机体调节。蛋白质还能促进某些矿物质和维生素的吸收和利用，调节细胞内、外液的渗透压和体液的酸碱平衡。载体蛋白对维持人体的正常生命活动至关重要，可以在体内运载各种物质，如血红蛋白能运输氧气，脂蛋白能运送脂肪。

3. 供给热能

蛋白质作为三大产能营养素之一，可以为人体提供热能。每克蛋白质在体内氧化可释放约 4 kcal 热能。但是，蛋白质并不是人体内热能的主要来源，只有在体内碳水化合物和脂肪供给量不足时，蛋白质才分解供给热能。若把蛋白质作为体内热能的主要来源，既不经济，也影响蛋白质的利用。

蛋白质对人体有着重要的生理功能。婴幼儿体内蛋白质不足，会导致某些营

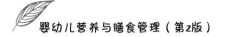

养物质缺乏症，主要症状有：消化吸收不良，腹泻；肌肉蛋白合成不足而导致的肌肉萎缩，容易疲劳；胶原合成发生障碍，伤口不易愈合；骨骼生长缓慢，智力发育障碍；血浆蛋白合成障碍；蛋白质长期摄入不足而导致的水肿；如合并其他产能营养素的摄入不足，可导致消瘦等问题，严重时导致死亡。

（三）蛋白质的食物来源及需要量

1. 蛋白质的食物来源

食物蛋白质可分为植物性蛋白质和动物性蛋白质两大类。植物性蛋白质中，谷类含蛋白质 10% 左右，一般是膳食蛋白质的主要来源。豆类含有丰富的蛋白质，其中大豆蛋白质含量高达 36%～40%，氨基酸组成比较合理，利用率也较高，是植物性蛋白质中的优质蛋白质。

蛋类含蛋白质 11%～14%，是优质蛋白质的重要来源。鸡蛋的氨基酸组成与人体蛋白质氨基酸模式最为接近，因此，蛋类蛋白质被称为理想蛋白质。奶类（牛奶）一般含蛋白质 3%～3.5%，是婴幼儿除母乳外蛋白质的最佳来源。肉类包括禽畜的肌肉、内脏及其制品。新鲜肌肉含蛋白质 15%～22%，肌肉蛋白质的营养价值优于植物性蛋白质，是人体蛋白质的来源之一。

动物性蛋白质和大豆蛋白质被称为优质蛋白质。为改善膳食蛋白质质量，膳食中应保证有一定数量的优质蛋白质。一般要求动物性蛋白质和大豆蛋白质所占比例不低于膳食蛋白质总量的 30%，但也不要超过 60%，50% 较为理想。

2. 婴幼儿的蛋白质需要量

人体对蛋白质的需要量与年龄、性别、活动量（或劳动强度）、所处环境等因素有关。对婴幼儿来说，生长发育所需是更为重要的因素，其所摄食的氮量应该大于所排出的氮量，这样才能满足婴幼儿生长发育的需要，生理学称之为正氮平衡。整个婴幼儿时期都必须使机体保持正氮平衡，而且年龄越小，生长发育越快，所需的蛋白质的量就越多。根据《中国居民膳食营养素参考摄入量（2013 版）》，婴幼儿每日膳食中蛋白质的参考摄入量（dietary reference intakes，DRIs）为 9～30 g（表 2-3），其中优质蛋白质应占 50%。农村地区应充分利用大豆所含的优质蛋白质来预防婴幼儿蛋白质营养不良引起的低体重、生长发育迟缓等问题。

表 2-3 婴幼儿膳食蛋白质的参考摄入量(DRIs)[1]

年龄/岁	DRIs/(g·d)	
	男	女
0~0.5	9*	9*
0.5~1	20	20
1~2	25	25
2~3	25	25
3~4	30	30
4~5	30	30
5~6	30	30

注：* 为适宜摄入量(AI)；d 表示按日计算。

二、脂肪

脂肪是人体必需的营养素之一。适量摄入脂肪可保证身体机能正常运转。对人体来说，体内脂肪相当于合作伙伴，支持其他营养素的工作。脂肪是人体的重要组成成分，体内脂肪平均占人体体重的 14%~19%，是为人体提供能量的三大产能营养素之一。

(一)脂肪的组成与分类

脂肪是脂类的一种，是甘油和脂肪酸的化合物。脂类是油、脂肪、类脂的总称。食物中的油脂主要是油和脂肪，一般把常温下是液体的称作油，而把常温下是固体的称作脂肪。脂肪由碳、氢、氧三种元素组成。脂肪是由甘油和脂肪酸组成的三酰甘油酯，其中甘油的分子比较简单，而脂肪酸的种类和长短却不相同。

脂肪分解后生成的脂肪酸具有很强的生物活性，是脂肪发挥各种生理功能的重要成分。脂肪酸有必需脂肪酸和非必需脂肪酸之分。必需脂肪酸是指人体自身不能合成，必须由膳食提供的不饱和脂肪酸，如亚油酸和亚麻酸等。非必需脂肪酸是指人体自身可以合成的脂肪酸。要促进婴幼儿正常成长，必须在食物中提供亚油酸。

---

[1] 中国营养学会：《中国居民膳食营养素参考摄入量(2013 版)》，649 页，北京，科学出版社，2014。

◀◀◆ **温馨提示**

反式脂肪酸及其危害

反式脂肪酸是对植物油进行氢化改性过程中产生的一种不饱和脂肪酸。（改性后的油称为氢化油。）这种加工可防止油脂变质及改变风味。为延长货架期和增加产品稳定性而添加氢化油的产品中都可以发现反式脂肪酸，包括焙烤食品（如薄脆饼干、面包），快餐（如炸薯条、炸鱼、洋葱圈），谷类食品，人造黄油。

2011年10月，中华人民共和国卫生部（现中华人民共和国国家卫生健康委员会）发布的《食品安全国家标准　预包装食品营养标签通则》规定，食品中反式脂肪酸含量每100 g或100 mL小于等于0.3 g时，可标示为0。这也就是有些食品配料表里明明有植脂末、氢化油，但是标签中标注的反式脂肪酸却为0的原因。今后买食品时应仔细，因为标注反式脂肪酸为0的食物不一定就不含有反式脂肪酸。

营养专家认为，反式脂肪酸对人类健康有害，主要表现为容易形成血栓、影响胎儿和婴儿发育、影响男性生育、降低记忆力以及容易引发冠心病等。

（资料来源：宋伟、杨慧萍、沈崇钰等，《食品中的反式脂肪酸及其危害》。引用时有改动。）

（二）脂肪的生理功能

1. 构成人体组织，提供能量

脂肪中的磷脂和胆固醇是人体细胞的主要成分，脑细胞和神经细胞中含量最多。一些固醇则是制造体内固醇类激素的必需物质，如肾上腺皮质激素和性激素等。每克脂肪在体内氧化后可释放能量9 kcal，是等量的蛋白质和碳水化合物的2倍多，是人体能量的重要来源。除供生理代谢及人体活动所需能量外，多余的部分可转化为组织脂肪，储存于体内各组织之间，在必要时可为身体提供能量。当摄入脂肪过多，体内储存脂肪过多时，人就会发胖；长期摄入脂肪过少会使储存脂肪耗竭，使人消瘦。

2. 维持体温，保护脏器

脂肪是热的不良导体，可阻止体热的散发，维持体温的恒定。此外，体内脂肪也能防止和缓冲因震动而造成的对脏器、组织、关节的损害，发挥对器官的保护作用。

3. 供给人体必需脂肪酸

人体所需的必需脂肪酸是由食物脂肪提供的。它主要用于磷脂的合成，是所有细胞结构的重要组成部分。保持皮肤微血管正常通透性，以及在精子的形成、前列腺素的合成等方面起作用，都是必需脂肪酸的重要功能。缺乏必需脂肪酸可影响婴幼儿的生长发育，表现为皮肤角化不全、伤口愈合不良、心肌收缩力降低、免疫功能发生障碍、血小板凝聚、生长发育迟缓等。

4. 促进脂溶性维生素的吸收

食用油脂是脂溶性维生素的重要来源，如鱼肝油中含有丰富的维生素 A 和维生素 D，植物油中富含维生素 E 和维生素 K。脂肪不仅含有丰富的脂溶性维生素，还可刺激胆汁分泌，促进脂溶性维生素的吸收和利用。婴幼儿若长期油脂摄入不足或消化吸收不良，均可导致脂溶性维生素的缺乏，从而引发病变。

5. 增进食欲，增加饱腹感

烹调后富含脂肪的食物味道和口感更好，能改善食物的色、香、味等感官性质，增进婴幼儿的食欲。同时，脂肪在消化道内停留的时间较长，可以增加饱腹感，不容易饥饿。

(三)脂肪的食物来源及需要量

1. 脂肪的食物来源

脂肪的食物来源主要是植物油、油料作物种子及动物的脂肪组织和肉类等。脂肪大致可分为动物性脂肪和植物性脂肪两大类。

(1)动物性脂肪

乳类、蛋类、肉类、鱼类、动物油、肝类、奶油、鱼肝油等都是动物性脂肪。其中，动物的脑、肝、肾等和蛋类含胆固醇丰富。动物油含饱和脂肪酸多，含必需脂肪酸比一般的植物油要低。

(2)植物性脂肪

植物性脂肪即植物油，如豆油、花生油、玉米油、菜籽油、橄榄油等。植物油含胆固醇较少，消化吸收率较高，含不饱和脂肪酸、必需脂肪酸较多，是人类必需脂肪酸的最好来源，所以植物油脂的营养价值较高，应多选用植物油。

2. 婴幼儿的脂肪需要量

婴幼儿的膳食脂肪需要量与年龄、体重密切相关，通常以摄入脂肪所含能量占总能量的百分比计算。各年龄段婴幼儿的生长发育速度相对不同，因此，以能量计算的脂肪摄入量也不同。(表2-4)

一般认为，必需脂肪酸提供的热量应不少于总热量的 3%。婴幼儿摄入脂肪时，要讲究科学。比如，肥肉尽量熬成油，炒菜吃；每次量要少，但要经常吃。

为了防止动脉硬化，还要适当控制胆固醇的摄入量，少吃胆固醇含量高的食物，如动物内脏、蛋黄、奶油等。

表2-4　婴幼儿脂肪的供能比[①]

年龄/岁	脂肪占能量的百分比/%
0～0.5	45～50
0.5～1	35～40
1～2	30～35
2～6	25～30

◀◀ 温馨提示

摄入脂肪过少，可导致婴幼儿患上皮肤病（如湿疹），脂溶性维生素缺乏，生长发育迟缓。长期缺乏脂肪，成人会出现不育症，授乳母亲乳汁分泌量会减少。

摄入脂肪过多，可导致婴幼儿消化缓慢及消化不良。过多的脂肪摄入及储存，成人会出现肥胖，患上心血管疾病及糖尿病的潜在危险系数也会增加。

三、碳水化合物

碳水化合物是为人体提供热能的三种主要营养素中最经济的能量营养素。按照中国人的饮食习惯，婴幼儿所需总能量的50％以上来自碳水化合物。

（一）碳水化合物的组成与分类

碳水化合物由碳、氢和氧三种元素组成，由于它所含的氢氧的比例为2∶1，和水一样，因此称为碳水化合物。根据其分子结构，可将碳水化合物分为单糖、双糖、多糖。

单糖是碳水化合物的最简单的形式，当进入人体消化道后，不必经过消化液的作用即可被消化道吸收，如葡萄糖、果糖、半乳糖、甘露糖等。

双糖是由两分子的单糖经缩合后形成的，当进入人体消化道后，在酸性环境及消化酶的作用下可分解成两分子的单糖，如蔗糖、麦芽糖、乳糖等。

多糖是由多个葡萄糖分子组成的糖类。在营养学上具有重要作用的多糖有三种，即糖原、淀粉和不被人体消化的膳食纤维。糖原也称动物淀粉，是含有许多葡萄糖分子和支链的动物多糖，分别由肝脏和肌肉合成、储存。淀粉是由许多葡

---

① 中国营养学会：《中国居民膳食营养素参考摄入量（2013版）》，131～132页，北京，科学出版社，2014。

萄糖组成的能被人体消化吸收的植物多糖，是人类碳水化合物的主要食物来源。

(二)碳水化合物的生理功能

人体内碳水化合物有葡萄糖、糖原和含糖复合物三种存在形式，碳水化合物的功能与其存在形式有关。

1. 储存和提供能量

糖原是肌肉和肝脏内碳水化合物的储存形式，肝脏约储存机体内 1/3 的糖原。一旦机体需要，肝脏中的糖原就分解为葡萄糖进入血循环，满足机体尤其是红细胞、脑和神经组织对能量的需要。肌肉中的糖原只供自身的能量需要。体内的糖原只能储存数小时，必须从膳食中不断得到补充。母体内合成的乳糖是乳汁中主要的碳水化合物。

2. 机体的构成成分

碳水化合物同样也是机体重要的构成成分之一，如结缔组织中的黏蛋白、神经组织中的糖脂及细胞膜表面具有信息传递功能的糖蛋白，它们都是寡糖复合物。另外，脱氧核糖核酸(deoxyribonucleic acid，DNA)和核糖核酸(ribonucleic acid，RNA)中也含有大量的核糖，在遗传中起着重要的作用。

3. 节约蛋白质作用

当体内碳水化合物供给不足时，机体为了满足自身对葡萄糖的需要，则通过糖原异生作用产生葡萄糖。由于脂肪一般不能转变成葡萄糖，所以机体主要动用体内蛋白质，甚至器官中的蛋白质，如肌肉、肝、肾、心脏中的蛋白质，对人体及各器官造成损害。节食减肥的危害性也与此有关。另外，即使不动用机体内的蛋白质，动用食物中消化吸收的蛋白质来转变成能量也是不合理或有害的。摄入足够的碳水化合物可以防止体内和膳食中的蛋白质转变为葡萄糖，这就是所谓的节约蛋白质作用。

4. 抗生酮作用

脂肪在体内被彻底代谢分解需要葡萄糖的协同作用。脂肪酸被分解所产生的乙酰基需与草酰乙酸结合进入三羧酸循环而最终被彻底氧化，产生能量。若碳水化合物不足，草酰乙酸则不足，脂肪酸就不能被彻底氧化而产生酮体。尽管肌肉和其他组织可利用酮体产生能量，但过多的酮体会引起酮血症，影响机体的酸碱平衡。而体内充足的碳水化合物就可以起到抗生酮作用。人体每天至少需要 50~100 g 碳水化合物才可防止酮血症的产生。

5. 解毒作用

经糖醛酸途径生成的葡萄糖醛酸，是体内一种重要的结合剂。葡萄糖醛酸在肝脏能与许多有害物质如细菌毒素、酒精、砷等结合，以消除或减轻这些物质的毒性或生物活性，从而起到解毒作用。

6. 增强肠道功能

非淀粉多糖类，如果胶、抗性淀粉、功能性低聚糖等抗消化的碳水化合物，能刺激肠道蠕动，保持水分，增加结肠发酵率和粪便容积，促进短链脂肪酸生成和肠道菌群增殖。

(三)碳水化合物的食物来源及需要量

1. 碳水化合物的食物来源

碳水化合物的膳食来源较为丰富，主要来源于谷类（70%～75%）、薯类（20%～25%）、根茎类、豆类（50%～60%），它们含有大量的淀粉和少量的单糖或双糖。此外，食糖也是碳水化合物的一个来源，如蔗糖、麦芽糖、蜜糖、果糖、含糖饮料、甜点、甜味水果等。蔬菜和水果是纤维素和果胶的主要来源。

2. 婴幼儿碳水化合物的需要量

碳水化合物是人类最容易获得的能源物质。食物中碳水化合物的含量与主副食品结构、饮食习惯及消费水平等因素有关，因而所摄入的碳水化合物的量可有较大差别。在日常膳食条件下，碳水化合物的摄入量用其供给量产生的能量占当日总能量的百分数值来表示。在以谷类为主食的地区，成人碳水化合物的供给量产生的能量占当日总能量的60%～70%。婴幼儿碳水化合物的摄入量与年龄有关，其供给量产生的能量占当日总能量的50%～60%。

对婴幼儿来说，三大产能营养素提供的能量应维持一定的比例，即蛋白质、脂肪、碳水化合物所提供的能量占总能量的比例分别为12%～15%、20%～30%、55%～65%，三者简化比约为1∶2.5∶5。

研究表明，膳食中碳水化合物产生的能量大于总能量的80%或低于40%都是不利于健康的。碳水化合物摄入不足会造成 B 族维生素的缺乏，导致代谢紊乱。若婴幼儿摄入的碳水化合物不足，会导致体内能量不足，蛋白质的消耗增加，从而出现体重减轻、生长发育缓慢等现象。但是，若婴幼儿摄入的碳水化合物过多，多余的碳水化合物则会转变成脂肪，在体内储存起来，使得体重增长迅速；但由于蛋白质供应相对不足，易出现面色苍白、血浆蛋白和免疫球蛋白降低的现象，最终导致营养不良性水肿。

相关链接

1. 糖醇

糖醇是一种多元醇，含有两个以上的羟基。糖醇虽然不是糖，但具有某些糖的属性。目前开发的有山梨糖醇、赤藓糖醇、麦芽糖醇、乳糖醇、木糖醇等，这些糖醇对酸、热有较高的稳定性，不容易发生美拉德反应，因此成为低热值食品甜味剂，广泛应用于低热值食品的制作中。国外已把糖醇作为食糖替代品，广泛应用于食品工业中。

用糖醇制取的甜味食品称无糖食品，糖醇因不被口腔中微生物利用，又不使口腔 pH 降低，所以不腐蚀牙齿，是防龋齿的好材料。糖醇对人体血糖值上升无影响，且能为糖尿病人提供一定热量，所以可作为营养性甜味剂。糖醇现在已成为国际食品和卫生组织批准的无须限量使用的安全性食品之一。

2. 果胶

果胶是植物中的一种酸性多糖物质，它通常为白色或淡黄色粉末，稍带酸味，具有水溶性，工业上即可分离，其分子量为 5 万～30 万，主要存在于植物的细胞壁和细胞内层，为内部细胞的支撑物质。在食品中可用作胶凝剂、增稠剂、稳定剂、悬浮剂、乳化剂、增香增效剂。

（资料来源：王如文、冯建春，《儿童营养实用知识必读》。引用时有改动。）

四、矿物质

人体中含有的各种元素，除了碳、氧、氢、氮等主要以有机物形式存在的元素以外，其余的 60 多种元素统称为矿物质（也叫无机盐）。其中，21 种为人体营养所必需。钙、镁、钾、钠、磷、硫、氯 7 种元素含量较多，占矿物质总量的 60%～80%，称为宏量元素。其他元素如铁、铜、碘、锌、锰、硒、钼、钴、铬、锡、钒、硅、镍、氟 14 种元素含量极少，在机体内含量少于 0.005%，称为微量元素。

虽然矿物质在人体内的总量不及体重的 5%，也不能提供能量，但是它们在体内不能自行合成，必须由外界环境供给，并且在人体组织的生理作用中发挥着重要的功能：①是构成人体组织的重要成分。矿物质在人体内的分布是不均匀的。比如，钙、磷主要存在于骨骼和牙齿中；铁集中在细胞中，是血红蛋白及细胞色素酶的重要组成成分。②调节体液的酸碱平衡。酸性矿物质（氯、硫、磷）和碱性矿物质（钾、钠、镁）适当配合，加上重碳酸盐和蛋白质的缓冲作用，维持着机体的酸碱平衡。③维持细胞内外液渗透压的平衡。矿物质与蛋白质共同调节组织细胞的渗透压，维持着水、电解质的平衡。④参与酶的激活。铁、铜、硒、锰、锌、钼等都是金属酶的必需成分，钙是凝血酶的活化剂，锌是多种酶的组成成分。⑤维持神经和肌肉的兴奋性。钾、钠、钙、镁是维持神经肌肉兴奋性和细胞膜通透性的必要元素。

在人体的新陈代谢过程中，一定数量的矿物质每天都会通过粪便、尿液、汗液、头发等途径排出体外，因此必须通过饮食予以补充。但是，某些微量元素在体内的生理作用剂量与中毒剂量非常接近，因此过量摄入不仅无益反而有害。

(一)钙

钙是生物必需的元素。对人体而言，无论肌肉、神经、体液还是骨骼，都需要与钙离子结合的蛋白质。钙是人类骨、齿的主要无机成分，也是神经传递、肌肉收缩、血液凝结、激素释放和乳汁分泌等所需的元素。人体中钙含量不足或过剩都会影响生长发育和健康。

钙是人体中含量最多的矿物质组成元素，其中99%的钙以骨盐形式存在于骨骼和牙齿中，其余分布在软组织中，细胞外液中的钙仅占总钙量的0.1%。骨是钙沉积的主要部位，所以有"钙库"之称。骨骼通过不断的成骨和溶骨作用使骨钙与血钙保持动态平衡。正常情况下，血液中的钙几乎全部存在于血浆中，在各种钙调节激素的作用下血钙相对恒定。

1. 钙的生理功能

(1)构成机体的骨骼和牙齿

钙是构成骨骼的重要组成成分，对保证骨骼的正常生长发育和维持骨健康起着至关重要的作用。钙和磷是构成牙齿的主要原料，不论是婴幼儿还是青少年，如果膳食中的钙不能满足需要或摄入体内的钙因种种原因不能被机体吸收利用，那么都会影响牙齿的坚固。

(2)维持神经肌肉的活动

神经递质释放、神经肌肉兴奋、神经冲动传导、激素分泌、血液凝固、细胞黏附、肌肉收缩等活动都需要钙。

（3）参与凝血过程

钙可以直接作为凝血复合因子促进凝血，还可以直接促进血小板的释放，进而促进血小板介导的血液凝固过程。

（4）多种酶的激活剂

钙能促进体内某些酶的活动，是多种酶的激活剂。

（5）维持细胞膜的通透性

钙对维持细胞膜的通透性及完整性是十分必要的。钙可降低毛细血管的通透性，防止液体渗出，控制炎症与水肿。很多过敏性疾病，如哮喘、荨麻疹、湿疹都与缺钙有关。

2. 钙缺乏与过量对人体的危害

（1）钙缺乏

长期缺钙可导致儿童生长发育迟缓、骨软化、骨骼变形，严重缺乏者可患佝偻病；成人易患骨质软化症；老年人易患骨质疏松症。钙缺乏者易患龋齿，影响牙齿质量。婴幼儿患佝偻病初期，常因血钙降低而引起神经兴奋性提高，多以精神症状为主，如易激惹、夜惊等。缺钙继续加重会导致骨骼变化：乒乓颅、方颅、肋串珠、鸡胸或漏斗胸、手腕处隆起、O形或X形腿、驼背或侧弯等。

（2）钙过量

钙的过量摄入可能增加患肾结石的可能性；影响矿物质的吸收和利用，如高钙膳食抑制铁的吸收，降低锌的生物作用；持续摄入大量的钙可使降钙素分泌增多，导致骨硬化的发生；引起奶碱综合征（高血钙症、碱中毒和肾功能障碍）。

3. 钙的吸收

我国居民的膳食特点是以植物性来源的食物为主，奶及奶制品所占的比例甚小，这使得膳食中的钙不能被很好地吸收利用，结果更易造成钙不足。膳食中存在多种影响钙吸收与利用的因素：①草酸、植酸。可与钙结合形成不溶性草酸钙和植酸钙，不利于钙的吸收。②脂肪。摄入过多的脂肪或脂肪消化不良会降低钙的吸收率。③膳食纤维。水果、蔬菜和谷类中的膳食纤维摄入过多会影响钙的吸收。此外，膳食中还存在多种促进钙吸收与利用的因素：①维生素D、乳糖、低聚糖。维生素D、乳糖、低聚糖能促进钙的吸收。②蛋白质。充足的膳食蛋白质有利于钙的吸收。

4. 钙的食物来源

钙的来源以奶及奶制品为最好，奶类不但含钙丰富，而且吸收率高，是补钙

65

的良好来源。含钙量高、吸收性也好的食物首推奶类。此外，蛋黄含钙量很高。植物性食物中的豆制品和硬果类食物（如花生仁、核桃仁）含钙量较高。海产品如鱼贝类、虾皮、海带、紫菜中含钙量较高。蔬菜中的金针菜、萝卜、香菇、木耳、西兰花、芥蓝、苋菜、菠菜等含钙量也都比较高。

相关链接

1. 中国居民钙缺乏的流行链

中国居民膳食钙摄入量普遍未达到推荐摄入量（RNI）。从流行学来看，钙摄入不足在居民中存在一个不显性的群体流行链，这个群体的源头及受累最重的人群是孕妇。（图2-3）因此，为解决中国居民群体的营养性钙缺乏，必须切断这条流行链。首先应从加强孕妇营养及膳食外补充钙开始。

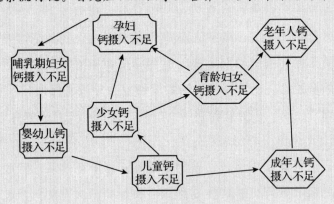

图 2-3　钙摄入不足的群体流行链

2. 钙剂的种类及理化性质

有机钙：是我国传统的钙补充剂之一，其优点是容易溶解，缺点是含钙量低。这类制剂有乳酸钙（含钙 13％）、葡萄糖酸钙（含钙 9％）。制成片剂后，其钙含量更低。成人要达到每日补充钙量 1000 mg 的标准，需服用太多药片，这是人们难以接受的。

无机钙：如碳酸钙，含钙量较高，价格便宜，但吸收率低，对肠胃有一定的刺激。

活性钙：是贝壳类经高温煅烧形成的含钙混合物，含钙量高，但其水溶液是强碱性的，对胃肠刺激性大，且含重金属，不建议使用。

酪蛋白钙：是最新一代生物类的钙，由牛奶中的酪蛋白离子和钙离子反应制得，含钙量高，容易被人体吸收，是国内唯一一款不需要维生素D就可以很好吸收的钙，对肠胃没有任何刺激，是目前比较理想的补钙制剂。

（资料来源：王如文、冯建春，《儿童营养实用知识必读》。引用时有改动。）

（二）铁

铁是人体含量最多的微量元素，成人体内铁的总量为 4～5 g。根据铁在体内的作用，可将铁分为功能性铁和储存铁两部分。功能性铁存在于血红蛋白、肌红蛋白和一些酶中，约占体内总铁量的 70%。其余 30% 为储存铁，主要储存在肝、脾和骨髓中。

1. 铁的生理功能

铁是合成血红蛋白的主要原料之一，参与体内氧的运输和组织呼吸过程。铁还是体内参与氧化还原反应的一些酶和电子传递体的组成成分，如过氧化氢酶和细胞色素酶中都含有铁。红细胞中铁的含量约占机体总铁量的 2/3，铁对维持正常造血功能具有重要作用。铁还能促进抗体的产生，增强机体免疫力。

2. 铁缺乏与过量对人体的危害

（1）铁缺乏

铁缺乏可导致缺铁性贫血，这是常见的营养性疾病之一，尤其常见于婴幼儿、孕妇、哺乳期妇女及育龄妇女。由于体内缺铁程度及病情发展早晚不同，其临床表现也有所不同。临床上根据外周血红蛋白或红细胞数可将贫血分为轻、中、重、极重四度：血红蛋白 90～120 g/L 为轻度，60～90 g/L 为中度，30～60 g/L 为重度，30 g/L 以下为极重度。

（2）铁过量

铁虽然是人体必需的矿物质，本身也不具有毒性，但当摄入过量或误服过量的铁制剂时也可能导致铁中毒。铁中毒分为急性中毒和慢性中毒。

3. 铁的推荐摄入量与食物来源

中国营养学会建议成人铁的推荐摄入量（RNI）男性为 12 mg/d，女性为 20 mg/d。婴幼儿由于生长较快，需要量相对较高，需从食物中获得铁的比例高于成人。

肉类(如肝脏、瘦猪肉、牛羊肉等)以及动物血不仅含铁丰富而且吸收率很高，鸡蛋和牛奶的铁吸收率较低。植物性食物中，黄豆和小油菜、芹菜、鸡毛菜、萝卜缨、芥菜等铁的含量较高。

(三)锌

锌是人体内重要的必需微量元素之一。锌对维持婴幼儿正常生长发育、提高免疫功能、促进中枢神经系统的发展等具有重要作用。

1. 锌的生理功能

(1)促进机体的生长发育和组织再生

处于生长发育期的儿童、青少年若缺锌，会导致发育不良。锌缺乏严重时，将会导致侏儒症和智力发育不良。锌对于胎儿的生长发育也很重要。

(2)维持人体正常食欲

缺锌会导致味觉下降，出现厌食、偏食甚至异食。

(3)增强人体免疫力

锌是免疫器官胸腺发育所需的营养素，只有锌量充足，才能有效保证胸腺发育，正常分化 T 淋巴细胞，促进细胞免疫功能。缺锌时 T 淋巴细胞功能受损，使免疫力降低；缺锌还可能使有免疫力的细胞增殖减少。

(4)对皮肤和视力有保护作用

锌在临床上表现为对眼睛有益，是因为锌有促进维生素 A 吸收的作用。维生素 A 的吸收离不开锌。维生素 A 平时储存在肝脏中，当人体需要时，维生素 A 被输送到血液中，这个过程是靠锌来完成"动员"工作的。

(5)促进性器官和性机能的正常发育

缺锌会使机体性成熟延迟、性器官发育不全、性机能降低、精子减少、第二性征发育不全、月经不正常或停止。男性一旦缺锌，就会导致精子数量减少、活力下降，精液液化不良，最终导致男性不育。缺锌还会导致青少年不出现第二性征，不能正常生殖发育。

2. 锌缺乏与过量对人体的危害

(1)锌缺乏

锌缺乏症是指人体锌摄入、代谢或排泄障碍，造成体内锌缺乏而引起的各种症状。营养性锌缺乏症表现为：生长迟缓、免疫力降低、伤口愈合慢、患皮炎、性功能低下、食欲不振、味觉异常、患异食癖、暗适应减慢等；男性第二性征的发育和女性生殖系统的发育延缓，女性月经初潮延迟或闭经；骨骼发育和脑功能受影响，智商降低；也可出现嗜睡、抑郁和应激性症状。

（2）锌过量

人体摄入的过量的锌在胃液中易转化成氯化锌，对胃黏膜有较强的腐蚀性，可致胃黏膜充血、水肿，甚至出血。过量的血锌会抑制白细胞的吞噬功能，使人体抵抗力下降，易受病菌感染。过量的锌还会影响人体其他矿物质的吸收与代谢。例如，影响铁的吸收，使肝脏中铁代谢受损；影响胆固醇代谢，引发高胆固醇血症等。

3. 锌的推荐摄入量与食物来源

中国营养学会建议成人锌的推荐摄入量为：男性 12.5 mg/d，女性 7.5 mg/d。对婴幼儿来说，锌摄入量的标准如下：1～3 岁为 4.0 mg/d，4～7 岁为 5.5 mg/d。

锌的食物来源广泛，无论动物性还是植物性的食物都含有锌，但食物中的锌含量差别很大，吸收利用率也不相同。一般来说，贝壳类海产品、红色肉类、动物内脏都是锌的极好来源；干果类、谷类胚芽和麦麸也富含锌；干酪、虾、燕麦、花生酱、花生、玉米等为良好来源。一般植物性食物含锌量较低。

（四）碘

碘是人体的必需微量元素之一，有"智力元素"之称。健康成人体内的碘的总量约为 30 mg（20～50 mg），其中 70%～80% 的碘存在于甲状腺。

1. 碘的生理功能

碘是甲状腺素的重要成分，其生理作用主要表现为甲状腺素的生理作用。甲状腺素是一种重要的激素，在促进蛋白合成和神经系统发育、激活体内多种重要的酶、调节能量转换、加速生长发育特别是智力发育、促进维生素的吸收和利用、保持正常新陈代谢等方面都具有重要作用。

2. 碘缺乏与过量对人体的危害

（1）碘缺乏

人体缺碘会导致甲状腺肿大，出现发育停滞、痴呆等症状。成人膳食和饮水中长时间缺少碘，便会引发甲状腺肿大，俗称"大脖子病"。孕妇、哺乳期妇女缺碘会导致胎儿和婴幼儿全身严重发育不良、身体矮小、智力低下，俗称"呆小症"。

（2）碘过量

碘摄取过量可引起高碘性甲状腺肿、碘性甲状腺功能亢进、乔本氏甲状腺炎等症状。

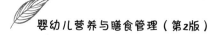

3. 碘的推荐摄入量与食物来源

中国营养协会建议的碘的推荐摄入量为成人每日 120 μg，孕妇、哺乳期妇女需适量增加，婴幼儿每日 90 μg。

五、维生素

维生素不是热能来源，也不构成机体组织，但它却是维持人体正常生理功能所必需的一类营养素。它们不能在体内合成或在体内合成的量不足，必须由外界供应。

（一）维生素的共同特点

维生素种类很多，化学结构差别大，生理功能各异，但它们都具有以下四个共同特点：①维生素在体内既不能提供能量，也不是机体的组成成分。②维生素或其前体都存在于天然食物中。③维生素必须经常由食物来供给。④维生素参与维持机体正常的生理功能，需求量少，但是若膳食中缺乏维生素或机体维生素吸收不良可导致营养缺乏症。

（二）维生素的分类

根据维生素的溶解性，可将其分为脂溶性维生素和水溶性维生素两大类。

1. 脂溶性维生素

脂溶性维生素包括维生素 A、维生素 D、维生素 E、维生素 K。其特点是溶解于脂肪及脂肪溶剂而不溶解于水，吸收后可储存于体内，排泄率较低，缺乏后症状出现较迟，但摄入过量会在体内存积，并产生有害影响，引起中毒。

2. 水溶性维生素

水溶性维生素包括 B 族维生素（维生素 B_1、维生素 B_2、维生素 B_6、维生素 B_{12}、叶酸、烟酸等），维生素 PP 和维生素 C 等。水溶性维生素溶解于水，排泄率较高，体内仅有少量储存，大量摄入不会产生毒副作用，但极大量摄入时也可出现不良反应。若摄入过少，机体可较快出现缺乏症状。

（三）维生素缺乏的常见原因

1. 维生素摄入不足

食物供给不足或是膳食结构不合理，以及食物在加工、存储过程中造成维生素的损失等都会使从膳食中摄入维生素的量无法满足机体需求。

2. 人体吸收利用率下降

维生素在人体内的吸收利用受到很多因素的影响。例如，患有消化系统疾病的人，维生素的合成量减少，从而引起某些维生素的缺乏。又如，脂溶性维生素 D 的吸收需要胆汁和脂肪的协助，若胆汁分泌受限以及膳食中脂肪含量低，可引起维生素 D 吸收不足。

3. 维生素的需要量相对增加

维生素需要量因人而异。生理和病理的原因导致维生素需要量增加而摄入量不足，也会导致维生素缺乏。例如，孕妇、哺乳期妇女和儿童维生素 D 的需要量均高于成人，长期高热和慢性消耗病的患者对维生素的需要量也会比一般人高。

(四)几种常见的维生素

1. 维生素 A

维生素 A 又名视黄醇，是眼的感光物质视紫红质的主要成分，起到弱光下保护视力的作用。维生素 A 不足，会妨碍视紫红质的合成，视觉的暗适应能力下降，导致夜盲症。

维生素 A 可维护上皮组织健全，增强抵抗力。维生素 A 缺乏后引起细胞角化增生，黏膜干燥，外分泌腺的导管可被角化过度的细胞阻塞，泪腺上皮不健全，分泌停止，导致干眼症的发生，甚至失明。维生素 A 还具有促进生长发育，提高机体免疫力的作用。

维生素 A 主要存在于动物性食物中，其中动物肝脏、奶油、鱼肝油中含量较高。植物性食物中的来源只有胡萝卜素。胡萝卜素进入人体后，在小肠壁及肝脏中胡萝卜素双氧化酶的作用下转变成维生素 A，故胡萝卜素也被称为维生素 A 原。橙黄色或深绿色蔬菜、水果中胡萝卜素含量较高，如胡萝卜、菠菜、木瓜、柑橘等。

婴幼儿对维生素 A 的需要量相对比成人多。不同年龄儿童每日膳食中维生素 A 的供给量分别为：初生至 0.5 岁为 300 μg，0.5～1 岁为 350 μg，1～3 岁为 310 μg，4～6 岁为 360 μg，7～10 岁为 500 μg。

长期口服维生素 A 可导致机体维生素 A 中毒，表现为食欲减退、颅内压增高、皮肤干燥、肝脾肿大、四肢疼痛、生长发育停滞。膳食中胡萝卜素过多，将导致胡萝卜素血症，出现皮肤发黄症状，尤以手掌、足底明显。

2.B 族维生素

(1)维生素 B_1（硫胺素）

维生素 B_1 是体内参与碳水化合物的代谢和促进能量代谢的重要物质，可维护神经系统的正常功能。维生素 B_1 溶于水，在碱性溶液中及加热时极易被破坏。

维生素 B_1 存在于酵母、谷类、豆类、坚果类、肉类中，谷类外皮及胚芽中含量最高。谷类加工越精细，维生素 B_1 损失越多，如精米细面。食物中常含有抗硫胺素因子，因此，食物存放时间过长也会导致维生素 B_1 的流失。

维生素 B_1 缺乏可导致消化、循环、神经和心血管系统功能紊乱。维生素 B_1 缺乏症即脚气病，主要症状为乏力、四肢无力、肌肉萎缩、感觉迟钝，甚至心力衰竭。婴儿缺乏维生素 B_1 表现为烦躁不安、哭声嘶哑、吮吸困难、颈肌和四肢无力，严重时可发生心力衰竭、抽搐、昏迷，2～5 个月婴儿甚至可发生猝死。

(2)维生素 B_2（核黄素）

维生素 B_2 溶于水，耐热、耐酸，不易被氧化，但在碱性溶液中和光照下易被破坏。例如，牛奶暴露于强阳光下 2 小时可损失 50％以上的维生素 B_2，所以牛奶宜避光保存。

维生素 B_2 是机体多种辅酶的组成成分，这些酶与特定的蛋白质结合形成黄素蛋白，这是细胞呼吸不可缺少的物质。维生素 B_2 在蛋白质、脂肪和碳水化合物的代谢中起着重要的作用。

动物性食物中维生素 B_2 的含量比植物性食物中高。动物内脏、鸡蛋、乳类、瘦肉、鱼等含有丰富的维生素 B_2，豆类和绿色蔬菜中维生素 B_2 的含量也较丰富。

维生素 B_2 缺乏可导致口角糜烂、阴囊或会阴发炎、角膜溃疡，长期缺乏还可导致儿童生长迟缓、轻中度缺铁性贫血。

(3)叶酸

叶酸是 B 族维生素的一种，微溶于水，易被光、酸、热破坏。叶酸对氨基酸代谢、核酸合成及蛋白质的生物合成均有重要影响，促进骨髓造血功能。

叶酸缺乏可导致巨幼红细胞性贫血，引起动脉硬化和心血管疾病，也可导致胎儿神经管发育畸形。

叶酸广泛存在于食物中，一般不会缺乏，良好的食物来源有酵母、绿叶蔬菜、肝脏、豆类等，但乳类中缺乏。叶酸在烹调时易被破坏。

3. 维生素 C(抗坏血酸)

维生素 C 是水溶性维生素，易溶于水，极不稳定。在氧化、高温、接触碱性物质和铜器的情况下，易被破坏。

维生素 C 能激活羟化酶，维护血管、肌肉、骨骼的正常生理功能，促进伤口的愈合，在体内氧化和还原反应中，促进铁的吸收和叶酸代谢，对缺铁性贫血和巨幼红细胞性贫血有一定的治疗作用，并有利于钙的吸收，提高机体免疫力。

新鲜蔬菜和水果中维生素 C 的含量丰富，其中橘子、山楂、猕猴桃、柑橘、枣、西红柿、辣椒中维生素 C 的含量特别丰富。维生素 C 在储存、加工、烹调时极易被破坏，按照一般的烹调方法，维生素 C 的保存率为 50%～60%。只要经常食用蔬菜和水果，并注意科学的烹调方法，人体一般不会缺乏维生素 C。

维生素 C 缺乏会导致坏血病，毛细血管通透性增大，皮下、黏膜、肌肉、牙龈等处易出血，易感染，伤口愈合缓慢，毛细血管壁脆性增加，骨质疏松，机体的抵抗力下降。

婴幼儿每日膳食中维生素 C 的供给量：0～1 岁为 40 mg（AI），1～3 岁为 40 mg（RNI），4～6 岁为 50 mg（RNI）。

4. 维生素 D

维生素 D 又称抗佝偻病维生素，是类固醇化合物，种类很多。维生素 D_2 和维生素 D_3 是最重要的维生素 D。

植物中的麦角固醇经紫外线照射后形成麦角骨化醇，称为维生素 D_2。维生素 D_3 是人的皮下 7-脱氢胆固醇经紫外线照射后形成的。

维生素 D 能够促进小肠钙、磷的吸收与利用，刺激破骨细胞的形成和活性，对骨骼与牙齿的发育起重要作用。

缺乏维生素 D 会使骨骼生长受阻，发生维生素 D 缺乏性佝偻病及手足搐搦症。成人可发生骨软化症、骨质疏松症。

经常接受阳光照射的成人一般不会发生维生素 D 缺乏症，但对处于生长发育中的婴幼儿和其他特殊人群（如孕妇、哺乳期妇女和老年人）来说，要注意多晒太阳，并从膳食中补充维生素 D。

维生素 D 主要存在于动物性食物中，富含维生素 D 的食物有鱼肝油、肝脏、禽蛋等，奶类、瘦肉及植物性食物中含量均偏低。

过量摄入维生素 D 制剂易引起维生素 D 中毒，表现为食欲不振、恶心、血钙过高，严重者发生肾及其他脏器钙盐沉着，使肾功能受到损害。

10 岁以内儿童对维生素 D 的需要量为每日 10 μg。

相关链接

如何判断儿童是否需要补充维生素

调查显示，我国儿童、青少年维生素A、维生素B_2普遍摄入不足。对儿童而言，维生素摄入不足会使学习效率下降、疾病抵抗力下降，甚至导致生长发育延缓。

应该说，儿童只要做到膳食平衡，就能获得每天所需要的维生素，而无需额外补充。但是，在实际生活中，由于受食物供应、食品加工、烹调方法、饮食习惯等因素的影响，难以做到膳食平衡，从而或多或少引起某些维生素摄入的不足。尤其是在下列情况下，儿童维生素的缺乏更为常见：①儿童挑食、偏食或若干日内只吃一类食物，特别不爱吃蔬菜。②常吃油炸、熏烤食物。③儿童患消化系统疾病，如慢性腹泻、胃肠道功能失调等。④食物加工烹调方法不恰当。

因此，大多数儿童，尤其是上述儿童应该适当服用少量、多种维生素补充剂。在为儿童选择维生素补充剂时，我们可以遵循下面一些原则。

第一，维生素补充的形式以复合的多种维生素、矿物质补充剂为好，这样可以比较全面地补充膳食中缺乏的多种微量营养素。

第二，如果医生明确诊断儿童缺乏特定种类的维生素，那么家长可以在医生的指导下为儿童补充单一的维生素。

第三，维生素的补充并非越多越好。长期过量服用维生素是不科学的。

第四，不能同时使用几种不同剂型和不同商家的产品，以免导致某些营养素重复摄入而过量。

第五，维生素补充剂最好在餐后服用，以免引起胃肠道的不适反应。

（资料来源：《大众医学》编辑部，《健康饮食管理》。引用时有改动。）

六、水

水是人体的重要组成部分，是维持生命活动的必需物质，其对人类生存的重要性仅次于空气。

儿童体内水分相对比成人多，新生儿的体液总量约占体重的80％，出生后1

个月降为 75％，幼儿为 65％～70％。儿童体格的生长也与水分的蓄积有很大关系，如婴儿每日体重增加 25 g，其中水分 18 g、蛋白质及脂肪各 3 g、矿物质 1 g、糖原微量。

(一)水的生理功能

1. 构成细胞和体液

成人体液总量占体重的 60％，其中细胞内液占体重的 40％，细胞外液占体重的 20％。人体内所有组织都含有水，但分布不均匀，如血液含水 90％，肌肉含水 70％，骨骼含水 22％。

2. 调节体温

人体通过血液循环，将体内代谢产生的热量均匀分布全身。当机体内热量过剩时，人体通过排汗散热，保持体温的相对恒定。

3. 促进机体新陈代谢

水是溶解许多物质的溶剂，机体内一切化学变化都必须有水的参与。细胞必须从组织间液中摄取营养，而营养物质必须溶于水后才能被充分吸收。

4. 充当输送各种营养物质和排泄废物的携带体

水把氧气、营养物质、激素等运送到全身，又通过尿液、汗液以及呼吸等途径把代谢废物和有毒物质排出体外。

5. 机体的润滑剂

水起着润滑作用，如泪液可以防止眼球干燥，唾液有利于吞咽和咽部的湿润，关节滑液、胸膜和腹膜的浆液以及呼吸道和胃肠道的黏液，都能发挥良好的润滑作用。

(二)水的需要量

一般来说，个体年龄越小，需要的水分越多。水的需要量取决于机体的新陈代谢和热量需要。婴幼儿新陈代谢旺盛，体表面积相对较大，水分蒸发多，因此，需水量相对比成人多。

影响人体需水量的因素很多，如气温、体重、年龄、活动持续时间等，都会使人体对水的需求量有很大的差异。当人体失水达到体重的 10％时，很多生理功能会受到影响；失水达到体重的 20％时，就无法维持生命。

儿童每日每千克体重需水量如下：婴儿 125～150 mL，1～3 岁幼儿 100～125 mL，4～7 岁儿童 75～100 mL。若婴幼儿摄取的水量低于每日每千克体重

60 mL，就会出现脱水症状；若摄取的水量超过需要量，也会对身体产生危害。

(三)水的来源

机体需要的水有三个来源：饮用水、食物中含有的水以及代谢水（即来自体内碳水化合物、蛋白质和脂肪代谢氧化产生的水）。对婴幼儿来说，理想的饮用水是白开水。

◀◀◆ 温馨提示

市面上常有的六大类饮用水如下。

普通饮用水：自来水。

蒸馏水：普通饮用水转变成蒸汽后再冷却而成。

矿泉水：经地层过滤的地下水，含有对人体有益的矿物质。

纯净水：在普通饮用水的基础上，经多层反复过滤，进一步去掉细菌和一些大分子物质，使饮用水更为安全。

软、硬水：钙、镁含量高的是硬水，反之为软水。

去离子水：水通过阳离子交换树脂和阴离子交换树脂，去掉了所有矿物质（阳离子和阴离子），通常用于科学研究，防止精密分析时干扰物质介入。

七、膳食纤维

膳食纤维是指食物中不能被人体消化道酵素分解的多糖类及木质素，包括纤维素、木质素、蜡、甲壳质、果胶、β-葡聚糖、菊糖和低聚糖等，通常分为可溶性膳食纤维及不溶性膳食纤维两大类。可溶性膳食纤维包括半纤维素、树胶、果胶、藻胶、豆胶等。不溶性膳食纤维包括纤维素、不溶性半纤维素及木质素等。

(一)膳食纤维的生理功能

膳食纤维具有吸水、黏滞、阳离子交换及结合胆酸等作用，对维持身体健康和预防一些疾病有着非常重要的意义。

1. 维持正常的肠道功能

膳食纤维不能被人体消化和吸收，在通过消化道的过程中吸水膨胀，增加肠道及胃内的食物体积，可增强饱腹感，又能促进肠胃蠕动，缓解便秘。

2. 预防癌症

流行病学研究表明，高膳食纤维能降低大肠癌、乳腺癌、胰腺癌发病的危险性。其机制为：膳食纤维具有吸水性，增加粪便体积，可稀释致癌物质；可促进排便，缩短致癌物质与肠壁接触的时间；可与胆酸结合，减少致癌物质的形成；同时膳食纤维也能吸附肠道中的有害物质以便排出。

3. **降低血胆固醇，预防冠心病和胆石症**

膳食纤维可部分阻断胆固醇和胆汁酸的肝肠循环，促进肠道中胆固醇和胆汁酸随粪便排出，降低血胆固醇和胆汁中胆汁酸的饱和度，预防动脉粥样硬化和胆石症的发生。

4. **预防肥胖**

膳食纤维在胃内吸水膨胀，增加胃内容物的体积，使机体产生饱腹感，从而减少摄入的食物量，有利于控制体重、预防肥胖。

值得注意的是，膳食纤维并非摄入越多越好。长期摄入高膳食纤维，会影响钙、镁、锌等矿物质及微量营养素的吸收，引起缺铁、缺钙等营养问题。

(二)膳食纤维的来源及需要量

膳食纤维的食物来源丰富，在玉米、小米、大麦、小麦皮(米糠)和麦粉(黑面包的材料)中含量丰富。此外，根菜类和海藻类中膳食纤维含量较多，如牛蒡、胡萝卜、薯类和裙带菜等。膳食纤维是植物性成分，植物性食物是膳食纤维的天然食物来源。(表 2-5)

表 2-5　部分食物膳食纤维含量表(g/100 g 食部)

食品名称	水分/%	总膳食纤维	可溶性膳食纤维	不溶性膳食纤维
玉米面	10.8	9.5	2.1	8.7
玉米	9.2	7.9	1.6	6.9
小米	9.6	3.2	2.1	1.5
糯米	9.9	2.7	1.7	1.4
大米(长粒)	10.5	2.7	1.7	1.2
大米(圆粒)	10.1	1.9	1.0	1.3
高粱米	10.9	3.1	1.8	2.0
小麦粉	10.1	4.8	2.2	3.0
大麦粉	10.6	14.4	6.2	9.1
面条	9.2	4.7	2.2	2.7
莲藕	86.9	1.7	0.6	1.1
马铃薯	81.9	1.9	0.9	1.1
木薯粉	8.7	7.8	3.4	4.6
甘薯	77.1	2.3	1.2	1.2

膳食纤维不宜摄入过多。中国营养学会建议，成人每日摄入 $25\sim30$ g 为宜。我国目前尚无推荐的儿童膳食纤维摄入量，在应用时通常参考美国的相关数值，即 2 岁以上儿童按年龄以岁为计算基数，2 岁儿童每日为 5 g，3 岁儿童每日为 8 g，以后按年龄每增长 1 岁，每日加 1 g。

 拓展阅读

营养银行

婴幼儿期是"营养银行"的投资期。矿物质营养素是"营养银行"的重要成员；维生素类营养素的早期储备对儿童期的健康状况有直接的干预作用，对中老年期机体的健康水平具有调节作用；产能营养素的早期保障直接影响到机体的构建和生命质量，还决定了中老年期各类营养素的摄入和调节水平。

生命早期营养状况的好坏影响成年期的慢性疾病的发生与否，即成年期的慢性病在胎儿期及婴儿期有其根源。早期的营养状况影响成年期的健康水平。因此，孕妇必须获得合理营养，使宫内环境最适宜胎儿生长；婴幼儿期即"营养银行"的投资期应进行合理营养，以消除成年期慢性病的早期营养根源。

（资料来源：赖建强、荫士安，《婴幼儿膳食指导手册(0～3岁)》。引用时有改动。）

 单元回顾

单元知识要点	学习要求	学生自评
能量的单位、能量来源及能量来源分配	掌握能量的单位换算，了解能量的主要来源，掌握一日三餐三大产能营养素的能量来源分配百分比	☆☆☆☆☆
婴幼儿的能量消耗、需要量	熟知婴幼儿能量消耗的途径和需要量，并能够运用于实际生活	☆☆☆☆☆
营养与营养素	理解各理论概念的基本内涵	☆☆☆☆☆
蛋白质的组成与分类、生理功能、食物来源及需要量	掌握必需氨基酸的种类，熟悉蛋白质的组成、来源及婴幼儿的需要量	☆☆☆☆☆
脂肪的组成与分类、生理功能、食物来源及需要量	熟悉脂肪的组成、来源及婴幼儿的需要量	☆☆☆☆☆

单元知识要点	学习要求	学生自评
碳水化合物的组成与分类、生理功能、食物来源及需要量	掌握碳水化合物的分类，熟悉碳水化合物的组成、来源及婴幼儿的需要量	☆☆☆☆☆
矿物质的分类、生理功能以及缺乏或过量的危害	了解矿物质的生理功能，掌握几种婴幼儿易患的矿物质缺乏症	☆☆☆☆☆
维生素的共同特点、分类以及缺乏的常见原因	了解维生素的分类和共同特点，掌握几种婴幼儿易患的维生素缺乏症	☆☆☆☆☆
水与膳食纤维	掌握水和膳食纤维的生理功能，掌握人体水的良好来源	☆☆☆☆☆

 思考与练习

1. 婴幼儿能量消耗的途径有哪些？消耗量是多少？

2. 蛋白质、脂肪、碳水化合物有哪些生理功能？

3. 各种维生素及矿物质缺乏对婴幼儿身体健康有哪些影响？

4. 对婴幼儿来说，必需氨基酸、必需脂肪酸有哪些？

5. 如何评价蛋白质、脂肪的营养价值？

拓展训练

请结合六大营养物质代谢中，关于蛋白质、碳水化合物、脂肪三大营养物质的代谢过程，以及矿物质、维生素和水在生命活动中所起的作用，制作适合幼儿和家长阅读的营养素宣传手册，帮助家长和幼儿认识到全面的营养物质与健康的体魄紧密相关，培养尊重自然、热爱生命、尊重生命的价值观，指导幼儿合理摄入营养。

 学习反思

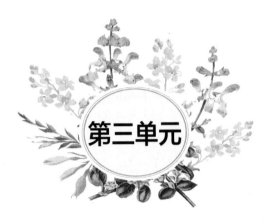

第三单元

婴幼儿食物的选择和储存

 学习目标

1. 初步了解食物的大致分类。
2. 理解婴幼儿食物的特殊要求。
3. 明晰婴幼儿食物的基本构成。
4. 能够合理选择婴幼儿食物。
5. 在了解食物储存要求及方法的基础上，能够合理储存婴幼儿食物。

 单元导学

　　无论是成人还是婴幼儿，食物对于其的重要性是不言而喻的。随着社会的发展，人们对健康问题日益重视，食物的功能早已在可以充饥的基础上有了进一步拓展，如促进健康、激发食欲等。而且正是这些功能的出现，我们才对食物有了更为细致的要求，尤其是考虑到不同的年龄群体，对食物的要求更是不尽相同。本单元在梳理食物分类、婴幼儿食物的特殊要求及婴幼儿食物的基本构成的基础上，重点探讨了婴幼儿食物选择的总体原则，并具体地罗列了婴幼儿食物选择时常见的问题。首先，就许多家长比较关心的健脑益智、长高、减肥等话题提出具体的食物选择建议。其次，对于谁也回避不了的零食问题，在介绍说明幼儿零食消费指南的基础上，重点就幼儿的零食选择问题从多方面予以引导分析。最后，在介绍说明婴幼儿食物的储存要求、方法等的基础上，列举了婴幼儿食物储存时常见的问题，并提出了应对解决方式。

婴幼儿食物有哪些特殊要求？如何合理选择婴幼儿食物（包括零食）？选择时容易出现哪些问题？食物如有剩余该如何储存才能保证卫生及安全？储存时需要注意哪些问题？应该说，关于婴幼儿食物的这些疑惑，学习者都可以在本单元找到满意的答案。

第一课　婴幼儿食物的概述

 ## 案例导入

佳佳的妈妈昨晚加班到很晚才睡觉，早晨起床后也懒得做早餐，就带着4岁的佳佳在门口的早餐店吃早餐，为她点了一碗豆腐脑和两个肉包。因为这样在外吃早餐的情况时有发生，所以佳佳很自然地跟着大人一起吃。不过，不知为何，佳佳一直长得比同龄孩子瘦小一些。佳佳的妈妈对此感到很疑惑：到了该吃饭的时间，也让孩子吃了，家人吃什么，孩子也跟着吃什么，家人身体都挺好的，为什么单是佳佳比较瘦小？她甚至还怀疑是不是佳佳在幼儿园总是不吃饭。

其实，佳佳的妈妈应该要好好反思孩子所吃的食物是否符合幼儿阶段的食物需求，毕竟成人的食物与幼儿的食物还是有区别的。3岁以后的孩子，家庭可以不再为其单独烹饪食物，但在烹饪时，应该要多考虑幼儿对食物的需求，因为幼儿对食物的相关要求，要高于健康成人对食物的要求。

那么，一般的食物都有哪些？婴幼儿在食用这些食物时，会有哪些特殊要求？这些问题，通过这节课的学习你将一一得到解答。

一、食物

对人而言，可食用的食物是多种多样的，其营养成分也不尽相同，每种食物至少可以提供一种营养成分。除母乳含有婴儿生长发育必需的各种营养成分外，任何一种天然食物都不能提供人体需要的全部营养素，因此，我们提倡广泛食用各种食物。我国山河壮阔、物产丰富，食物原料种类繁多，因此，我们要学会因地制宜，合理选择食物原料。食物大致可以分为以下几类。

(一)谷薯类

谷类包括小麦、大米、玉米、高粱等，以及其制品，如米饭、馒头、烙饼、玉米面饼、面包、饼干、麦片等。薯类包括红薯、马铃薯等。杂豆包括除大豆以外的其他干豆类，如红小豆、绿豆、芸豆、豌豆等。谷类、薯类及杂豆是膳食中能量的主要来源。

谷类、薯类及杂豆食物的选择应重视多样化，粗细搭配。

◀◀◆ 温馨提示

薯类食品提供丰富的碳水化合物(含量最高可达25％)，同时还提供维生素C和多种矿物质。薯类食品脂肪含量很低，膳食纤维含量丰富，因此对控制体重、减少便秘、预防肠道疾病具有重要的作用。大部分薯类还是典型的高钾低钠食品，其钾含量之高令很多水果都"自愧不如"。薯类食品含有多酚成分，具有很好的抗氧化、预防心血管疾病的功效。但薯类的蛋白质含量低，儿童、青少年不宜多吃。

(二)蔬菜类

蔬菜包括嫩茎、叶、花菜类、根菜类、鲜豆类、茄果、瓜菜类、葱蒜类及菌藻类。深色蔬菜是指深绿色(如菠菜、油菜、芹菜叶、空心菜、韭菜、萝卜缨等)，深黄色(如南瓜)，紫色(如紫甘蓝、紫茄等)，红色(如西红柿、红辣椒)等深颜色的蔬菜，一般含维生素和植物化学物质比较丰富，因此在每日所摄入的新鲜蔬菜中，深色蔬菜最好占一半以上。

◀◀◆ 温馨提示

蔬菜来自植物的不同部位，如根、茎、叶、花、果实等。一般花叶类蔬菜的营养价值要比根茎类蔬菜高，特别是维生素和膳食纤维的含量高，如莴笋叶、芹菜叶、萝卜缨中维生素和膳食纤维的含量比其根茎部高出数倍。

(三)水果类

水果制品不能替代新鲜水果，应尽量选择新鲜水果。在携带不方便、鲜果供应不足时，可选择一些含糖量低的纯果汁或干果制品。蔬菜和水果各有优势，不能完全相互替代。

◀◀◆ 温馨提示

多数新鲜水果含水分 85%～90%，是膳食中维生素(维生素 C、胡萝卜素以及 B 族维生素)，矿物质(钾、镁、钙)和膳食纤维(纤维素、半纤维素和果胶)的重要来源。此外，水果中还含有黄酮类物质、芳香物质、香豆素、D-柠檬菇(存在于果皮的油中)等植物化学物质，它们具有特殊生物活性，有益于机体健康。

(四)畜禽肉

畜禽肉包括猪肉、牛肉、羊肉、禽肉及动物内脏。目前我国居民的肉类摄入以猪肉为主，但猪肉脂肪含量较高，应尽量选择瘦畜肉。动物内脏有一定的营养价值，但胆固醇含量较高，不宜过多食用。

◀◀◆ 温馨提示

畜禽肉的脂肪含量不一定很高。例如，酱牛肉的脂肪含量就很低，含铁量却很高；猪里脊肉的脂肪含量也比较低；乌骨鸡肉更是富含微量元素而且脂肪含量特别低的食物。

(五)水产品

水产品包括鱼类、甲壳类和软体类动物性食物。其特点是脂肪含量低，蛋白质丰富且易于消化，是优质蛋白质的良好来源。

◀◀◆ 温馨提示

水产品是几乎所有微量元素的良好来源，尤其水产品中的贝类、软体类等的微量元素含量最高。除了富含微量元素，水产品还富含蛋白质，而其脂肪含量很少。对于食用鱼虾等水产品过敏的婴幼儿来说，一般可以通过食用畜禽肉类、大豆类等食物补充各种微量元素。

(六)蛋类

蛋类包括鸡蛋、鸭蛋、鹅蛋、鹌鹑蛋、鸽蛋及其加工制成的咸蛋、松花蛋等。蛋类的营养价值较高。

◀◀◆ 温馨提示

不同品种的蛋类，其营养成分大致相同。各种蛋类的蛋白质含量相似，一个鸡蛋含蛋白质 6～7 g。蛋类蛋白质的氨基酸组成与人体需要最为接近，因此蛋类蛋白质要优于其他动物性蛋白质。

(七)奶及奶制品

奶分为牛奶、羊奶和马奶等，最常见的为牛奶。奶制品包括奶粉、酸奶、奶酪等，不包括奶油、黄油。婴幼儿要尽可能选用符合国家标准的配方奶制品。饮奶多者、中老年人、超重者和肥胖者建议选择脱脂或低脂奶。乳糖不耐受的人群可以食用酸奶或低乳糖奶及奶制品。

◀◀◆ 温馨提示

分辨酸奶和酸奶饮料，其实很简单。仔细看看食物上的成分表，你就会发现：酸奶的蛋白质含量必须在 2.3% 以上，而酸奶饮料的蛋白质含量处却标着"$\geqslant 1.0\%$"。同样的方法还可以用来辨别牛奶和乳饮料：牛奶的蛋白质含量必须在 2.9% 以上，而乳饮料的蛋白质含量处却标着"$\geqslant 1.0\%$"。

(八)大豆及坚果类

大豆包括黄豆、黑豆、青豆，最常见的大豆制品包括豆腐、豆浆、豆腐干及豆皮等。坚果包括花生、瓜子、核桃、杏仁、榛子等。由于坚果的蛋白质与大豆的蛋白质相似，有条件的居民可吃一定量的坚果替代相应量的大豆。

◀◀◆ 温馨提示

坚果类的主要问题是它们富含脂肪，通常脂肪含量在 40% 以上，所以多吃容易导致肥胖。有研究表明，每周只要吃 50 g 坚果仁，就能获得它们带来的好处。所以，每天食用一小把坚果是最健康的。还要注意的是，坚果不新鲜之后再食用就会促进衰老，所以一定要选择新鲜的坚果。

(九)烹调油类

烹调油包括各种烹调用的植物油和动物油，植物油包括花生油、豆油、菜籽油、芝麻油、调和油等，动物油包括猪油、牛油、黄油等。建议尽量少食用动物油，多食用植物油，同时应经常更换烹调油的种类。

◀◀◆ 温馨提示

有人可能会担心放油少做的菜就不好吃了。这种担心是有根据的，但也不是绝对的。其实，如能采用蒸、炖、煮、水滑等多种烹饪方式，注意用酸、辣等调节菜肴的口味，同样可以保证菜肴的口味。比如，清蒸鱼比煎鱼后再炖用油少，比炸鱼用油更少。注意改变烹饪方式，少用油也能做出美味的菜肴。另外，饮食是一种习惯，习惯了吃清淡的菜肴就能更多地享受食物原有的美味。

(十)食盐

健康成年人一天食盐(包括酱油和其他食物中的盐)的建议摄入量不超过6 g。一般 20 mL 酱油中含盐 3 g，10 g 黄酱中含盐 1.5 g，如果菜肴需要用酱油和酱类，那么应按比例减少食盐用量。

≪◆温馨提示

许多盐不一定是白色的，它们有的躲在调味品中，有的藏在普通食品中，甚至藏在零食里。调味品如味精、鸡精、酱油、酱豆腐、黄酱、甜面酱、苏打、调料包、汤料包等都是高盐、高钠食品；普通食品如腊肉、奶酪、海菜、挂面、火腿、虾皮、榨菜都含有盐；话梅、薯片、椒盐花生等零食中也都含有盐。

二、婴幼儿食物的特殊要求及基本构成

(一)新生儿食物的特殊要求及基本构成

1. 新生儿食物的特殊要求

新生儿是指从出生到出生后 28 天的婴儿。由于新生儿期生长发育的特殊性，我们将其从婴儿期单列出来进行阐述。

由于孩子才离开母体，胃肠功能非常弱，因此营养的来源主要靠母乳，母乳是新生儿最佳的选择。母乳营养丰富，蛋白质、脂肪、碳水化合物比例合适，宜消化吸收，且含有新生儿所需的各种免疫物质，可预防各种感染性与传染性疾病。这一时期一般不用添加任何其他食物。若无母乳或母亲因病不能喂孩子，应选择婴儿配方奶粉，不宜用牛奶等喂养。

2. 新生儿食物的基本构成

新生儿期对营养素的需要量相对大于其他各个时期。为保证新生儿营养素的供给，减少或避免新生儿生理性体重减轻，应注意新生儿的营养供给量。

热量：新生儿每日每千克体重需热量 $100\sim120$ kcal，如新生儿出生时体重为 3 kg，每日需热量 $300\sim360$ kcal。

蛋白质：新生儿处于正氮平衡状态，不仅需要大量的蛋白质，而且需要优质的蛋白质。母乳为新生儿提供了高生物价的蛋白质，母乳喂养时，每日每千克需要蛋白质 2 g，而以牛乳为蛋白质的来源时则需 $3\sim5$ g，以大豆及谷类为蛋白质的来源时则需 4 g。若新生儿出生时体重为 3 kg，每日需蛋白质 $6\sim24$ g。

脂肪：新生儿需要各种脂肪酸和脂类，其中必需脂肪酸的摄入应占总热量的 $1\%\sim3\%$。3 kg 的新生儿每日应摄入脂肪 $15\sim18$ g。

碳水化合物：母乳喂养时，碳水化合物的摄入应占总热量的约 50%。3 kg 的新生儿每日应摄入碳水化合物 45 g。

其他各种营养素：每日需摄入钙 200 mg、铁 0.3 mg、维生素 A 200 μg、维生素 D 10 μg，每日每千克体重需水量 80～150 mL。

(二)婴儿食物的特殊要求及基本构成

1. 婴儿食物的特殊要求

0～12 个月的婴儿生长发育迅速，3 个月时，其体重可达出生时的 2 倍。除继续母乳喂养外，6 个月后的婴儿应逐渐添加辅食，如面糊、米粉、菜泥、蛋、肉泥、果泥等。此时，添加食物应遵循下列原则：由稀到稠、由少到多、由细到粗、由一种到多种，并在婴儿身体健康、消化功能正常时添加。

2. 婴儿食物的基本构成

婴儿时期若喂养不当，极易造成营养不良，影响健康生活，因此，营养上要满足其快速生长发育的需求。

第一，母乳是婴儿最理想的均衡食物，而且独具免疫物质，有利于婴儿的正常生长发育。母乳喂养有利于母子双方的亲近和婴儿的身心健康。纯母乳喂养时间建议维持 6 个月。对于母亲不能授乳的情况，家长应为婴儿选择合适的、各种营养素齐全的、经卫生部门许可出售的婴儿配方奶制品或其他同类制品，并根据产品使用说明喂养。

第二，哺乳的同时，可补充安全量的维生素 A、维生素 D(或鱼肝油)。母乳一般可满足婴儿出生后 6 个月的营养需求，但为确保婴儿发育与预防佝偻病的发生，家长应在婴儿出生 1 个月后加以补充。

第三，有步骤地补充婴儿可接受的辅助食品。在为婴儿添加辅食时，仍应坚持母乳喂养，以满足其发育需求，保证婴儿的营养，使其顺利进入幼儿阶段。

(三)1～3 岁幼儿食物的特殊要求及基本构成

1.1～3 岁幼儿食物的特殊要求

1～3 岁的幼儿体格发育速度放慢，但脑的发育速度加快，因此饮食中应注意优质的蛋白质的供给。此时，幼儿的牙已逐渐出齐，但咀嚼功能仍差，不能与成人同进食物，幼儿的食物宜细、软、烂、碎。家长应注意每日提供 400～500 mL 牛奶或豆浆，保证幼儿每日 3 次正餐加 1～2 顿点心，并注意肉、蛋、豆制品、蔬菜、水果等的供给。注意，应为此时的幼儿增加户外活动的时间，此外，幼儿见识渐广，喜欢食用各种饮料、小食品，但小食品吃多了会导致幼儿厌食，所以，应控制幼儿吃零食。

2.1～3 岁幼儿食物的基本构成

1～3 岁幼儿的食物应注意以下几点。

第一，幼儿每日的食物种类及数量充足。保证基本的营养成分由以下四类食物提供：谷类，蔬菜和水果，鱼、畜禽肉、蛋类，奶类、大豆及豆制品。

第二，营养比例分配恰当。各营养素之间应保持一定的比例，蛋白质中优质蛋白质应占 50%，而动物性脂肪与植物性脂肪的最佳搭配比应为 3：1。合理安排各餐，每餐间隔时间为 4 小时，做到早餐吃好、午餐吃饱、晚餐吃少。

第三，各餐的食物搭配合适，有干有稀、有荤有素，饭菜要多样化，每天不重复。注意利用蛋白质的互补作用，搭配一点粗粮。肉、豆制品、蛋、蔬菜等混合做菜，一个炒菜里可同时放两种菜，还可以在早点、午点安排幼儿吃点煮胡萝卜、卤猪肚、豆制品等，以刺激幼儿的食欲，使其产生对食物的兴趣。

(四)3～6 岁幼儿食物的特殊要求及基本构成

对 3～6 岁的幼儿而言，生长发育仍然是该时期生命发展的主旋律。此时，幼儿的生长发育速度虽然较婴儿期有所下降，但在整个生命过程中仍然处于高速发展时期，对各种营养素的需求相对较高。因此，与成人相比，幼儿食物有其特别之处。

1.3～6 岁幼儿食物的特殊要求

3～6 岁幼儿食物有独特的要求，主要表现在以下几方面。

(1)科学选料

由于幼儿的消化和咀嚼功能尚未健全，相关器官比较娇嫩脆弱，因此那些"粗、杂、生、硬"或过于油腻的食材原料不宜选用。较小的幼儿不宜食用芹菜、韭菜等含粗纤维的蔬菜，也不宜食用牛脂、羊脂及油炸食品，而难消化、滋补性强的人参食物等更属禁用行列。幼儿食物的选择必须以易咀嚼、易消化、性能平和为标准。

(2)巧妙配料

根据幼儿消化能力差、吸收能力强、对营养素要求高的特点，结合各种食物的具体特点来制定的配料原则如下：一是主副食之间、荤素之间应科学组合，如一种主料、多种辅料或不分主辅料平行搭配。为满足幼儿对营养素的需要，原料之间的种属关系越远越好，种类越多越好，以便于交叉互补，合理搭配。二是颜色搭配，如五色虾仁、彩色豆腐等菜肴可通过漂亮的颜色激起幼儿的食欲。

（3）实用切料

由于幼儿咀嚼和消化能力有限，因此幼儿食物的处理大多以剁、切、拍等刀法为主，刀功的变化和菜肴的美观成了次要方面，连加工的原料也是整齐划一的泥沫、细丝、小丁、薄片等，突出了实用的内涵，减少了审美的成分。

（4）多样烹料

烹调幼儿食物时，不宜用刺激性强的调味品，在口味上要平和清淡。烹调方法多选用蒸、煮、炖、烩、煨等以水和蒸汽为传热媒介的技法。这样做出来的菜肴大多熟烂、软嫩、易嚼、好消化、不油腻且开胃，体现了烹制技法与就餐对象的和谐统一。幼儿常食用食物的烹调加工方法可参见表3-1、表3-2。

表 3-1　3～6 岁幼儿食物加工方法（切法）

食物类别	加工方法（切法）
蔬菜	小块
鲜豆	整食
干豆	整食
豆腐干	小块
鸡鸭	由去骨大块逐渐过渡到带骨大块
鱼	由去刺大块逐渐过渡到带刺大块
虾	带壳整食
畜肉	小块
动物内脏	小块
血	小块

表 3-2　3～6 岁幼儿食物烹调方法

食物类别	烹调方法
饭	同成人
面食	同成人，加油煎
粗粮	烂饭
荤菜	炒、烧煮、煨、炖、加油煎
蔬菜	炒、烧煮、煨、炖
点心	烤、蒸、煨、炖、加油煎

（5）一料多做，时新时变

根据幼儿好奇心强、想象力丰富的特点，食物制作要做到花样翻新。例如，普通的鸡蛋可制成蛋羹、蛋饼、蛋汤等，土豆可以制成土豆泥、土豆饼、土豆片等。在原料选择有限的情况下，我们可加大制作创新力度，使幼儿吃饱、吃好。

2.3～6 岁幼儿食物的基本构成

成人在为儿童配备膳食时，每天的膳食必须保证包含以下四大类食物。

（1）谷类

谷类食物是人体能量的主要来源，可为处在生长发育阶段的幼儿提供碳水化合物、蛋白质、膳食纤维和 B 族维生素等多种营养素。总的来说，3～6 岁幼儿的膳食应该以谷类食物为主，并适当注意粗细粮的合理搭配。

相关链接

怎样给孩子吃玉米更科学？

甜玉米质嫩味甜，糖分含量较高，淀粉含量较少，谷粒咬开后多汁味美。糯玉米质地软糯，口感宜人，冷却后不容易变干。这两种玉米都比较适合孩子食用，其中甜玉米因为成熟度低，维生素含量相对更多。至于玉米个头的大小，与营养素含量的多少没有关系。从颜色上来说，颜色越深则营养越好。紫玉米含有更多的花青素等抗氧化物质，黄玉米含有不少胡萝卜素，都比白色玉米好。

（2）新鲜的蔬菜和水果

适当多吃新鲜的蔬菜和水果可以保障矿物质、维生素等微量营养素的足量摄入。蔬菜和水果所含的营养成分不完全相同，不能相互替代。蔬菜包括鲜豆、根茎、叶菜、茄果等，主要提供膳食纤维、矿物质、维生素 C 和胡萝卜素。一般说来，多数蔬菜中的维生素、矿物质、膳食纤维和植物化学物质的含量高于水果，故而水果不能代替蔬菜，但是水果可以补充蔬菜摄入的不足。水果中的碳水化合物、有机酸和芳香物质比新鲜蔬菜中的多，且水果食用前不用加热，其营养成分不受烹调因素的影响，因此蔬菜也不能代替水果。每餐有蔬菜，每日吃水果，这是最基本的健康膳食原则。在为幼儿选择蔬菜水果时，首先应保证尽可能新鲜；其次就色彩而言，可以多选择红黄绿等深色的蔬菜水果；再次要注意经常变换蔬菜水果的品种、口味；最后，蔬菜中叶菜、花菜的比例可以高一些，在烹制时应注意将蔬菜切小、切细，以方便幼儿咀嚼和吞咽。

◀◀◆ 温馨提示

水果营养价值很高，又有天然的甜味，用作幼儿的家庭早餐或是点心都很合适。幼儿每日应从水果中摄取的总热量约为 160 kcal，换算成水果分量，大约是 1 根香蕉、1 颗葡萄柚或 3 个柚子的量。

（3）适量的鱼、畜禽肉、蛋类

鱼、畜禽肉、蛋类等动物性食物是优质蛋白质、脂溶性维生素和矿物质的良好来源。动物性蛋白质的氨基酸组成更满足人体需要，且赖氨酸含量较高，有利于补充植物性蛋白质中赖氨酸的不足。肉中的铁吸收利用较好，鱼类特别是海产鱼所含的不饱和脂肪酸有利于幼儿神经系统的发育，动物肝脏含有丰富的维生素 A 及维生素 B_2、叶酸等。幼儿膳食可以多选择蛋白质含量较高而饱和脂肪酸含量较低的鱼肉、禽肉、兔肉等。

当然，这一类食物对于幼儿来说，并非多多益善。在农村地区，可能还有相当多的幼儿动物性食物的平均摄入量比较低，应当增加摄入量；但在部分城市地区，幼儿膳食中的完全蛋白质已经满足需要甚至过多，因此，也需要严格地控制。

◀◀◆ 温馨提示

考虑到肝脏是解毒器官，其中的污染物质含量可能偏高，幼儿的解毒能力又偏弱，所以并不提倡幼儿经常吃动物肝脏，一般每个月可以吃两三次。

牛肉不易煮烂，可在烹饪时放少量山楂、橘皮或茶叶。

（4）奶类、大豆及豆制品

奶类是一种营养成分齐全、组成比例适宜、易消化吸收、营养价值很高的天然食品。除含有丰富的优质蛋白质、维生素 A、维生素 B_2 外，含钙量较高，且利用率也很好，是天然钙质的极好来源。因此，对于正处在快速发育阶段的幼儿来说，我们应鼓励其每日饮奶。而大豆含丰富的植物优质蛋白、不饱和脂肪酸、钙、B 族维生素等，可避免过多食用肉类带来的不利影响。需要提醒的是，在为幼儿选择奶类食物时，不要选择含乳饮料。有乳糖不耐症的幼儿可选用酸奶。

◀◀◆ 温馨提示

很多人都认为豆制品是一种素食，往往用它来替代蔬菜，然而这种想法是错误的。豆制品是用来替代鱼、畜禽肉等食物的。它的蛋白质含量并不逊色于肉类，且钙含量高于肉类几十倍。所以，用部分豆制品替代鱼、畜禽肉类，对幼儿的健康很有帮助。

实际上，不仅是每天的食物构成包括上述四个方面，幼儿的每餐也要荤素搭配，保证每餐都有主食、一定比例的优质蛋白质以及适量的蔬菜。以幼儿的早餐为例，具体到食物上，早餐一般应包括 1 杯牛奶或豆浆、1 个鸡蛋、50 g 米饭，再加上少许蔬菜和水果。对于幼儿来说，每日饮食建议摄取量见表 3-3。

表 3-3　3～6 岁幼儿每日饮食建议摄取量①

食物类型	摄取量
奶制品（牛奶、优酪乳等）	2 杯
蛋类	1～2 个
豆制品（豆腐等）	1/2 块
鱼类（各类海鱼、江鱼）	25 g
畜禽肉类（各类红肉、白肉）	25 g
五谷类（米、面、糕点）	1.5～2 个
油脂	1.5 汤匙
深绿色或深黄红色蔬菜	75 g
其他蔬菜	75 g
水果	0.5～1 个

说明：1 杯牛奶＝240 mL；1 汤匙＝15 mL；1 个水果＝1/6 个木瓜＝1/2 根香蕉＝1/2 个葡萄柚＝1/2 个水梨＝1/2 个苹果＝1 个橘子＝12 粒葡萄。

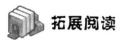 **拓展阅读**

饮食界的"另类食物"及其对儿童生长发育的危害

"我"是饮食界的另类，"我"最愿意和小朋友打交道。"我"的家族里有众多的"兄弟姐妹"——洋快餐、甜食、烧烤、冷冻食品、方便食品、膨化食品、烧烤食品、油炸食品……真是多得数不清。在专家的眼里，"我"不是什么好东西，在华丽的外表下，隐藏着"肮脏的心"——高脂、高糖、高激素。但在孩子的眼里，"我"却是他们的最爱。为什么呢？因为"我"方便快捷、美味可口，他们想说恨

①　林美慧：《宝贝，回家吃饭啦：3～6 岁幼儿园阶段家庭饮食规划书》，14 页，北京，东方出版社，2013。

"我"不容易。

在此，"我"坦承，"我"的家族确实给小朋友们带来了危害。为什么呢？现在"我"就把危害原因大略说一下。

1. 洋快餐

洋快餐拥有良好的就餐环境、新颖的就餐方式以及诱人的口味，所以很受儿童的青睐。而一些家长为了迎合孩子的口味，也愿意满足孩子的要求。但是，洋快餐所含热量极高，容易造成儿童肥胖，而肥胖又易与高血压、糖尿病、脂肪肝等多种"文明病"结缘，严重危害孩子的身体健康与智力发育。

2. 甜食

甜食口感好，加上包装精美、做工考究，便成为儿童又一个挡不住的诱惑。然而，长期嗜食甜食会给儿童带来精神卫生方面的问题，使儿童情绪失常，表现为激动好哭、撕书毁物、爱耍脾气、打架斗殴等。

3. 冷冻食品

一到夏季，不少孩子离不开冷冻食品，如冰棍、冰激凌等。但是，孩子的肠道相对成人的长而薄，肠系膜松弛且固定能力差，长期受到冷冻食品的刺激，可导致肠道平滑肌痉挛和蠕动增强，进而诱发肠套叠，造成肠道梗阻而危及生命。

4. 方便食品

方便食品(如方便面)的危害主要有：盐分过高，含有防腐剂、香精，可造成肝损伤；只有热量，没有营养。方便食品的最大弊端在于缺乏蛋白质、脂肪、维生素以及微量元素，而这些恰恰是儿童生长发育必不可少的养分。

5. 膨化食品

膨化食品属于"五高一多"食品，高碳水化合物、高脂肪、高热量、高盐、高糖、多味精。食用后易造成饱腹感，影响正常饮食。

6. 烧烤食品

烤羊肉串等烧烤食品在制作过程中，会产生一种叫作"苯并芘"的致癌物质，尤其是那些轻微烧焦的部位更易产生。同时，烧烤食物中还存在另一种致癌物质——亚硝胺。孩子如果经常食用被苯并芘污染的且含有亚硝胺的烧烤食品，致癌物质会在体内蓄积，有诱发多种癌症的危险。

7. 油炸食品

无论是猪油还是植物油，其主要成分都是甘油和脂肪酸。甘油在200 ℃以上的高温环境中可分解出一种叫作"丙烯醛"的气体，它可进一步在油中分解出有致癌作用的氧化物并附于食品上；高温油还含有醛、酮、低级脂肪酸、氧化物、环氧化物和热聚合物等多种有致癌作用的有毒性的化学物质。这些有毒性的化学物质被人食入后，会危害人的健康。

"我"的家族成员太多了，我就不一一详细介绍了。但是，喜欢"我"的家族的人都会产生一个共同的结果——健康会受到严重损害！

因此，提醒各位家长，虽然生活条件和营养状况与以前相比有了很大的改善，但是给孩子吃的食品有很多都属于"垃圾食品"，孩子的营养状况不但没有得到相应提高，反而还下降了。所以，父母在日常生活中为孩子选择食品时一定要慎之再慎。

（资料来源：刘雅娟，《儿童饮食营养全书》。引用时有改动。）

第二课　婴幼儿食物的选择

 案例导入

轩轩的姥爷坚持每天早晨空腹喝一杯温开水，早餐主要有稀饭、酱菜、油条。姥姥觉得，可以让轩轩采用姥爷的早餐食谱，也可以把自己最爱的人参炖鸡汤分享给轩轩。可是，4 岁不到的轩轩却坚持早晨先喝一杯牛奶，然后还要吃面包、奶酪、水果等。姥姥看到轩轩如此坚持，也就不再勉强他吃姥爷、姥姥的早餐了。

其实，幼儿与老人的营养需求、食物选择等明显是不同的。幼儿好动，消耗量较大，同时还有快速生长的营养需要，因此应当为他们提供容易消化、营养素含量高的食物。如果早餐只让幼儿吃稀饭、酱菜、油条，其中所含蛋白质甚少，维生素、矿物质等严重不足，那么显然不利于幼儿的健康成长。因此，幼儿坚持早餐喝牛奶，吃面包、奶酪、水果，合情合理，倒是姥爷、姥姥的早餐，从老人健康及营养需求的角度来看，应该要做出很大调整。

那么，婴幼儿的食物到底如何选择才是科学合理的？在婴幼儿食物的选择过程中，我们需要注意哪些问题？这一系列的疑问，将在本课为你一一揭开答案。

一、婴幼儿食物选择的原则

托幼园所、婴幼儿家长等在为婴幼儿选择食物时，务必要考虑如下几方面的

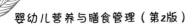

内容。

(一)满足婴幼儿生长发育的需求

食物应提供种类齐全的各种营养素，且各种营养素的供应量及相互比例也应是合适的，以便能满足婴幼儿迅速生长发育所必需的营养物质。所选择的食物应充分考虑婴幼儿对能量的需要，要注意增加优质蛋白质、必需脂肪酸(如 α-亚麻酸)等的摄入，另外像钙、铁、维生素 A 等微量营养素的供应也要充足。

(二)天然成分的食物更佳

天然成分的食物具有清新自然的口味，营养比较全面；天然食物没有经过人工处理，所以也就没有受到污染，对婴幼儿健康有利。所以，婴幼儿食物应该取自于新鲜蔬菜、水果及肉、鱼、蛋类等，不应该加人工色素、防腐剂、乳化剂、调味剂及香味素等。

(三)适合婴幼儿的消化特点

食物的品种、数量和烹调方法等，都应适合婴幼儿胃肠道的消化和吸收特点。例如，坚硬的食物(如炒蚕豆)、腌腊食品、油炸食品等，都不宜作为婴幼儿的食物。而食物在烹调时，也要尽量做到碎、细、软、烂、松、嫩等，如将蔬菜切小一点、细一点，以利于婴幼儿的咀嚼和吞咽。总之，婴幼儿应该多吃清淡且易于消化的食物。若胃肠中积累了大量不能及时消化的食物，很容易出现消化不良的症状，进而易生痰，时间一长就容易出现痰热，痰热存在于体内就会成为致病因素。

(四)尽量保持食物的原汁原味

这样做的目的是让婴幼儿品尝和接纳各种食物的自然味道。因此，食物在烹制时，要少盐、少油脂，并避免添加辛辣等刺激性调味品。

◀◀◀◆ 温馨提示

婴幼儿的主食中绝对不能放盐，菜肴中的盐也要比成年人少一半。

(五)促进婴幼儿的食欲

成人应尽量使食物同时满足外形美、色诱人、味可口、香气浓、花样多，以促进婴幼儿的食欲。但这一要求(原则)是建立在前面四条要求得到满足的基础之上的。否则，只为了促进婴幼儿的食欲而忽略了食物本身的营养价值及婴幼儿的营养需求，无疑是本末倒置的。

(六)符合婴幼儿饮食卫生的要求

婴幼儿膳食无论是食品原料，还是烹调方法、过程，或是食物的储存以及餐具，均要符合卫生、安全的标准，严把病从口入关，以免婴幼儿受到食源性致病因素的伤害。

(七)考虑婴幼儿四季饮食的特点

婴幼儿饮食也会呈现出季节性的特点，因此，在为婴幼儿选择食物时，还应该尽量考虑到四季特点。

1. 春季食物选择

春季万物复苏、生机盎然，是婴幼儿快速生长的季节。为了适应婴幼儿生长快的生理特征，此时，应注意选择富含钙质和维生素 D 的食物，如排骨、虾皮、海带、牛奶等，让婴幼儿得到足够的热量和优质蛋白质，以满足其生长发育和活动的需求。

2. 夏季食物选择

夏季天气炎热、多雨，暑热潮湿，是婴幼儿消耗体能最多的季节。此时，应安排婴幼儿多吃清淡、消暑的食物。同时，由于婴幼儿食欲欠佳，因此还应注意利用食物的色、香、味、形等来刺激婴幼儿的食欲。另外，夏季婴幼儿出汗多，因此还需要注意给婴幼儿增加诸如稀粥、汤类等食物，并搭配少量含盐量稍高的食物，以补充排汗所损失的盐分。

3. 秋季食物选择

秋季天气凉爽但干燥，是婴幼儿增长体重的最佳时节。此时，应及时供给婴幼儿热量高的食物，同时还要注意预防婴幼儿肥胖，帮助婴幼儿清热润燥。另外，还要为婴幼儿及时提供具有抗过敏和预防感冒等功效的保健营养汤水，如银耳红枣汤、莲子绿豆粥等。

4. 冬季食物选择

冬季天气严寒，万物收藏，是婴幼儿储存能量的最好季节。此时，一方面婴幼儿要储存热能抵抗严寒，另一方面持续进行的生长发育对能量的需求也很大，因此婴幼儿膳食中可适当加些高热量、高蛋白的食物，同时还可以采用红烧等烹调方法，让菜肴的味道丰厚一些，使婴幼儿爱吃。另外，由于冬季气候比较干燥，我们还可以让婴幼儿吃一些橙、橘、苹果等水果，增加维生素 C 的摄入，增强抵抗力，以防止上呼吸道感染。此外，由于冬季是蔬菜(尤其是绿叶蔬菜)供应的淡季，因此，像大白菜、白萝卜、胡萝卜、豆芽、油菜以及薯类等都是不错的选择。

二、婴幼儿食物选择时易出现的问题

当前，婴幼儿食物的选择过程中存在如下几个不得不引起人们重视的问题。

(一)成人过于追求精细

许多成人在对营养问题的认识上存在偏差，以为"吃好"就是营养好，片面认为面要精、米要白才对得起孩子。但实际上，大米、面粉越精越白，其中所含的B族维生素也就越少。在我们当前的膳食中，最容易在加工、烹调过程中丢失的物质就是维生素。我们现在常看到一些婴幼儿容易疲乏、懒于活动，相当一部分原因就是身体内维生素不足。长期进食精细食物，还有可能因为铬元素缺乏"株连"视力。

◀◀◆ 温馨提示

糙米和全麦粉营养价值比较高。如果加工过细，谷粒的糊粉层和谷皮被去掉太多，甚至全部被去掉，成为常说的精米精面，那么就损失了大量营养素，特别是B族维生素和矿物质。

(二)幼儿进食过多零食

有些家长对幼儿偏爱零食的行为采取迁就、放任的态度，导致幼儿用餐无规律，贪零食、厌正餐，甚至出现以零食代替主食的现象。例如，将方便面当作正餐加以食用。

相关链接

选择糕点、面包等的建议

一般来说，选择糕点和面包时需要注意以下几个方面。

第一，尽可能避开曲奇饼、油炸类甜点、欧式蛋糕、松质面包、蛋卷等甜食。

第二，软质面包和海绵蛋糕热量也不低，但它们含有鸡蛋和牛奶，可以用来做早餐。

第三，饼干热量高而营养价值低，体积小又不容易饱，所以也要尽量少吃。

第四，选择甜味较淡或者标明使用非糖甜味剂的甜点。

第五，选择杂粮面包和脆皮面包作为早餐。

第六，如果餐外吃了糕点，那么要相应减少正餐的食量，还要增加一点运动，消耗其中所含的多余热量。

其实，为了保持最佳的健康状态，也为了改善孩子体质，尽量少吃甜食才是明智的选择。然而，人们生活中也不能缺乏口腹的享受，因此，家长们完全可以品尝各种甜食，同时也让孩子学会与这些甜食美味和平共处，只不过需要将数量和频次控制在合理范围之内。

（资料来源：范志红，《给孩子最好的食物》。引用时有改动。）

(三)婴幼儿暴食暴饮无节制

有的婴幼儿无节制地暴食，吃得过饱，短时间内让大量食物进入胃肠，使血液过多地向胃肠集中，而大脑、心脏等重要器官则相应会缺血、缺氧，从而使婴幼儿困倦，影响活动或学习效果。长此以往，会造成成年后的胰腺功能缺损，为慢性病留下隐患。

与暴食一样，有的婴幼儿时常会在短时间内喝大量饮料，把饮料视为生活中的必选食物。专家发现，过多地摄入饮料会影响婴幼儿的生长发育。近年来，我国儿童肥胖率急剧上升，与无节制地饮用饮料有很大关系。

◀◀◆ 温馨提示

一味贪食，最终伤害的是孩子的大脑。因为进食越多，胃肠需要的血液供应量就越多，大脑血液供应量就相对减少，而且过量的高脂肪食物在代谢过程中会消耗大量热量，与大脑"争饭吃"，大量的碳水化合物进入人体会诱导胰岛素分泌增多，使血糖急剧下降，对于以糖为唯一能源的大脑来说犹如釜底抽薪，因而智力越来越差。

(四)婴幼儿过分偏食

不少婴幼儿在进食时，往往挑挑拣拣，喜欢吃什么就只吃什么，吃得偏、吃得刁，进而导致某种营养素缺乏，引起营养缺乏病。据统计，大约30％的儿童食物过敏是由偏食造成的。由于食物中的某些成分可使人体细胞发生中毒反应，长期偏食某种食物，会导致某些"毒性"成分在体内蓄积，当蓄积量达到或超过体内细胞的耐受量时，就会出现过敏症状。

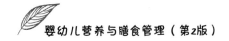

（五）幼儿喜食软烂食物

有的幼儿喜欢吃软烂食物，导致不能充分锻炼其牙齿的咀嚼功能。而幼儿期缺少正确的、充分的咀嚼，正是许多儿童腭骨发育不良、牙齿生长排列不整齐的重要原因之一。

（六）成人迷信洋食品

受负面的食品问题及相关报道的影响，许多家长固执地认为，国内的儿童食品是不安全的，而发达国家和地区的儿童食品才较为安全，才是营养价值高的。殊不知，进口儿童食品也并非100％达标。2013年4月，国家质量监督检验检疫总局公布8400多吨不合格奶粉，这些不合格奶粉来自新西兰、澳大利亚、智利和韩国，不合格的项目包括铜、维生素 B_{12}、胆碱、维生素 B_6 等含量不符合国家标准要求。实际上，国外生产的产品也不见得都比国产的好，其中很多产品价格高是由于包装考究、原材料进口关税高、运输费用昂贵，而营养功效与国内产品相差不多。一句话，洋食品不一定都是极品，而国产货也并非都是次品。客观地讲，如今的国产儿童食品，从质量和包装上来看已有很大的进步，有不少已达到出口标准，因而家长不能迷信于一个"洋"字。

（七）成人盲目推崇广告食品

"孩子自从喝了××钙加锌儿童口服液，吃饭不挑食了，个儿长高了，人也聪明了。"在强大的广告宣传作用下，给婴幼儿补钙、补锌等观念风靡全国，于是，相关儿童保健食品迅速占领市场。诚然，钙、锌等营养素是婴幼儿生长发育必需的营养素，然而，不少家长却忽视了广告宣传与实际效果之间的差距。有时，家长为婴幼儿选择广告食品时是"花钱买心安"的心理在作祟，并未在意食品带来的营养效果。实际上，广告的宣传语并不代表科学结论，某种程度上说，广告大多是商家利益的体现。

（八）成人偏好营养滋补品或保健食品

婴幼儿生长发育需要的热能、蛋白质、维生素和矿物质等主要通过一日三餐获得。而各种滋补营养品虽然有一定的营养功效，但其中往往含有激素和微量活性物质，偶尔少量摄入也许没有多大影响，但长期或过多摄入，容易引起早熟等。即使婴幼儿的身体确实比别的孩子弱，使用滋补营养品时也最好在医生的指导下进行，不能随意给婴幼儿进食或改变用量，不然揠苗助长只会适得其反。

◀◀◆ 温馨提示

所谓保健食品，也可以叫作健康食品或者功能性食品。从理论上来说，婴幼儿没有必要特别服用保健食品，只要在三餐当中保证营养需要，就足够维持孩子正常的生长发育了。健康婴幼儿服用保健食品，反而不利于其营养平衡。如果的确需要服用保健食品，那么务必咨询儿科医生或营养师，不能自己乱服用，更不可超量服用。

(九)婴幼儿偏好甜食及冷饮

甜食(如巧克力、奶油蛋糕)和冷饮中含有大量糖分，其出众的口感主要依赖添加剂，而这类食品中维生素、矿物质含量低，会加剧营养不平衡，引起儿童虚胖。

幼教案例

雯雯在夏天特别喜欢饭前喝一杯冰镇的饮料，每餐前没有饮料就不肯吃饭。可是一喝冷饮，她吃东西就少了，结果夏天总是瘦一圈儿。其实，不少孩子都有所谓的"苦夏"问题，其主要的原因就是食欲不振、蛋白质摄入量明显偏少等。而饭前喝一杯冰镇饮料会加剧食欲不振，因为其中的糖吸收很快，使血糖升高，进而抑制食欲。所以对于这样的孩子，一定要尽量避免餐前饮料、甜食的供应，每餐都要有足够的蔬菜和清淡鲜美的鱼肉类菜肴，让孩子获得足够的营养。

(十)食品中的添加剂未引起成人高度重视

"三精"(糖精、香精、食用色精)等食品添加剂在食品中的使用是有国家标准规定的，市面上的很多儿童食品也确实符合有关标准的规定，但食之过量还是会有不少副作用。至于有的儿童食品，本身含有的添加剂已过量，其负面影响更是无法估量。但很多家长在选择食品时，并未仔细关注食物中添加剂的成分。殊不知，很多儿童食品的香甜气味来自化学调味素，但商家却经常在包装上用一些很吸引人的名称，如草莓×××，消费者以为是天然的成分，其实这些调味素却是以下这些化学物质：草莓调味素，实质上是醋酸酯，用以制造胶片粘接泥的一种硝酸盐溶剂；黄梨调味素，是乙酸乙酯，为皮革及纺织品清洁剂；香蕉调味素，是醋酸酯，也用以洁净皮革和纺织品；咖啡调味素，是硫醇，为一种强烈的化学物；坚果调味素，是丁醛，为橡胶泥的原料之一……

◀◀◆ 温馨提示

为了保护婴幼儿的健康，国家对婴幼儿辅食、幼儿零食中允许的添加剂种类和使用量都有严格的规定。这是因为婴幼儿的代谢系统尚未发育成熟，即使对成年人无毒的物质也可能扰乱婴幼儿的代谢机能。例如，婴儿食品中不得添加味精，甚至婴儿奶粉中的蛋白质含量也有严格的规定。因此，父母们不要随意给婴幼儿购买饮料、水果制品、糖果、点心等食物，除非它们是专门制作的婴幼儿食品。

(十一)乳饮料代替牛奶，果汁饮料代替水果

不少成人往往用"钙奶""果奶"之类的乳饮料代替牛奶，用果汁饮料代替水果给婴幼儿补充营养。殊不知，在带给婴幼儿营养和健康方面，饮料根本无法代替牛奶和水果。

(十二)成人一味追求高价位食品

很多人总以为价位高的食品一定是好的，所以给婴幼儿选择食品时一味求贵。而专家正告：虽然有些食品价位高，但营养价值不一定优于价位低的食品，因为食品的价格与其加工程度成正比。加工程度越高的食品，其营养素往往丢失得越多，而价格却很高。因此，要从均衡营养的角度出发，有针对性地选择食物，这样不仅花费不高，还会收到很好的效果。

(十三)成人忽略食品生产(保质)日期

许多家长认为，超市中摆放的待售的食品是不会有问题的，因而忽略了注意食品的生产(保质)日期。但实际上，一些临近保质期，甚至是已经过期的食物依然摆在货架上的现象时有发生。因此，在为婴幼儿选择食物时，日期问题务必要引起重视。

相关链接

要想孩子聪明，就别吃这些食物

现在的孩子一般都有较好的饮食营养，但是有关专家的调查结果表明，不少孩子的大脑受到了食物的损害，影响了大脑的发育，这是由于平时过多食用了以下食物。

1. 含有一些金属物质的食物

比如，含有铅或铝的食物。铅是脑细胞的一大"杀手"，食物中含铅量过

高会损伤大脑，引起智力低下。有的孩子常吃爆米花，但爆米花中含铅量极高。在制作爆米花的过程中，机罐受高压加热后，罐盖内层软铅垫表面的铅一部分会变成气态铅，污染罐内的爆米花。皮蛋在制作过程中，其原料中含有氧化铅和铅盐，铅具有极强的穿透力，因此，常吃皮蛋也会影响智力。

再说含铝食物。世界卫生组织提出：人体每天摄铝量不应超过 60 mg。要是一天吃 50～100 g 油条，便会超过这个允许摄入量，导致记忆力下降，思维迟钝，所以，早餐不能以油条为主食。经常使用铝锅炒菜、铝壶烧开水也应注意摄铝量超量的问题。

2. 含盐过多的食物

人体对食盐的生理需要极低，成人每天 6 g 以下。习惯吃过咸食物的孩子，长大后不仅易出现高血压、动脉硬化等症，还会损伤动脉血管，影响脑组织的血液供应，使脑细胞长期处于缺血、缺氧状态而导致智力迟钝、记忆力下降，甚至过早老化。

3. 含过氧脂质的食物

过氧脂质对人体有害，长期从饮食中摄入过氧化脂并在体内积聚，可使人体内某些代谢酶系统遭受损伤，促使大脑早衰或痴呆。含有较多的过氧脂质的食物有油温 200 ℃以上烹制出的煎炸类食品和长时间曝晒于阳光下的食物，如熏鱼、烧鸭、烧鹅等。炸过鱼、虾的油会很快氧化并产生过氧脂质。其他如鱼干、腌肉及含油脂较多的食品在空气中都会发生氧化而产生过氧脂质。这些食物，孩子以不吃或少吃为好。

4. 含味精较多的食物

世界卫生组织曾提出：成人每天食用味精不得超过 4 g，儿童最好禁食。动物实验提示，食用味精有引起脑细胞坏死的可能。

（资料来源：刘雅娟，《儿童饮食营养全书》。引用时有改动。）

三、婴幼儿食物选择实例及分析

（一）健脑益智类食物

1. 健脑处方

儿童健脑益智不只是父母关心的事，专家们也在对此进行深入研究，并提出了一个较为实用的健脑处方，要点如下所述。

(1)补充脑的热量燃料

脑细胞的热量燃料只有碳水化合物，而脂肪则在发挥脑的复杂、精巧功能等方面具有重要作用。优良丰富的脂肪来源主要有坚果以及自然状态下饲养的动物等。蛋白质则是控制脑细胞兴奋与抑制过程的主要物质，在记忆、言语、思维、运动、神经传导等方面都有重要作用，最佳食物有瘦肉、鸡蛋、豆制品、鱼类、贝类等。

(2)注重脑的均衡营养

蔬菜、水果尽量选深色的，如西兰花、西红柿、甘蓝、草莓、香瓜等；主食要选未经深加工的全谷制品，如全麦面包、糙米饭、燕麦片等；蛋白质多从鱼肉、鸡肉、低脂肪酸奶酪、豆腐等食物中摄取。

(3)提高免疫力

儿童的健脑计划应特别重视免疫力的提高。研究表明，脑功能的衰退因自由基、细菌、病毒等毒素伤害了脑细胞所致。健脑故要提高免疫力，而要提高免疫力，必须要有健康的胃肠道作为后盾；要保护胃肠道健康，则必须适当地摄取食物纤维，避免便秘。另外，不要乱吃药物。

2. 健脑益智类食谱列举

(1)红枣金针菇

原料：红枣 100 g，水发金针菇 100 g，料酒、精盐、姜片、花生油各适量。

做法：红枣用温水泡发，洗净；将水发金针菇去根蒂，洗净；将金针菇浸泡水中并倒入砂锅内，再放入红枣、料酒、精盐、姜片、适量清水和少许花生油，加盖，置火上炖 1 小时左右即成。

特点：可作为气血不足、脾胃虚弱者的进食补品，常食能使儿童身体抗病、防病的能力提高，尤其能够健脑益智。

(2)鱼肉蒸糕

原料：鱼肉 20 g，洋葱末 10 g，蛋清 1 个，盐少许。

做法：将鱼肉切碎，加洋葱末、蛋清、盐少许，搅拌均匀，捏成各种有趣的形状，放在锅内蒸 10 分钟即可。

特点：本品含有丰富的蛋白质、脂肪及多种微量元素，具有益智健脑、提高免疫力的功效。

（3）海鲜大荟萃

原料：鲜虾 2 只，净鱼肉 30 g，鸡蛋 1 个，海苔 10 g，嫩豆腐 20 g，米酒 1 小匙，大豆油少许，盐适量，姜末 1 小匙。

做法：鲜虾去头尾、去肠泥，洗净切丁，鸡蛋搅拌均匀，鱼肉洗净剁成肉泥，与鸡蛋拌均匀成鱼肉糊，海苔撕成条，豆腐切小块；起油锅，下入姜末炝锅，然后下鱼肉糊和豆腐，加米酒略炒后加水，煮开后放入鲜虾丁略煮，下入海苔，加盐调味即可。

特点：海鲜营养丰富，味道鲜美，能为儿童提供生长发育所需的优质蛋白质，并含有丰富的卵磷脂，具有益智功效。

（4）酱香核桃鸡丁

原料：鸡脯肉、核桃、鸡蛋、甜面酱、干淀粉、高汤、葱、姜、精制油、盐、黄酒各适量。

做法：鸡脯肉切丁，加入适量盐、黄酒、鸡蛋、干淀粉及清水，拌匀上浆备用；核桃切成小丁放入烤箱烤熟；鸡丁滑油成熟捞出；炒锅内放入高汤与葱姜水，加入甜面酱调味后倒入鸡丁、核桃勾芡即成。

特点：核桃富含不饱和脂肪酸，是传统的健脑益智食品；鸡肉含有丰富的蛋白质和对人体生长发育起重要作用的磷脂类，而且容易被人体吸收。

健脑营养素的作用与健脑食物见表 3-4。

表 3-4　健脑营养素的作用与健脑食物[①]

营养成分	作用	最佳健脑食物	较好的健脑食物
脂肪（不饱和脂肪酸）	脑内脂肪含量极多，约占脑重的 60%，是脑细胞的主要构成材料。向脑提供质量优良、数量丰富的脂肪，可促进脑细胞发育和神经纤维髓鞘的形成，并保证脑组织的良好功能	核桃仁，芝麻，金针菜，水产品（牡蛎、贝、海胆、墨斗鱼、章鱼、虾等）	自然状态下饲养的动物及其产品（牛肉、猪肉、鸡肉、鸡蛋等），坚果（松子、榛子等），种仁（花生仁、南瓜子、西瓜子、桃仁、葵花子等）

①　赵法伋：《儿童饮食营养与健康（第 3 版）》，149～150 页，北京，金盾出版社，2009。

续表

营养成分	作用	最佳健脑食物	较好的健脑食物
维生素C	使细胞的结构坚固，使身体的代谢功能旺盛。严重不足时，脑和身体对刺激的反应减弱，甚至导致自闭症。充足的维生素C可使大脑功能灵活、敏锐，并提高儿童的智商	酸枣，鲜枣，草莓，柿子，金橘，山蒜，龙须菜，甜辣椒，菠菜，萝卜叶，西红柿，卷心菜，甘薯，马铃薯，绿茶，野菜（艾叶、笔头菜、荠菜等），荷兰芹	黄绿色蔬菜、其他鲜果类
钙	保持血液呈弱碱性的正常状态，防止机体成为酸性易疲劳体质，充足的钙可抑制神经的异常兴奋。严重不足可导致性情暴躁、多动、好哭闹、注意力不易集中、智力发育迟缓	金针菜，羊栖菜，海带，裙带菜，小干鱼，泥鳅，萝卜缨，紫菜，葫芦，荷兰芹，野菜（鸡儿肠、荠菜、蕨菜、薇草、笔头菜、山蒜、艾叶等），大豆及豆制品（豆浆、豆粉、豆腐、腐竹等）	小鱼类（连骨吃）、叶菜类蔬菜、海藻类
糖类	糖类，特别是精制糖食用过多时，会使脑进入过度疲劳状态，有的人因此而患神经衰弱、自闭症或抑郁症	大米（未经精加工的大米、胚芽米），小米，黄米，糯米，玉米，高粱米（非杂交种），稗子米，小麦，荞麦，燕麦，大麦等（以土壤、水源、空气未被严重污染，种子经过精选，施有机肥者最为理想）	红糖（黑红糖、绵赤糖、原糖），糕点，饼干（由未经精加工谷物、红糖和蜂蜜等为原料制作的，并以少吃为宜）
蛋白质	是脑细胞的主要成分之一，占脑重量的35%。是主持脑细胞的兴奋与抑制过程的主要物质，在记忆、语言、思考、运动、神经传导等方面都有重要作用	鱼贝类（牡蛎、贝、海胆、墨斗鱼、章鱼、虾等），大豆及豆制品	自然状态下饲养的动物及其产品（牛肉、猪肉、鸡肉、鸡蛋等），花生仁，核桃仁，小豆，蚕豆，芝麻等
B族维生素	在细胞的兴奋与抑制过程中起着蛋白质助手的作用。严重不足时，易导致神经组织变性并发生神经障碍	核桃仁，芝麻，金针菜，香菇，鹌鹑肉，鳝鱼，鳕鱼子，酵母，黑面包，肝，野菜（薇草、蔓菜、荠菜、艾叶等）	黄绿色蔬菜、水草类、坚果类
维生素E	有极强的抗氧化作用，可防止脑内产生过氧脂质，并可预防脑疲劳	小麦胚芽油、棉籽油、米糠油、红花油	米麦等谷物、甘薯、豌豆、大豆、花生仁、芝麻、莴苣、菠菜、青豆、荷兰芹、牛肉、猪肉、鸡肉、鸡蛋、黄油、肝

（二）有助长高类食物

1. 有助于婴幼儿长高的饮食原则

（1）膳食要平衡

食品数量要充足，谷、肉、果、菜都要吃，食物要多样化，粗细兼备，荤素搭配，相互取长补短。

（2）蛋白质要非常重视

婴幼儿发育期对蛋白质的需求量比成人高得多，如供给不足便会影响身高增长。食物以畜瘦肉、鱼虾肉、禽蛋类、奶类、豆类及豆制品所含蛋白质丰富。此外，胶原蛋白和黏蛋白是构成骨骼的有机成分，父母应给婴幼儿及时补充，食物中肉皮、猪蹄、鸡、鱼、甲鱼等均富含胶原蛋白和黏蛋白。

（3）不饱和脂肪酸不可缺

不饱和脂肪酸是人体胆固醇的主要来源，是制造体内固醇类激素，如性激素、肾上腺激素及维生素 D_3 等的必需物质。富含不饱和脂肪酸的食品有植物油脂，鱼油、奶油中的不饱和脂肪酸含量也比较丰富。

（4）蔬菜、瓜果每天吃

新鲜蔬菜如白菜、胡萝卜、黄瓜、青椒、嫩笋、番茄、葱，新鲜水果如橘子、香蕉、梨、苹果、葡萄、桃、杏、西瓜等含有对人体增高十分重要的维生素，所以应充分供给。

（5）补充足量的水分

水分可以促进新陈代谢，可以使体内毒素易于排出，有助于生长发育。可以采取清晨喝温开水、早餐喝豆浆、午餐喝菜汤、睡觉前喝牛奶、运动前喝淡盐开水、炎夏喝热茶等方式饮水。

（6）适当补钙

据调查，缺钙儿童中补钙者比不补钙者个子高得多。含钙较多的食物有牛奶、奶制品、鸡蛋、鱼类、贝类、豆腐及豆类、芝麻酱、南瓜子等。

（7）铁、锌不可少

食物中铁、锌不足，必然使血红蛋白合成受阻，引起许多器官、组织生理功能异常，婴幼儿的生长发育、智力发育、免疫功能、细胞代谢等均受到影响。日常膳食中，动物肝脏、猪肉牛肉羊肉等红肉、蛋黄、鱼、豆类等含铁丰富，且吸收利用率高；牡蛎、扇贝、文蛤等海贝类食物中锌的含量很高，且吸收利用率也很高。

2. 有助长高类食谱列举

(1)猪肝鸡蛋

原料：新鲜猪肝 50 g，新鲜鸡蛋 1 个，大米 100 g，油适量。

做法：先将大米在锅内熬到开花为止；将猪肝制成泥状，用少许食用油炒热备用；将鸡蛋制成蛋花，与热猪肝一起放进大米锅内熬成粥状，待温，调味后食用，隔日一次。

特点：猪肝含丰富的优质蛋白质，富含钙、磷及维生素 A；鸡蛋则含有儿童成长需要的卵蛋白和卵球蛋白，而且钙、磷等矿物质含量也很丰富，是儿童增高的理想食品。

(2)猪骨菠菜汤

原料：鲜猪脊骨 350 g，菠菜 200 g。

做法：取新鲜猪脊骨，用清水洗净，剁成块，放入砂锅内，加适量清水，先用武火、后用文火煮两小时，然后将洗净的菠菜焯水后放入汤中，再煮 10 分钟，加入调味料，饮汤吃菠菜。

特点：猪脊骨中含有镁、钙、磷、铁等多种矿物质，菠菜中含有相应的酶，因此对补充镁、钙、磷、铁等效果较好。

(3)什锦面

原料：肉末、香菇、豆腐、金针菇、蛋白、青菜、胡萝卜、拉面、海带、鸡骨头、盐各适量。

做法：将鸡骨头和海带一起放入锅内共熬高汤；香菇、金针菇、胡萝卜切细丝，青菜切段，豆腐切长条，以滚水氽烫；肉末中加入蛋白揉成小丸子烫熟；拉面置高汤内煮熟，然后加入材料及调味品。

特点：材料众多，包括了肉类、蔬菜、蛋、面粉，营养全面，口感也不错。

(三)有助减肥类食物

1.“小胖墩”变瘦的饮食原则

(1)“三个限制”

限制高热量、高脂肪、高糖、高胆固醇食物(如肥肉、动物内脏、油炸食品、奶油甜点、冰激凌、巧克力等)的摄入。可生食的食物尽量生食，这样热量低且营养成分高。

限制精细主食的摄入。多食糙米、全麦、玉米等，这样既可减少热量的摄入，又可饱腹。

限制食盐的摄入。食盐摄入量为正常儿童的 1/2，以减少水钠潴留并可降低食欲。

(2)"三个保证"

保证含蛋白质食物的摄入，以防减肥影响儿童生长发育。

保证含维生素、矿物质食物的摄入。不少蔬菜和水果含有丰富的维生素和矿物质，热量低，水分和膳食纤维的含量较高，可增强饱腹感，促进脂肪代谢，使脂肪难以堆积。

保证每天喝 4～6 杯水，以清理脂肪，输送营养。

2. 有助减肥类食谱列举

(1)金银豆腐

原料：蒸好的豆腐 200 g，嫩豆腐 200 g，葱末、姜末各 10 g，精盐、料酒各适量，植物油 150 mL，清汤 50 mL。

做法：先将嫩豆腐切成 1 cm 大小的方丁，入沸水锅煮至出水，捞出沥净水分；蒸好的豆腐切成 1 cm 见方的丁；锅内加植物油，烧至七成熟时，下蒸好的豆腐炸至金黄色捞出；锅内另留少量油，烧热后加葱末、姜末煸炒出香味，加清汤、料酒、精盐和嫩豆腐稍煨入味，加炸制的豆腐，稍煨即可。

特点：清淡可口，具有减肥效果，尤其适合夏天食用。

(2)黄瓜拌肉丝

原料：鲜嫩黄瓜 750 g，瘦猪肉 100 g，白糖、醋、食盐适量，生姜 10 g，菜油 50 g。

做法：先将黄瓜洗净削去两头，切成 3 cm 长的瓜段，再切成粗丝，生姜洗净切成细丝，猪肉洗净后先用开水煮熟，捞出待凉后再切成丝；然后把肉丝、黄瓜丝放入盘内，加上白糖、醋、姜丝、食盐拌匀；另将锅置火上加入油，烧热后将油倒在瓜丝上拌匀即可。

特点：具有滋阴润燥、清热利湿的功效，肥胖儿常食之，不仅减肥，还可红润肌肤。

(3)虾皮卷心菜馅饼

原料：面粉 500 g，卷心菜 500 g，虾皮 30 g，花椒、盐、葱、姜、植物油各适量。

做法：面粉加水，经发酵擀成面皮；卷心菜剁成细末，加盐少许腌 10 分钟后，再加虾皮、花椒、盐、葱、姜拌匀成馅，包入面皮制成馅饼；平底锅放少量植物油，小火烙熟即可。

特点：宽中，降心火，活血化瘀，防止儿童肥胖。

四、幼儿零食问题

零食，是指非正餐时间食用的各种少量的食物和饮料（不包括水）。零食作为一日三餐之外的食物，可以补充机体所需的能量和营养素。所以，零食提供的能量和营养是全天膳食营养摄入的一个组成部分，在评估能量和营养摄入时应计算在内，不可忽视。但是，零食提供的能量和营养素不如正餐全面、均衡，所以幼儿吃零食的量不宜过多。

(一)合理选择零食的原则

合理选择零食，要遵循以下四个原则。

1. 根据个人的身体情况及正餐的摄入状况选择适合个人的零食

三餐能量摄入不足，可选择富含能量的零食加以补充；对于需要控制能量摄入的人来说，应尽量少吃含糖或含脂肪较多的零食；三餐蔬菜、水果摄入不足，应选择蔬菜、水果作为零食。总之，越是正餐摄入不足的食物，越需要以零食的形式在合适的时间摄入。

2. 选择营养价值高的零食

水果、奶制品、坚果等提供的营养素都是幼儿生长发育过程中不可缺少的，甚至是极其重要的营养素，因此，这一类零食幼儿可以多摄入一些。

3. 选择合适的进食时间

两餐之间可适当吃些零食，以不影响正餐食欲为宜。晚餐后2～3小时也可吃些零食，但睡前半小时不宜再进食。总之，零食的进食时间是比较自由的，不像正餐的进食时间相对固定，但在摄入零食时应以不影响正餐的食欲为前提。

4. 零食的摄入量不宜太多

零食的摄入量不宜太多，以免影响正餐的食欲和食量。另外，在同类可供选择的零食中，应当选择能量较低的零食，以免摄入过多的能量。

(二)幼儿零食消费指南

幼儿期是培养良好饮食行为和生活方式的重要时期。此时期的幼儿常常模仿家长和教师，因此，家长、教师应该以身作则，教育和引导儿童正确认识食物的特点，帮助幼儿建立有益健康的饮食行为。为此，《中国儿童青少年零食消费指南

2018》就此年龄段幼儿的零食问题作出如下几点提示。

1. 零食应是合理膳食的组成部分，不要仅从幼儿的喜好方面选择零食

幼儿在定时定量吃"三餐两点"的基础上，还可以选择适当的零食作为正餐外必要的营养补充。选择零食时，不要一味满足幼儿的喜好，以防止幼儿养成乱吃零食、只吃零食、不吃或少吃正餐的习惯。

2. 选择新鲜、易消化的零食，多选奶类、水果和蔬菜类的食物

奶类食物含丰富的优质蛋白质和钙，新鲜水果、蔬菜类食物含有多种维生素、矿物质和膳食纤维。多选此类食物有益于幼儿的健康。

3. 吃零食的时间不要离正餐太近，不应影响正餐的食量，睡觉前半小时避免吃零食

每次吃零食的量应以吃完零食后不影响规律正餐的食量为准，不要养成睡觉前吃零食的习惯，以免影响肠胃及牙齿的健康。

4. 少吃油炸、含糖过多、过咸的零食

经常吃油炸的零食易导致幼儿肥胖，含糖过多的零食容易引起龋齿，常吃含盐高的零食会增加患高血压的危险。应注意引导幼儿少吃此类零食。

5. 多喝白开水，少喝含糖饮料

含糖饮料含有较多的能量，经常饮用容易引起儿童超重和肥胖，并可腐蚀牙齿。应引导幼儿少喝含糖饮料，多喝白开水。

6. 吃零食前要洗手，吃完零食要漱口

吃零食时应注意卫生，养成吃零食前洗手的好习惯。吃完零食后还要漱口或刷牙，以防出现龋齿。

7. 注意零食的食用安全，避免豆类、坚果类等零食呛入气管

选择零食时要注意零食的性状，其大小、硬度和形状等应符合幼儿的生理特点。食用时要注意安全，防止食物呛入呼吸道而引发危险。例如，吃花生米、瓜子和核桃等零食，应在家长的看护和指导下进食，切忌一边玩耍一边吃或在幼儿哭闹时给予零食。

(三)幼儿少吃或避免吃的零食

并不是所有的零食都适合幼儿。参考《中国居民膳食指南(2016)》学龄前儿童膳食指南相关内容，对于幼儿来说，应少吃或避免吃的零食见表3-5。

表 3-5　幼儿少吃或避免吃的零食

应少吃或避免吃的零食	原因
油炸类食品	长期食用增加成年时患心血管疾病的危险；可能含有致癌物质；大量维生素被破坏
腌制类食品	食盐含量过高，增加肾脏负担，长期食用增加患高血压的危险
加工类肉食品（香肠、肉松等）	通常添加多种食品添加剂（如防腐剂、着色剂、香料和香精等）
饼干类食品（不含低温烘烤饼干和全麦饼干）	常常添加多种香精和色素；加工过程导致大量维生素被破坏；通常含能量较高，营养成分不平衡
乳饮料、含糖饮料	含磷酸、碳酸，长期饮用可能会导致体内钙的丢失；含糖量过高，在餐前饮用会影响正餐进食量
方便类食品（主要指方便面和膨化食品）	通常添加多种食品添加剂，多数产品含能量较高，营养不平衡
罐头类食品（包括鱼肉类和水果类）	通常采用高温灌装，导致大量维生素被破坏；含能量较高，营养成分不平衡
高盐坚果，糖浸坚果	通常添加多种食品添加剂，有的盐分过高
冷冻甜品类食品（冰激凌、冰棒和各种雪糕）	奶油和糖含量较高，食用过多会影响正餐，长期食用易引起肥胖
烧烤类食品	含有大量苯并芘类致癌物质，街头烧烤食品还容易发生多种食品安全问题

（四）常见的幼儿零食及选择

1. 蔬菜水果类零食

新鲜果蔬类食物含有丰富的维生素 C、B 族维生素、钾、镁、钙和膳食纤维等有益于健康的营养成分。

可经常食用（可以每天食用）：新鲜蔬菜、新鲜水果，如西红柿、黄瓜、香蕉、梨、桃、苹果、柑橘、西瓜、葡萄等。

适当食用（每周食用 1～2 次）：用糖或盐加工的果蔬干，如苹果干、葡萄干、香蕉干等。

限量食用（每周食用不超过 1 次）：水果罐头、蜜饯。

2. 奶及奶制品类零食

奶类是含钙最丰富的天然食物，同时含有丰富的优质蛋白质和核黄素等重要营养素。

可经常食用：优质的奶类零食，如纯鲜牛奶、酸奶等，可以作为正餐中摄入不足的奶类食物的重要补充。

适当食用：奶酪、奶片等奶制品。

限量食用：炼乳等通常含糖较多的食品。

3. 坚果类零食

坚果如核桃、瓜子、花生、腰果、松子、杏仁、榛子等富含优质的植物蛋白和钾、镁、磷、钙、铁、锌、铜等矿物质，也是维生素 E、维生素 B_1、维生素 B_2、烟酸、叶酸以及膳食纤维的良好来源，是一类营养价值较高的零食。

可经常食用：制作时不添加油脂、糖、盐的花生米、核桃仁、瓜子、大杏仁及松子、榛子等。

适当食用：一旦上面所说的坚果穿上油脂、糖、盐的"外衣"，就属于"适当食用"的零食，如琥珀核桃仁、鱼皮花生、盐焗腰果等。

4. 豆及豆制品类零食

豆类可提供优良的植物性蛋白质，含有丰富的钙、磷、铁、锌及 B 族维生素，能够促进身体健康，增强记忆力。

可经常食用：不添加油脂、糖、盐的豆浆和烤黄豆等。

适当食用：经过加工的豆腐卷、怪味蚕豆、卤豆干等。

5. 谷类零食

谷类零食有很多，常见的是饼干、面包、糕点、方便面，以及各种淀粉制作的膨化食品等。

可经常食用：加油脂、糖、盐较少的煮玉米，无糖或低糖燕麦片，全麦饼干等，因为这类零食不仅脂肪少、能量低，而且含有大量的营养素，如 B 族维生素、维生素 E、钾、硒、铁以及纤维素等。

适当食用：蛋糕、饼干等，因为添加了脂肪、盐、糖。

限量食用：膨化食品、奶油夹心饼干、方便面、奶油蛋糕等。

6. 薯类零食

薯类包括马铃薯（土豆）、白薯、木薯等，它们除了提供丰富的碳水化合物、膳食纤维及 B 族维生素外，还有较多的矿物质和其他维生素，兼有谷类和蔬菜的双重好处。

可经常食用：蒸、煮、烤的薯类零食如果不添加油脂、糖、盐，就可以经常食用。

适当食用：甘薯球、甜地瓜干等，因为在制作时添加了较多的油脂、糖、盐。

限量食用：炸薯片、炸薯条等。

7. 肉类、海产品、蛋类零食

肉类、海产品、蛋类零食不仅能提供人体需要的蛋白质、脂肪、矿物质和维生素，而且味道鲜美、营养丰富、饱腹作用强。

可经常食用：水煮蛋等，因为在制作时没有添加油脂、糖、盐。

适当食用：牛肉干、松花蛋、火腿肠、肉脯、卤蛋、鱼片等，因为这些零食含有大量的食用油、盐、糖、酱油等。

限量食用：炸鸡块、炸鸡翅等。

8. 饮料类零食

常见的饮料主要包括碳酸饮料、果蔬汁饮料、含乳饮料、植物蛋白饮料、茶饮料等。除了一些鲜榨果蔬汁外，饮料大多含有较高的糖分，能量很高，过量饮用会阻碍营养素的吸收，并可能增加患龋齿、肥胖、代谢综合征等疾病的危险。

可经常食用：新鲜蔬菜瓜果榨出的汁，如鲜榨橙汁、西瓜汁、芹菜汁、胡萝卜汁等。

适当食用：在制作过程中加了糖的果汁，果汁含量超过30％的果（蔬）饮料，如山楂饮料、杏仁露、乳酸饮料等。

限量食用：甜度高或加了鲜艳色素的高糖分汽水等碳酸饮料。

9. 冷冻饮品类零食

在炎热的夏天，给幼儿喝些冷饮是可以的，但是冰棒、冰激凌类食品大多含有较高的糖分和能量，因此不建议常吃。

适当食用：甜度低并以鲜奶和水果为主要原料的冷冻饮品，如品质较好的鲜奶冰激凌、水果冰激凌等。

限量食用：甜度非常高、色彩鲜艳的冷饮。

10. 糖果类零食

糖果类零食主要包括各种糖果和巧克力。

适当食用：巧克力含有较多的脂肪和能量，但是也具有丰富的营养，能预防心血管疾病，增强免疫力，降低血液中的胆固醇水平等，尤其是黑巧克力的脂肪含量较其他巧克力少，建议可以适当食用。

限量食用：含糖量很高的糖果，如奶糖、水果糖等。

第三课　婴幼儿食物的储存

![案例导入图标] **案例导入**

在逛完超市，给天天买回一大袋食物之后，天天妈妈的烦恼也随之而来，这些食物如何存放让她很是纠结。例如，怎样分类存放？分类之后，各种各样的食物都有哪些存放要求？会不会还没有等到吃的时候就变质了？

其实，天天妈妈的烦恼代表了大多数家长的心声。在选购了一批婴幼儿食物之后，这些食物如何储存？可以采用哪些储存方法？不同的食物以何种方式储存比较合适？在储存婴幼儿食物时，容易出现哪些问题？虽然大家有诸多疑惑，但解决这些疑惑的答案将在本课为大家一一揭晓。

一、婴幼儿食物的储存要求

(一)总体要求

无论是托幼园所，还是婴幼儿家庭，在储存婴幼儿食物时，都应从总体上注意如下要求。

储存场所、工具和设备应当安全、无害，保持清洁，设置纱窗、防鼠网、挡鼠板等有效防鼠、防虫、防蝇、防蟑螂的设施，无霉斑、鼠迹、苍蝇、蟑螂，不得存放有毒有害物品(如杀鼠剂、杀虫剂、洗涤剂、消毒剂等)及个人生活用品。

食品和非食品(不会导致食品污染的食品容器、包装材料等物品除外)库房应分开设置。若在同一库房内储存不同性质食品和物品，应区分存放区域，不同区域应有明显的标识。

食品应当分类、分架存放，距离墙壁、地面均在 10 cm 以上，并定期检查，使用应遵循先进先出的原则，变质和过期食品应及时清除。

冷藏、冷冻柜(库)应有明显的区分标识，设可正确指示温度的温度计，定期除霜(不得超过 1 cm)、清洁和保养，保证设施正常运转，符合相应的温度范围要求。

冷藏、冷冻储存应做到原料、半成品、成品严格分开，植物性食品、动物性食品分类摆放，不得将食品堆积、挤压存放。

散装食品应盛装于容器内，在储存位置标明食品的名称、生产日期、保质期、生产者名称及联系方式等内容。

除冷库外的库房应有良好的通风、防潮设施。

（二）常用的储存方法

婴幼儿食物储存的目的是保持新鲜、避免污染。按照是否经过烹调，食物可以分为食物原材料和熟食两大类，但我们一般不提倡将熟食（尤其是吃剩的饭菜等）进行储存，故而食物储存主要是就食物原材料而言的。由于食物种类繁多、性质各异，不同食物适宜的环境各不相同，因此储存食物首先要熟悉各种食物的特点，了解影响食物变化的原因，采取适当的储存方法。只有这样，才能有效保持食物的外观（形状、色泽等）和保证内在的质量（质地、营养成分），防止烹饪食物发生腐烂、变质等情况，减少不必要的损失。

婴幼儿食物的储存主要有如下几种常用方法。

1. 低温储存法

低温储存法是储存食物极常用的方法。其主要原理是低温能够有效地抑制微生物的生长和繁殖，降低酶的活性，减弱食物内的化学反应，较好地保持食品原有的风味和营养价值。

低温储存法按其温度的不同可分为冷藏法和冷冻法。冷藏法是将食物在冰点以上的环境中冷藏，一般指在温度为 $0 \sim 10 \, ℃$ 的条件下，用冰箱冷藏室或低温冷库等储存食物。采用冷藏法储存的食物主要有蔬菜、鲜肉、鲜鱼、水果、奶制品以及熟制品和半成品等。冷冻法是将食物在低于冰点的环境中冷冻，一般指在温度为 $-29 \sim 0 \, ℃$ 的条件下，用冰箱冷冻室或低温冷库等储存食物。该方法适用于储存动物性食物，如水产品、畜禽制品、速冻食品等。冷冻法可以使食物保存较长的时间不变质。但是长时间存放，虽然食物的质地变化不大，但水分减少，营养价值降低，吃起来口感也不好。

2. 高温储存法

高温储存法是餐饮业储存食物经常使用的方法。由于微生物对高温的承受能力弱，当温度升高时可有效地杀灭微生物，并破坏酶的活性，可防止微生物对食物的影响，达到储存食物的目的。高温储存法是先将食物用开水煮透或蒸透（$100 \, ℃$ 以上的高温），取出或仍用原汤泡上，放在凉爽通风的地方不搅动，防止食物被污染。采用此方法可使食物在较长的时间内不变质。这种方法适用于保存动物性食物的成品和半成品以及水发干货类食物。对于婴幼儿家庭来说，特别适用于短时间（如一个晚上）内储存动物性食物（如炖猪蹄）。

3. 通风储存法

通风储存法主要适用于保存粮食、干货食物和需要风干的食物，它们的特点都是怕霉、怕捂。例如，米、面、花生、蔬菜等食物，在储存的时候都需要通风，这样可使霉菌不易生长，保持食物的原有成分，减少霉变。

4. 腌、渍、酱、泡储存法

此种方法一般是用盐、糖、醋、酱和五香料，按照一定的比例加入食物内，使食物吸收一定浓度的调料，来抑制微生物的生长，达到长期保存食物的目的。例如，腌菜制品有咸萝卜条、咸豆角、糖醋蒜等，酱菜制品有酱五香大头菜、酱黄瓜、酱八宝菜等，泡菜制品有泡洋白菜、泡辣椒、泡茄子等。

经过腌、渍、酱、泡等处理后的食物一般营养价值会降低，因为食物中一部分维生素、矿物质被破坏和损失，特别是动物性食物的纤维肌会变硬，不易被人体消化吸收。因此，对于婴幼儿来说，应尽量少食用甚至不食用使用这种方式储存的食物，以免给婴幼儿的健康带来危害。

5. 烟熏储存法

烟熏储存法是用锯末、松柏枝等材料不完全燃烧的情况下产生的烟气来熏烤食品的一种方法。使用烟熏储存法不但减少了食物内部的水分，而且烟气中有杀菌和防腐作用的木焦油、杂酚油等附在食物的表面上，能防止细菌的生长，从而达到防腐储存的目的。一般常见的熏制品有熏鱼、熏鸡、熏肉等。对于婴幼儿来说，这类食物也应少接触为妙。

6. 真空密封保存法

真空密封保存法是在真空的状态下，使食物不与空气中的微生物接触，来对食物进行密封保存的一种方法，如灌装制品、真空包装制品等。此方法适用于多种食物，特别是婴幼儿零食。

随着科学技术的不断发展，储存食物的方法也越来越多，如核辐射储存法、气调法等都是比较先进的方法，它们的主要原理就是控制或杀死食物中生长的微生物，延缓原料内部组织新陈代谢，从而延长食物的保存时间，提高储存的质量，达到保存的目的。

(三)各类食物的储存要求

具体到不同种类的食物，其储存要求也是千差万别的。

1. 谷类的储存

粳米、糯米、大麦等谷类食物一般会采用传统的保存方式，可以放入陶瓷器皿中保存，也可以使用纸袋来代替。另外在保存谷类食物时，还可以放入炭、大蒜或是苹果，这对于预防米虫和霉菌会有很大帮助。一般来说，大米不要一次买太多，备 15～30 天的用量即可。而糙米一定不能买散装的，它虽然营养丰富，但保质期很短，通常只有半年，特别是其中的维生素 A 和维生素 C 在空气中放置 3 个月左右就会被完全氧化，丧失保健功效。这是因为糙米含有油脂，在室温环境中易变质、有哈喇味，所以需要冷藏，甚至冷冻保存。

2. 薯类的储存

如马铃薯、红薯应储存于阴凉、干燥且通风处，温度在 10～18 ℃，温度高于 18 ℃ 易生芽，低于 10 ℃ 则易引起腐烂。此外，红薯受潮后也会腐烂，所以储藏红薯时还要防潮，最好把红薯放在纸箱里或透气的木箱里。

3. 豆类的储存

干豆类一定要在没洗的情况下放入干燥、密封的容器内，如饮料瓶等，同时还可以放入少量带皮的干蒜瓣、干花椒等。

4. 坚果类的储存

坚果可分为树坚果和种子，前者如"四大坚果"——榛子、核桃、杏仁、腰果，后者如各种瓜子、花生、松仁等。坚果富含不饱和脂肪酸、蛋白质、膳食纤维、维生素和矿物质，也富含婴幼儿成长需要的多种微量营养素，营养丰富、风味独特，深受消费者的喜爱。很多家庭喜欢一次性买上大量的坚果，然后放在家中慢慢享用，但存放时间一长，加上存放方法不当，坚果很容易发生变质。因此，不要购买大量坚果存放在家里，每次选购要适量，随买随吃。另外，应选择定型包装的产品，以有独立小包装的为佳。袋状包装的食品打开后如果不能马上吃完，那么应密封保存，最好在一周或半月内吃完。如果购买了散装的产品，最好先将食物摊开进行充分的晾干后，尽量放在密闭的包装或容器里，保存在干燥、阴凉的地方，并趁新鲜的时候尽快食用。

低温低湿可以延长坚果的保质期，所以应将它们储藏在远离热源的阴凉干燥处，避免阳光的直射，尽量减少与空气、水分的接触，且留意其保存期限。坚果容易遭异味的渗透，应避免和有刺激性气味的食品存放在一起（如葱、蒜、香味浓烈的水果、海产品、清洁剂等）。适宜的保存温度为 15 ℃ 以下，建议保存在密封的玻璃瓶或者塑料包装袋中，一般不建议使用铁盒保存，因为铁盒里面的金属物质会成为这些富含不饱和脂肪酸的食品加速氧化的催化剂。

坚果中常见的花生去皮后容易氧化，购买时最好买带皮的，另外保存的时候也不要去皮。松仁虽然是较易保存的坚果，但应该置于阴凉通风处，如需要长时间保存，应不去皮直接置于冰箱冷冻室进行保存。栗子如果失去了水分，将会马上开始腐烂变质，所以保持水分最重要，应将其带壳浸于盐水中，之后埋在沙土内。如果是去了皮的栗子，那么可以喷水后冷冻保存。

5. 鱼、畜禽肉类的储存

畜禽肉类洗净沥干水分，一两天内会食用的应放在冷藏室，非马上食用的则放在冷冻室，但不可储存太久。畜禽肉类冷冻前应视烹调所需，分别切丝、切块、剁碎，分装于塑料袋内，再放入冰箱内。

鱼类除去鳞鳃内脏，冲洗干净，沥干水分，以塑料袋套好，放在冷冻室内。若马上食用则先放在冷藏室即可。

鱼、畜禽肉类应先洗再切。解冻应在冰箱中进行，或用微波炉、烤箱解冻，在室温下解冻，食品易受细菌污染。应提前解冻，在烹调前才解冻切割，不但费事而且影响品质。另外，解冻后的食品不宜再冷冻储存。

6. 蛋类的储存

先拭去外壳污物再放进冰箱冷藏室。摆放时要小头朝下、大头朝上，而且取出来后要尽快食用。当没有办法冷藏时，可把干净的纸或布做成适宜鸡蛋放置的空穴，让每一个鸡蛋都能有独立存放的空间，而且不要直接暴露在空气中，这样可以延长保存时间。

7. 奶类的储存

奶粉应用干净的匙子取用。鲜牛奶应该放置在阴凉的地方，最好放置在冰箱里，5 ℃以下储存。牛奶放在冰箱里，瓶盖要盖好，以免他种气味串入牛奶里。牛奶倒进杯子等容器后，若没有喝完，应盖好杯盖放回冰箱，切不可倒回原来的瓶子。另外，温度过低对牛奶亦有不良影响。当牛奶冷冻成冰时，其品质会受损害。因此，牛奶不宜冷冻，放入冰箱冷藏即可。

8. 蔬菜的储存

一般情况下，蔬菜的适宜储藏温度在0～10 ℃。例如，黄瓜、苦瓜、豇豆和南瓜等喜温蔬菜，适宜温度为10 ℃左右，但不能低于8 ℃；绝大部分叶菜为喜凉蔬菜，适宜温度为0～2 ℃，但不能低于0 ℃。

不过需要注意的是，绿叶蔬菜必须包好放入冰箱，不要贴近冰箱内壁，避免冻伤，储存时间最好不要超过3天。豆角、茄子、番茄、青椒之类可以在低温下存放4～5天，而土豆、胡萝卜、洋葱、白萝卜、白菜之类存放的时间可以长一些。若蔬菜存放在冰箱中不方便，也可以放在家里阴凉通风的地方。

不同种类的蔬菜有不同的储存方式。具体要求有如下三点。

（1）根茎类蔬菜（萝卜、土豆、红薯、山药、莲藕等）的储存

根茎类蔬菜一般较易储存，且储存时间都比较长，但多数不适合冷藏。通常含糖分多、表皮较硬较厚实的蔬菜，如萝卜、洋葱、土豆、芋头、牛蒡等，适合在阴凉处存放，放进冰箱反而更容易变坏。其中，土豆有休眠期，适宜的低温有利于延长休眠期，3～5 ℃储存较好。萝卜最好能带泥储放，若室内气温不太高，置于阴凉通风处即可；若买到的萝卜已清洗过，可用干报纸包起来放入塑料袋中，再放入冰箱冷藏室直立式冷藏。切过的莲藕非常容易变黑，需用保鲜膜包裹后再放入冰箱冷藏，或是切成薄片用醋腌渍为凉拌菜，约可保存一周。

（2）叶菜类蔬菜（生菜、白菜、芹菜、菠菜等）的储存

它们适宜在0 ℃左右保存，并包裹保鲜膜以防止水分流失。它们的储存时间特别短，因此尽量吃多少买多少。特别需要注意的是，由于室内和冰箱内温差大，保鲜膜会出现结露的现象，露水滴在蔬菜上会造成腐烂；因此，可以在保鲜膜内再包一层吸水的纸或经常擦拭。待蔬菜与冰箱内温度平衡后，结露现象就会消失。

（3）果菜类蔬菜（茄子、辣椒、西红柿、黄瓜等）的储存

它们的储存温度应在7～8 ℃，并用保鲜膜包裹，以保持水分，不宜放入冰箱冷藏室储存。一般来说，不太熟的西红柿对低温更加敏感（西红柿经低温冷冻后，肉质呈水泡状，显得软烂，或出现散裂现象，表面有黑斑，煮不熟，无鲜味，严重的则会腐烂），所以储存温度最好在10 ℃左右，而已经熟了的红色西红柿短期储藏温度应在2 ℃左右。刺少的黄瓜品种较耐储藏，适宜的储存温度为10～12 ℃。黄瓜、青椒等蔬菜在冰箱中久存，会出现冻"伤"——变黑、变软、变味，黄瓜还会长毛发黏。因为冰箱里的温度一般为4～6 ℃，而黄瓜的适宜储存温度为10～12 ℃，青椒为7～8 ℃。

9. 水果的储存

水果应该趁新鲜食用，储存越久，营养素会损失越多。另外，水果以生吃为原则，去皮后应立即食用。大部分水果需要放入冰箱的冷藏室。若要放在室温下，草莓和葡萄等能存放1～2天，苹果、柑橘等能存放一周以上。而一些热带水果，如香蕉、杧果等不用放进冰箱冷藏储存。大致来说，各类水果可以按照如下方式储存。

（1）浆果类水果（草莓、葡萄、猕猴桃等）的储存

草莓买回后及时放入冰箱，在0 ℃环境中储存；储存葡萄时，应将整串的葡萄包裹保鲜膜，并在上面扎几个孔，置于0 ℃左右环境中；猕猴桃可选择成熟度低的果实，并放入冰箱，待温度降至0 ℃时再用塑料薄膜包装后储存，不可与其他水果混放。

(2)仁果类水果(梨、苹果、山楂等)的储存

将此类水果放在0℃左右的环境中,并用保鲜膜等包裹可防止其水分流失。若家中有整箱的此类水果,可将其中腐烂的水果挑出后,完好地放在阳台保存。水果上原木的包裹纸等不要取下。

(3)柑橘类水果(橙、橘、柠檬、柚、柑、佛手柑、金橘等)的储存

柑橘类水果种类及品种繁多,一般都比较耐储,但不同种类、不同品种水果的储存方法差异也较大。一般来说,柠檬类最耐储;其次是甜橙类,如四川的锦橙、湖南的大红甜橙、福建的雪柑等,可储存半年左右;再次是柑类,如蕉柑、温州蜜柑;宽皮橘的耐储性最差,尤其是四川的红橘。

(4)热带、亚热带水果(香蕉、火龙果、杧果、荔枝、龙眼、木瓜、红毛丹等)的储存

这类水果买回家后一旦放进冰箱,果皮没几天就开始凹陷,出现黑褐色的斑点,这说明水果已经被冻伤了。热带、亚热带水果大部分都怕冷,不宜放在冰箱中冷藏。冻伤的水果不仅营养成分遭到破坏,还很容易变质,再过几天,果肉就会腐烂。因此,它们最好放在避光、阴凉的地方储存。

10. 罐头食品的储存

罐头食品应储存在阴凉干燥处。打开后的罐头,若一次未食用完,要倒出另用容器装盛,以免罐头生锈使食物变质。蔬菜类罐头内的水分在烹调时要倒除,但未用完需倒出储存时,汤汁则要保留,待用时再倒掉,以免蔬菜变质腐坏,因为汤汁中含有防腐剂。

11. 部分烹调过的熟食的储存

已经烹调过的熟食,按照食物品种的不同,储存方法也有差异。

(1)米饭、馒头、面包等主食的储存

若只是短时间储存,可以放进冰箱冷藏室。若存放时间超过三天或者希望保持主食柔软的口感,最好放入冷冻室。

(2)酱卤类肉制品的储存

比如酱肉、卤猪蹄等,需要全程冷藏,冷藏温度在4℃以下。若想较长时间保存,也可将其冷冻,但是解冻后口感会下降。

(3)家庭烹调的带肉菜的储存

比如炒肉丝、炖肉等,也需要一直放在冰箱的冷藏室,温度保持在4℃以下。

(4)汤羹类食物的储存

喝汤的时候，要吃多少盛多少，这样没有食用过的汤才更容易保存。若剩下的汤打算第二天再吃，可以加盖储存在冰箱冷藏室，置于4℃以下环境中保存。若要过两天再吃，就要放入密封盒，放进冷冻室。

另外，在购买定型包装食品的时候，一般产品外包装上的产品标签（或产品说明书）上所标识的产品储存方法、保质期限等内容，也是成人必须要注意的，因为产品标签（或产品说明书）标识的储存方法是我们对这些食物进行储存的依据。至于散装食物和各类食用农产品，也应根据各类食物的特点进行储存。

相关链接

如何鉴别变质了的食物

鱼、禽、蛋、奶等动物性食物和豆制品含有丰富的蛋白质，在储存时容易滋生细菌而导致变质。若发现食物出现下列变化，应特别小心，避免摄入变质食物。

畜禽肉类：肉色发暗，脂肪缺乏光泽；外表干枯或黏手，指压后的凹陷恢复慢或不能完全恢复；有氨味或酸味，甚至有臭味。

鱼类：体表发暗无光泽；鳞片不完整，易脱落；鱼鳃颜色暗红，有腥臭味，腮丝粘连；眼球浑浊或凹陷，角膜浑浊；肌肉松弛，弹性差。

蛋类：蛋黄移位形成"贴壳蛋"；蛋黄膜分解形成"散蛋黄"；蛋清和蛋黄混为一体成为"浑汤蛋"；出现恶臭味，形成"臭鸡蛋"；真菌生长繁殖形成"黑斑蛋"。

奶类：出现异味、沉淀或凝块；混杂黏稠物；酸奶表面生霉、有气泡，有大量乳清析出。

豆制品：颜色发暗；质地溃散，发黏；有黄色液体析出；变酸并产生异味。

罐头：出现膨胀发胖，即"胖听"现象。

（资料来源：葛可佑，《中国居民膳食指南：百姓版》。引用时有改动。）

二、婴幼儿食物储存时易出现的问题

由于各种原因，婴幼儿食物在储存过程中还容易出现各式各样的问题。一般来说，常见的问题表现主要有以下几种情况。

(一)封口不严

1. 出现问题的原因

食物在进行密封保存时，没有认真封口(如没有盖紧盖子或没有对好封口条)，造成空气和湿气进入，导致食物腐败。

2. 应对方法

储存食物时，务必拧紧盖子或将塑料袋内的空气挤出去，然后扎好封口。若保鲜膜无法封紧器皿口，最好再用一根橡皮筋扎好。

(二)储存时未换原包装

1. 出现问题的原因

肉类、切开的蔬菜和水果等食物用保鲜膜包裹后看上去似乎包裹得很紧，其实很可能存在肉眼难以发现的漏气孔。另外，原包装在交易买卖过程中，也会沾染上许多病菌和微生物，故而需要及时更换包装。

2. 应对方法

用保鲜膜包裹的食物买回家后若暂时不吃，应去掉原包装，用干净的塑料袋或保鲜膜重新包裹好后，再放进冰箱。

(三)储存容器过大

1. 出现问题的原因

食物少而储存容器过大，容易导致食品表面变硬，并加速其腐败变质。

2. 应对方法

食物与储存容器应尽可能匹配，所留空隙应尽量小。

(四)大块食物未拆分储存

1. 出现问题的原因

猪肉、牛肉、羊肉等大块食物若不分开储存，一次吃不了，下次再反复解冻，很容易加速食物变质。

2. 应对方法

将大份食物分成若干份一次可吃完的量，分别包好储存。

(五)冰箱门上乱放食物

1. 出现问题的原因

冰箱门上的温度通常比冰箱内架的温度稍高，导致食物更快变质。

2. 应对方法

鸡蛋、牛奶和新鲜熟食等易变质的食品应放在冰箱内部的架子上或盒子中。

(六)放入冰箱时食物过热

1. 出现问题的原因

食物太热时不能放入冰箱，否则既会造成对冰箱的损耗，又容易导致周围食物因为温度升高而滋生细菌。

2. 应对方法

温热食物最好放凉后再放入冰箱。冷藏大盒温热食物时可以加些冰块，或将其分成若干小份储存。

(七)塑料外卖盒循环利用

1. 出现问题的原因

很多人不舍得扔塑料外卖盒等容器，拿来反复使用，其实这些盒子并不结实，一旦有破损就会导致食物加速变质。

2. 应对方法

外卖盒用完就扔掉，盛放食物时用新的容器，并确保其没有破损。

(八)单凭嗅觉判断食物是否变质

1. 出现问题的原因

很多人不清楚食物的保质期，单凭嗅觉判断食物是否变质，但其实没有异味的食物可能也已变质，如被李斯特杆菌污染过的食物的色、香、味都不会有变化。

2. 应对方法

注意包装上的最佳食用日期，最好通过外观及手感判断食物是否变质，如肉食出现变色、发黏或包装膨胀等情况，应立即扔掉。

(九)强光下存放牛奶

1. 出现问题的原因

光线不仅能杀菌，也会"杀死"牛奶中的营养素。研究发现，牛奶直接暴露在阳光下 4 分钟就会酸化、变质；在超市冷藏柜的灯光下，牛奶的最佳保鲜期也只有 4 小时左右。牛奶中的维生素 B_2 对光线非常敏感，在灯光下会急速流失。光线还会让牛奶中的脂质氧化，导致维生素 A、维生素 D、维生素 B_6、维生素 B_{12} 等营养素慢慢减少。其中，玻璃罐或塑料罐装的牛奶最易受光线影响。

2. 应对方法

逛超市买牛奶时，最好挑藏在货架最后排的；牛奶倒在杯子里后，最好在4分钟内喝完；买牛奶时选纸盒包装的，回家后马上放在2～6℃的冰箱冷藏室中。

(十)两种果蔬"共处一室"

1. 出现问题的原因

两种果蔬同放，变质易"传染"。杏仁、苹果、桃子、哈密瓜、西红柿、红椒等，同其他蔬果放在一起时，会释放乙烯气体，让后者快速成熟、变质。另外，以上蔬果与十字花科蔬菜及绿色叶菜放在一起，也会让后者的叶子很快变黄、变烂。

2. 应对方法

"娇气"的绿叶蔬菜最好在冰箱里保存，并尽快吃完。白萝卜、胡萝卜、白菜、土豆、洋葱、苹果、梨等都属于耐储食物，适合储存在阳台等室内常温环境中。

(十一)一次采购过多蔬菜

1. 出现问题的原因

健康顾问格里·布鲁斯特博士说："从采摘的那一刻起，水果和蔬菜中的维生素和矿物质就开始减少了。"也就是说，采购回来的蔬菜存储时间越久，它们所含的营养就越少。研究发现，在冰箱保存大约一周后，菠菜中50%的叶酸和40%的叶黄素会自然流失。

2. 应对方法

每次采购蔬菜不要过多，最好是当天买当天吃。若时间不允许，一周买三次是比较合适的频率。

 拓展阅读

冰箱存放食物有讲究

1. 无须放入冰箱的食物

含水量低的食物：饼干、杂粮粉、茶叶、奶粉、咖啡、牛肉干、肉松、干虾、海带等。

含盐或糖量高的食物：蜂蜜、腌菜、蜜饯、酱料。

高温灭菌后密封包装的食物：罐头、盒装牛奶、真空包装的熟食、饮料等。

一般情况下，低温环境是利于水果储存的，但对于热带、亚热带果蔬来说，最适储存的温度在 4 ℃以上，如黄瓜、番茄、西葫芦、香蕉、杧果、榴梿。将这些果蔬放入冰箱，不仅起不到保鲜作用，还会冻伤果蔬，影响食物的口感并加速腐烂。

面包、馒头等淀粉类食物最容易在 2～4 ℃的环境中发生淀粉老化，放入冷藏室后会加快这类食物变干变硬，影响口感。吃不了的馒头可直接放进冷冻室。

2. 必须放入冰箱的食物

剩饭、剩菜、开封的牛奶、熟食、罐头。这些食物特别容易滋生细菌，低温环境可以抑制细菌滋生的速度，但无法彻底消灭它们，所以食物的变质仍在继续，应尽快处理掉这些食物。

脂肪含量高的调味酱料，如芝麻酱、花生酱、沙拉酱等。这类酱料的盐含量低，脂肪含量高，常温环境下容易发生脂肪的酸败。这些酱料每次用量不多，若短时间内用不完，应放入冰箱保存。

无论是开口还是密封的酸奶都应放入冰箱。酸奶的营养优势来自其中含有的益生菌，这些有益菌非常娇气。有些产品号称有多少亿单位的益生菌，但其实从产品生产出来之日起，有益菌就一批批死亡，常温下死亡速度更快，低温下有益菌存活的时间还可长久一点。所以，酸奶包括益生菌保健品的说明中都会提到"低温储存"。

3. 常见食物在冰箱内的存放时间

鸡蛋：生蛋 1～2 个月，熟蛋一周。奶制品：牛奶 5～6 天，酸奶 7～10 天。肉类：牛肉 1～2 天，冷冻 90 天；鸡肉 2～3 天，冷冻 360 天；鱼类 1～2 天，冷冻 90～180 天。水果：一周，但梨 1～2 天。蔬菜：4～5 天。剩饭、剩菜：不建议储存。

4. 冰箱使用时需要注意的几个问题

第一，冰箱的冷藏室温度应控制在 4 ℃左右，冷冻室温度应控制在 −18 ℃左右，才能达到冷藏、冷冻的目的。

第二，任何食物在放入冰箱前，都应各自包装好。

第三，生、熟食分开存放。将冰箱内分区，熟食、剩菜等集中放置在冷藏室上层，生鲜鱼肉等放在下层，以免生食污染了熟食。

第四，关上冰箱门之前，要做的最后一件事情是给每一份食物贴上标签，标明名称与烹制时间。

第五，冰箱内不可塞太满，以六分满为限，以利于空气流通。

第六，不要经常打开冰箱，打开时间也不可太长，以免冰箱内温度迅速上升（室温18 ℃，打开10秒，冰箱内温度上升5 ℃；室温30 ℃，打开15秒，冰箱内温度上升18 ℃）。

第七，冰箱应每两周定期清洗一次。清洗冰箱内、外及门框橡胶部分时可用温水或中性清洁剂擦拭，如有异味可以用稀释漂白水清洗。

（资料来源：微微健康网，引用时有改动。）

 ## 单元回顾

单元知识要点	学习要求	学生自评
食物的大致分类	了解十类食物及其营养价值	☆☆☆☆☆
婴幼儿食物的特殊要求	熟练掌握婴幼儿食物的特殊要求，并能够在生活中加以运用	☆☆☆☆☆
婴幼儿食物的基本构成	掌握构成要点，并学会按其要求配备婴幼儿食物	☆☆☆☆☆
婴幼儿食物选择的原则	理解选择原则，并能据此进行合理的(指导)选择	☆☆☆☆☆
婴幼儿食物选择时易出现的问题	能结合实际分析说明婴幼儿食物选择时易出现的问题，并据此在实际生活中做好相应的防范	☆☆☆☆☆
婴幼儿食物选择实例及分析	能对食物选择实例进行分析，并据此指导自己的食物选择，合理安排婴幼儿膳食	☆☆☆☆☆
幼儿零食问题	理解合理选择零食需要遵循的原则及幼儿零食消费指南，并能据此指导幼儿合理选择零食	☆☆☆☆☆
婴幼儿食物储存的总体要求	了解储存要求	☆☆☆☆☆
婴幼儿食物常用的储存方法及各类食物的储存要求	理解婴幼儿食物常用的储存方法，并能根据不同食物类型合理选择相应的储存方法	☆☆☆☆☆
婴幼儿食物储存时易出现的问题	能结合实际分析说明婴幼儿食物储存时易出现的问题，并据此在实际生活中做好相应的防范	☆☆☆☆☆

思考与练习

1. 简述食物的大致分类。

2. 解释说明婴幼儿食物的特殊要求与基本构成。

3. 举例说明婴幼儿食物选择时易出现的问题。

4. 解释说明常见的幼儿零食类型及合理选择。

5. 举例说明婴幼儿食物储存时易出现的问题。

拓展训练

1. 我国山河壮阔、物产丰富，食物原料种类繁多，大家要学会因地制宜，合理选择食物原料。同时要认识到营养标准的严格性：不同年龄的婴幼儿对不同营养成分需要量不同，同一年龄段的婴幼儿个体（特别是特殊体质儿童）对不同营养成分的需求量也不一样。需要大家具体问题具体分析，不能教条死板。结合上述观点，根据所学知识，请大家为大班幼儿家长开设一个关于幼儿零食选择的讲座。

2. 根据所学知识，为大班幼儿家长开设一个关于幼儿零食选择的讲座。

3. 观察并记录某一家庭的婴幼儿食物储存情况，并据此分析该家庭食物储存的优劣得失之处，进而提出若干条合理的、具有操作性的建议。

学习反思

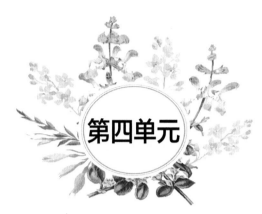

第四单元

婴幼儿的合理膳食

 学习目标

1. 了解膳食结构、平衡膳食和膳食指南的概念。

2. 掌握婴幼儿平衡膳食的制定要求，学会利用相关理论知识合理指导婴幼儿日常饮食。

3. 了解不同膳食结构的特点，掌握婴幼儿膳食指南的内容。

4. 理解婴幼儿的营养需求及特点，学会为婴幼儿制定科学合理的膳食计划。

5. 帮助学生树立合理膳食、强身健体的重要意识，培养学生的人文素养和人文关怀。

 单元导学

婴幼儿时期是婴幼儿身体发育和智力发展最快的时期。为了保证婴幼儿正常的生长发育和智力发展，提高抗病能力和适应环境的应变能力，我们应为婴幼儿提供丰富、适宜的营养物质。那么，婴幼儿时期应需要补充哪些营养？怎样才能保证婴幼儿有一个健康而又强壮的身体呢？关键在于为婴幼儿提供营养素种类齐全、数量充足、比例适当以及易于消化吸收、能满足婴幼儿生长发育需要的平衡膳食。

第一课　膳食结构与平衡膳食

案例导入

　　午餐时间到了，胡老师像往常一样让孩子们洗手吃饭。这时小赫突然走到胡老师身边，拉着她的手说："老师，我不要吃菜。"胡老师听了就说："这怎么可以啊，不吃菜就不能像老师一样长那么高、那么漂亮了。"小赫听了立刻哭了起来，一个劲儿地说："我不吃，我不吃。"不管胡老师用什么办法，小赫就是不吃。

　　2011年，大连市通过随机整群抽样的方法对5所幼儿园1131名2～6周岁的儿童进行问卷调查，结果表明，集居儿童的单纯性肥胖症患病率为8.05%，且男童的发病率要高于女童。经过分析发现，在当前社会背景下，引起儿童肥胖症的原因主要是不吃早餐、主食摄入过量、肉类摄入过量、蔬菜摄入较少、喜食甜食和饮料等。[1]

　　均衡合理的膳食是人类身体健康的基本保障，在保证人们的良好营养和正常生活方面也发挥着重要的作用。随着经济的发展、社会的进步，受一些观念的影响，人们的膳食结构和饮食习惯发生了巨大的改变，营养问题日益突出。在建设新时代中国特色社会主义的过程中，我们认识到强身健体的重要性。能够从膳食过程中获得全面、均衡的营养，是个体身心健康发展，具有较强免疫力的基础。这就要求大家掌握均衡膳食的相关理论知识。本课主要通过介绍膳食结构、平衡膳食、膳食指南等基础概念，本课主要通过介绍膳食结构、平衡膳食、膳食指南等基础概念，在引导学生形成膳食营养全面认知的基础上，帮助他们学会运用相关理论知识来合理安排婴幼儿的日常膳食。同时，通过食物原料的来源、婴幼儿膳食配制的过程，引导学生体会到婴幼儿营养与膳食管理的发展离不开食品生产、加工各环节从业者的辛勤劳动，学习并传承其工匠精神。

一、膳食结构

　　膳食结构又称膳食模式或食物结构，它是指膳食中各种食物的类别及数量占食物总摄入量的比重。膳食结构可以表示膳食中各种食物之间的构成关系，因此，可以根

---

① 倪波：《大连市集居儿童单纯性肥胖影响因素分析》，载《中国妇幼保健》，2013(28)。

据各类食物提供的能量及各种营养素的数量和比例来评价膳食结构的组成是否合理。

膳食结构是社会发展的产物，它的形成与社会经济、文化、营养学知识水平等因素有关。一般情况下，一个国家或民族的膳食结构是相对稳定的，但会因为社会经济、文化的发展和变化而发生改变。通过对膳食结构的分析与评价，我们可以了解特定人群的膳食质量、饮食习惯、生活水平等多方面的情况。

（一）中国居民膳食结构的特点

根据膳食中植物性食物所占的比重，以及能量、蛋白质、脂肪和碳水化合物的供给量，可将膳食结构大致分为动植物平衡的膳食结构、以动物性食物为主的膳食结构、以植物性食物为主的膳食结构和地中海膳食结构。

中国居民的传统膳食中谷类、薯类和蔬菜的摄入量较高，而肉类的摄入量较低，因此，中国居民膳食结构属于以植物性食物为主的膳食结构，这种膳食结构有以下四个特点。

1. 以谷类食物为主

中国传统膳食以谷类食物为主，北方居民多食小麦，南方居民多食大米。谷类食物富含碳水化合物，而碳水化合物是人体能量最经济、最划算的来源。

2. 膳食纤维丰富

谷类、薯类以及蔬菜、水果中含有丰富的膳食纤维，通过较多地摄取此类食物，我国居民膳食纤维的摄入量较高。这是我国传统膳食的一大优势。

3. 动物性脂肪缺乏

我国传统膳食中肉类、奶类等动物性食物摄入量较少，动物性脂肪缺乏，一般供能比例占 10% 以下。摄食大豆及豆制品可在一定程度上补充人体对优质蛋白质的需求。

4. 调味品丰富

我国传统膳食中会添加丰富的调味品，如葱、姜、蒜、花椒、八角、辣椒、醋等，具有杀菌、降脂、调味、增加食欲等功效。

二、平衡膳食

我国医学著作《黄帝内经》中就提出一系列平衡膳食的原则，如"五谷为养，五果为助，五畜为益，五菜为充。气味合而服之，以补精益气"等。平衡膳食包括两个方面的含义：一是指各类食物的平衡，二是指各种营养素的平衡。平衡膳食是

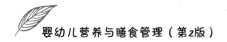

指通过不同种类食物的合理搭配，使每日膳食中各种营养素种类齐全、比例适当，充分满足人体需要并达到平衡，主要包括主食与副食的平衡、荤与素的平衡、杂与精的平衡、冷与热的平衡、饥与饱的平衡等。

（一）平衡膳食宝塔

1.《中国居民平衡膳食宝塔(2022)》

《中国居民平衡膳食宝塔(2022)》(以下简称《膳食宝塔(2022)》)是在将《中国居民膳食指南(2022)》的核心内容与中国居民膳食结构特点相结合，把平衡膳食原则转换为食物的种类、数量和占比的图示，从而直观且具体地为大众提出理想的膳食模式。《膳食宝塔(2022)》是根据平衡膳食的原则介绍了各类食物的适宜摄入量，并以宝塔的图式形象地呈现出来，便于人们的理解。

《膳食宝塔(2022)》是在之前版本的基础上，根据当前居民饮食的特点进行相应的调整，更符合当下居民平衡膳食，保证身体健康的需求。[《中国居民平衡膳食宝塔(2022)》见图 4-1]

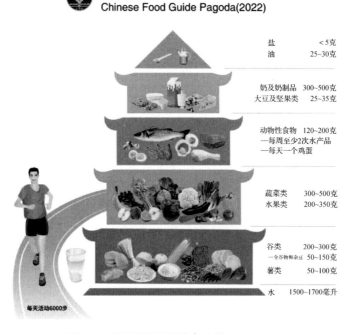

图 4-1　中国居民平衡膳食宝塔(2022)

《膳食宝塔(2022)》分为五层，包含我们每日应摄入的主要种类的食物。《膳食宝塔(2022)》各层的位置和面积不同，这在一定程度上反映了各类食物在膳食中的地位和理想的比重。谷、薯类食物位于最底层，每人每日应摄入谷类食物 200～300 g，其中全谷物和杂豆占 50～150 g；薯类食物每日应摄取 50～100 g；蔬菜和水果位于宝塔第二层，每天这两类食物的理想摄入量分别为 300～500 g 和 200～350 g；动物性食物（水产、蛋、畜禽肉等）位于第三层，每日应摄入 120～200 g，具体建议为每周至少摄入两次水产品，每天一个鸡蛋；奶及奶制品、大豆和坚果类食物位于第四层，每日应摄入奶及奶制品 300～500 g、大豆及坚果类 25～35 g；位于塔顶的是烹调油和食盐，烹调油每日摄入的量在 25～30 g，食盐不应超过 5 g。

《膳食宝塔（2022）》建议的各类食物摄入量都是指食物可食部分的生重。各类食物的摄入量不是指某一种具体食物的重量，而是一类食物的总量。在日常生活中选择食物时，可以在转换表中查询各种具体食物的实际重量来进行调配。例如，《膳食宝塔（2022）》建议成人每日摄取 300～500 g 蔬菜，可以选择油菜、菠菜、胡萝卜、茼蒿或其他蔬菜进行搭配组合，将摄取总量控制在 300～500 g。

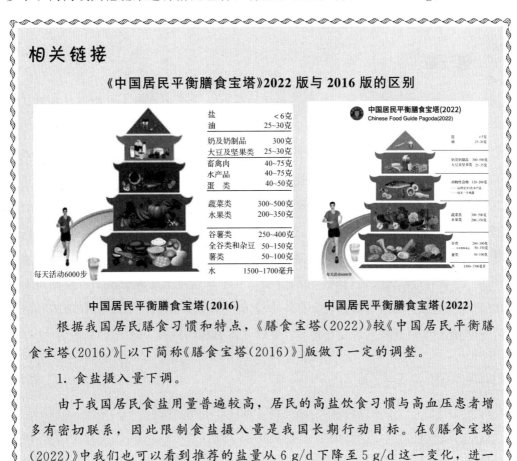

相关链接

《中国居民平衡膳食宝塔》2022 版与 2016 版的区别

中国居民平衡膳食宝塔（2016）　　　　　中国居民平衡膳食宝塔（2022）

根据我国居民膳食习惯和特点，《膳食宝塔（2022）》较《中国居民平衡膳食宝塔（2016）》[以下简称《膳食宝塔（2016）》]版做了一定的调整。

1. 食盐摄入量下调。

由于我国居民食盐用量普遍较高，居民的高盐饮食习惯与高血压患者增多有密切联系，因此限制食盐摄入量是我国长期行动目标。在《膳食宝塔（2022）》中我们也可以看到推荐的盐量从 6 g/d 下降至 5 g/d 这一变化，进一步提醒居民注意食盐每日摄入的限量。

2. 进一步细化谷薯类食物的摄入量

在《膳食宝塔(2016)》谷薯类食物摄入量的基础上，《膳食宝塔(2022)》进一步细化了谷类食物和薯类食物的每日摄入量。这样更加方便大家理解和操作，以避免摄入谷类或薯类食物种类单一而导致的能量摄入失衡。

3. 动物性食物各类摄入量

比起《膳食宝塔(2016)》，《膳食宝塔(2022)》推荐的动物性食物总量没有变化，但对具体畜禽类、水产品以及蛋类的每日摄入量要求进行了调整。《膳食宝塔(2022)》将《膳食宝塔(2016)》中每日水产品的推荐摄入量调整为每周至少摄入两次水产品，同时将蛋类每日摄取 40～50g 调整为每日一个鸡蛋，更有利于居民在日常生活中的实施。

 想一想

除了上述区别，你还发现两版存在哪些区别，请尝试找到并说明调整原因。

2. 婴幼儿平衡膳食宝塔

婴幼儿平衡膳食宝塔以对中国婴幼儿不同生长阶段身体发育特征和饮食习惯的研究分析为基础，以合理膳食为原则，注重食材选择的全面性和搭配的均衡性，并以宝塔的形式标注了婴幼儿不同生长阶段每日身体所需的食用油、脂肪、动物蛋白、蔬菜水果、谷类、母乳等食物的建议摄入量。其目的在于为父母喂养婴幼儿提供科学和权威的标准，也为进一步增强中国婴幼儿的体质提供科学依据。（图 4-2、图 4-3、图 4-4)对比成人的《膳食宝塔》，婴幼儿平衡膳食宝塔的分层、各层的食物种类以及对饮水和户外活动的建议大体上与之是一致的，但由于婴幼儿特殊的年龄特点，各类食物建议的摄入量存在差异，婴幼儿各类食物的摄入量低于成人。[1]

---

[1]　中国营养学会：《〈妇幼人群平衡膳食宝塔〉助力"健康中国，营养先行"》，https：//www.cnsoc.org/scienpopulg/611810202.html，2020-08-06。

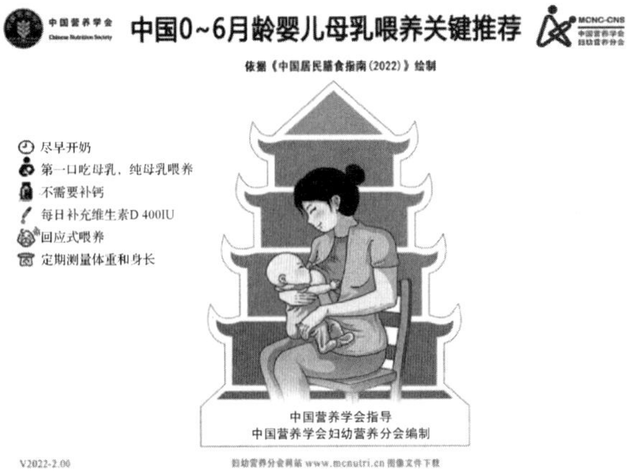

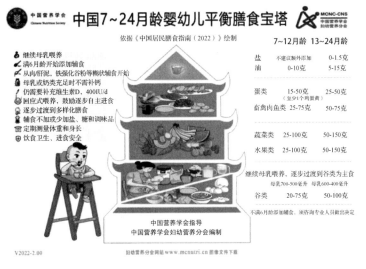

图4-2 中国0～6月龄婴儿母乳喂养关键推荐示意图(2022)

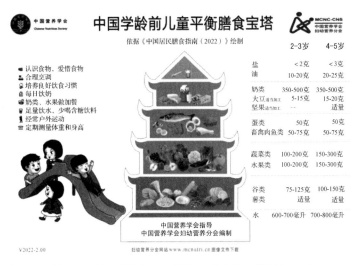

图4-3 中国7～24月龄婴幼儿平衡膳食宝塔示意图(2022)

图4-4 中国学龄前儿童平衡膳食宝塔示意图(2022)

(二)平衡膳食制定要求

在制定平衡膳食时，首先要计算个体需要的能量范围，并结合个体的年龄、性别、生长发育现状、饮食习惯以及季节变化等因素进行考虑。

1. 饮食定量

《膳食宝塔》建议的食物量一般是针对健康的成年人而言的。对于儿童，特别是婴幼儿，应根据其体重、身高、年龄等进行计算，以明确其每日所需的能量范围。良好的营养有利于人体各项机能的正常运行，但如果每日提供的能量过剩，那么易导致肥胖、高血压、高血脂等病症；反之将会导致机体部分机能运行不畅，出现营养缺乏症，甚至厌食症。因此，在制作平衡膳食时，应根据具体对象的能量需求设计，以保证膳食能量的供给量在合理的范围内。（表 4-1）

表 4-1　各年龄能量的每日推荐摄入量[①]

年龄/岁	男	女
	能量的 RNIs/(kcal · kg^{-1} · d^{-1})	
0～1	900	800
1～2	900～1100	800～1000
2～3	1100～1250	1000～1200
3～4	1250～1300	1200～1250
4～5	1300～1400	1250～1300
5～6	1400～1600	1300～1450

注：d 表示按日计算。

2. 比例适宜

机体对各种营养素的需求量是不同的，因此，应注重各类营养素之间的协调。一般每日摄入的食物中蛋白质、脂肪和碳水化合物的重量比约为 1∶1∶4，产热比约为 1∶2.5∶5，即蛋白质的产热量应占一日总热量的 12%～15%（婴儿占 15%），脂肪的产热量应占一日总热量的 20%～30%（新生儿至 6 个月的婴儿占 45%，7～12 个月的婴儿占 30%～40%），碳水化合物的产热量应占一日总热量的 55%～65%（婴儿占 50%）。在每餐食物中，这三大产能营养素的重量配比应满足上述比例，以实现膳食的平衡。若膳食中各类营养素的比例不适宜，将会对机体的一些正常机能产生负面影响。例如，当蛋白质跟碳水化合物一起摄入时，体内氮的潜

---

① 中国营养学会：《中国居民膳食营养素参考摄入量(2013 版)》，90～91 页，北京，科学出版社，2014。

留量会增加，有利于蛋白质的合成和生理功能的正常发挥；若碳水化合物摄入不足，不仅影响到蛋白质的正常代谢，还会影响到机体正常热能的供应，使机体通过代谢蛋白质供应热能，进而影响到机体的生长和组织的更新。

此外，一些食物存在潜在的毒性，当摄入过量或者搭配不当时会出现毒副作用。例如，有的家长认为给婴幼儿服用鱼肝油越多越好，实则不然，服用过多会使婴幼儿维生素 A 或维生素 D 摄入过量，引起维生素 A 或维生素 D 急性中毒或慢性中毒；又如，三餐中食盐摄入过量会造成钠的摄入过多，导致血管弹性下降，出现血脂升高等症状。（表 4-2）

表 4-2　各营养素摄入量与功效

营养素	缺乏	过多
蛋白质	肌肉柔弱、营养不良、易感染	易便秘
脂肪	能量不足、脂溶性维生素缺乏	肥胖、高血脂等
碳水化合物	营养不良、血糖低、酮体酸中毒	肥胖等
维生素 A	上皮组织疾病、易感染、夜盲症	中毒
维生素 B_1	食欲差、神经炎	
维生素 B_2	皮炎、口腔炎、眼炎	
维生素 C	坏血病、易感染	
维生素 D	佝偻病	中毒
钙	神经兴奋性高、手足搐搦症	
铁	贫血、注意力差、胃纳差	
锌	生长发育迟缓、胃纳差、免疫力低	
碘	克汀病、智力低下、甲状腺肿大	

 想一想

哪些食物可以改善婴幼儿缺铁性贫血的症状？当婴幼儿出现缺钙症状时，应该为婴幼儿准备怎样的膳食？

3. 品种多样

膳食品种应多样化，既包含动物性食物又包含植物性食物，任何一种单一的食物都不能满足机体对各种营养素的需求。不同食物混合食用的营养价值要远远大于单独食用的价值。在保证各项营养素种类齐全、比例适宜的同时，还应注意膳食品种的多样性。例如，完全蛋白质的主要来源是肉、奶、蛋等动物性食物和豆类、干果类；蔬菜，尤其是绿叶蔬菜和橙黄色蔬菜，以及水果是维生素和矿物质的主要来源。因此，在保证各项营养素供给全面、比例适宜的同时，可以从上述食物中选择同类食物进行调配。

4. 调配得当

调配得当是指通过同类食物互换，调配丰富多样的食物。所谓"同类互换"，即以豆换豆、以肉换肉、以菜换菜等。例如，豆类的营养价值非常高，民间自古就有"每天吃豆三钱，何需服药连年"的谚语，意思是说每天都吃点豆类，可以有效抵抗疾病。不同豆类的营养价值不同，混合食用时营养价值最高，日常膳食调配时可以考虑选择不同种类的豆子进行调配。因此，日常生活中膳食制作时，营养素的种类和比例可以参照《膳食宝塔》的建议，但是在实际操作中可以选择同种类中不同的食物进行合理配搭，并通过变换烹调方法等制作出丰富多样的菜肴。有时因经济或地域等因素的限制无法进行同类互换时，可以考虑用相似种类食物进行暂时替换，如可以用大豆替代肉类食物。

5. 季节变化

一年中季节气候存在着春温、夏热、秋凉、冬寒的特点，不同季节有不同的时令蔬菜、水果等，因此在平衡膳食制作时还应考虑到季节变化的因素。

三、膳食指南

膳食指南也称膳食指导方针或膳食目标。它是依据营养学原则，结合各国国情，引导人们采用平衡膳食，以实现促进健康的指导性意见。《中国居民膳食指南（2016）》是根据营养学原理，结合我国居民膳食消费和营养状况的实际情况制定的，用以指导广大居民实践平衡膳食，获得合理营养的科学文件。其核心是"平衡膳食，合理营养，促进健康"，即在现代日常生活中推行均衡营养的观念。中国居民膳食指南主要包括一般人群膳食指南和特殊人群膳食指南。以下就介绍特殊人群的膳食指南。

(一)妊娠期妇女和哺乳期妇女膳食指南

1. 妊娠前妇女膳食指南(妊娠前 6～3 个月)

多摄入富含叶酸的食物或补充叶酸片；常吃含铁丰富的食物；保证摄入加碘食盐，适当增加海产品的摄入；严格戒烟、禁酒。

2. 妊娠早期妇女膳食指南(妊娠 1～12 周)

膳食应清淡适口；少食多餐；保证摄入足量富含碳水化合物的食物；多摄入

富含叶酸的食物并补充能量；严格戒烟、禁酒。

3. 妊娠中、末期妇女膳食指南(妊娠13周及之后)

适当增加畜禽肉、蛋类、水产品的摄入量；适当增加奶类的摄入量；常吃含铁丰富的食物；适量进行身体活动，维持体重的适宜增长；严格禁烟、戒酒，并少吃刺激性食物。

4. 哺乳期妇女膳食指南

每日膳食多样，但不过量；适量增加奶类和汤水的摄入；增加畜禽肉、蛋类、水产品的摄入；严格禁烟、戒酒，同时避免浓茶和咖啡。

(二)婴幼儿膳食指南

1. 0～6个月婴儿喂养指南

纯母乳喂养；产后尽早开奶，初乳营养最好；尽早抱婴儿到户外活动或适当补充维生素 D；及时补充适量维生素 K；不能用纯母乳喂养时，宜首选婴儿配方食品；定期监测生长发育状况。

2. 7～12个月婴儿喂养指南

母乳喂养，奶类替代品优先；及时、合理添加辅食；膳食多样化，不宜添加调味品；逐渐让婴儿自己进餐，培养良好的进餐习惯；定期监测生长发育状况；注意饮食卫生，确保餐具严格消毒。

3. 1～3岁幼儿膳食指南

由母乳或其他奶制品逐步过渡到多样的食物；选择营养丰富、易消化的食物；采用适宜的烹调方法，单独加工制作膳食；在良好的环境下规律进餐，重视良好的饮食习惯的培养；鼓励幼儿多进行户外游戏与活动，合理安排零食，避免肥胖与营养不良；每日足量饮水，少喝含糖量高的饮料；定期监测生长发育状况；确保饮食卫生，严格餐具消毒。(表4-3)

4. 3～6岁幼儿膳食指南

食物多样，谷类为主；多吃新鲜蔬菜和水果；经常吃适量的蛋、鱼、瘦肉(保证其获得充足的铁、锌、碘)；每日饮奶300～600 mL，常吃大豆及豆制品；膳食清淡少盐；正确选择零食，少喝含糖量高的饮料；食量与体力活动要平衡，保证体重正常增长；不挑食、不偏食，培养良好的饮食习惯；吃清洁卫生、未变质的食物。

(三)青少年膳食指南

三餐定时定量，遵循早餐吃好、午餐吃饱、晚餐吃少的原则，避免盲目节食；

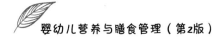

常吃富含铁和维生素 C 的食物；每天进行充足的户外运动；不抽烟，不饮酒。

（四）老年人膳食指南

食物宜粗细搭配，松软、易于消化吸收；合理安排饮食；重视预防营养不良和贫血等营养性疾病；常进行户外活动，维持健康体重。

表 4-3　0～24 个月婴幼儿膳食指南

食物类别	各月龄段的膳食指南			
	0～6 个月	7～9 个月	10～12 个月	13～24 个月
	液体	泥状，小颗粒状	厚糊状或小颗粒状，块状	块状
母乳	一天 6～8 次，按需给量	一天 4～6 次	一天 4 次	一天 3 次
果汁		少量饮用纯果汁，稀释	少量饮用纯果汁，稀释	一天不超过 120 mL
谷类		早晚 3～4 汤匙	早晚 4～5 汤匙	早晚 6 汤匙
水果		轻煮的水果，一天 3 次	煮过或生的水果，一天 3 次	煮过或生的水果，一天 3 次
蔬菜		轻煮的蔬菜，一天 2 次	煮过的蔬菜，一天 2 次	煮过的蔬菜，一天 2 次
鱼、畜禽肉		一天 50 g	一天 50 g	一天 50～75 g
乳制品		半杯优乳，一天 2 次	一杯优乳，一天 2 次	一杯优乳，一天 2 次
米饭、面食		一天 2 次	一天 3 次	一天 3 次

相关链接

四季膳食要点

"春夏养阳，秋冬养阴。"在膳食方面，不同季节有不同的注意要点。

1. 春季膳食宜清淡，忌食油腻、生冷及辛辣等刺激性食物

春季气候由寒转暖，气温变化较大。细菌、病毒等微生物开始滋生，活力增强，容易侵犯人体而致病，如春季常见的口角炎、舌炎、夜盲症以及某些皮肤病等，这些疾病大都是因新鲜果蔬吃得少造成营养缺乏而引起的，所以，在膳食上应适当增加果蔬比重以摄取足够的维生素和矿物质。此外，春季应少食酸味食物，适量增加甜味食物，以补益脾胃。唐代名医孙思邈曾说的"春日宜省酸，增甘，以养脾气"就是这个意思。

春季膳食应荤素结合，食物多样配搭。北方适宜温补，可选择桂圆、红枣、山药、栗子、牛肉、羊肉、牛肚等食材；南方宜健脾运湿，可选择莲子、白扁豆、豆浆、青鱼、鲫鱼等食材。

此外，以下几种人最适宜在春季进补：中老年人中有早衰现象者；患有各种慢性病而且体形羸瘦者；腰酸眩晕、面色萎黄、精神萎靡者；春季气候变化大，受凉后易反复感冒者；有春季哮喘发作史而未发作者；到夏天有夏季低热者。

2. 夏季饮食宜甘寒清淡、利湿清暑、少油，忌过食生冷

夏季的饮食养生主要目的是增强人体对炎热气候的适应能力以及防治暑热、暑湿。对增强机体在秋冬季节适应外部环境的能力也有重要的意义。

中医认为"胃为后天之本，脾主水谷运化"。夏季，人们常感食欲不振，脾胃功能减退，因此膳食宜清淡，才有助于开胃、健脾。清淡并不等于吃素，清补的膳食一般总热量略低，其营养素的构成特点是"两高两低"，即蛋白质、纤维素的含量应略高，而脂肪及糖的含量应略低。清淡食品多以素食为主。主食可选用麦粉、粳米等。副食宜用味酸（以性凉或平为适宜）或性味甘凉（或甘平）的肉类、禽蛋类、水产类、蔬菜及瓜果类食物，并适宜采用酸甜类调味品。食物烹调应以凉拌、蒸、煮、炖、炒为主，并保证食盐的适量摄入。

夏季应适当多食用以下品种的蔬菜。

苦瓜——"菜中君子"，调节人体免疫功能，对糖尿病及癌症有一定的控制作用。

西红柿——可利尿、健脾消食、清热解毒、降低血压，富含番茄红素，具有抗癌作用。

黄瓜——降低胆固醇，抗衰老。

冬瓜——解暑利尿，生津止渴。

辣椒——可防止动脉硬化、坏血病、风湿，还具有防癌的作用。

菊花叶——清热解毒，清肝明目，可治口舌生疮、口干口臭、心烦易怒等。

3. 秋季饮食宜甘润、平和，忌辛辣煎烤

秋季是一个长秋膘的时节。经过一个炎热的夏天，那些在夏天里食欲较差的人在秋季食欲逐渐好转。不过此时人的肠胃功能依然较弱，若吃太多的肉类等高蛋白食品，会增加肠胃负担，影响胃肠功能。因此，吃肉要适量，最好等到天真正凉下来再多增加肉类食物。秋燥时节，还要注意不吃或少吃辛辣、烧烤食品，可适量增加一些时令瓜果的摄入。

苹果——苹果可以止泻，空腹食用可治便秘，饭后半小时食用可促进消化。

香蕉——含多种维生素，有助于维持血管弹性，降压，防治便秘等。

柑橘——化痰止咳，理气健脾。

葡萄——补气血，强筋骨，利尿等。

梨——清热生津，润燥化痰止咳。

柿子——清热除烦，生津润肺，止泻。

同时应注意，瓜果类食物易伤害脾胃阳气，因此脾胃功能较差者应少食。

4. 冬季饮食宜温热进补，忌生冷、油腻

冬季天寒，寒邪易伤肾阳，宜食温性食物。通常选择羊肉、狗肉、鹿肉、韭菜、虾仁、栗子等来温补肾阳；食用黑色食物，如黑芝麻、黑豆、黑木耳等填精补髓。按照现代营养学的观点，冬季温补类的食品含热量较高，营养丰富，滋补作用较强，含有丰富的蛋白质、脂肪、碳水化合物和矿物质等营养素。对成人来说，膳食摄入可参照每日每千克体重大约需要 1.5 g 蛋白质、1 g 脂肪、6 g 碳水化合物的标准进行。

此外，人体为抵御严寒需要储存更多的能量和营养物质，因此在冬季，营养物质在体内最易被吸收和储存。冬季食补时还应持续进补，适量适当。针对自身体质类型，在冬季对症进补能增强体质、促进健康。

（资料来源：活法儿体质测试网，引用时有改动。）

第二课　婴幼儿的合理膳食

 案例导入

周末爸爸妈妈带着晨晨逛公园、玩游戏，一家人好开心。午餐时间到了，去哪里吃饭呢？晨晨毫不犹豫地选择了快餐。如今，世界各国在交流科技、人才、经济等的同时，不同的饮食文化也得到了传播。汉堡、薯条等快餐颇受消费者的欢迎，尤其颇受儿童和青少年的欢迎。但是常吃这类食物究竟好不好呢？从营养学的角度分析，这类速食食品具有"三高"和"三低"的特点，即高热量、高脂肪、高蛋白质，低维生素、低矿物质、低纤维素。速食食品的制作方式以烤、炸为主，脂肪含量很高，大大超过了人体每天所需的脂肪量。能量过剩将会导致超重及肥胖，而肥胖又是引发高血压、糖尿病、血脂异常等慢性疾病的重要因素之一。过去一直在成人时期才会发生的上述慢性疾病，已经越来越频繁地出现在超重或肥胖的儿童、青少年身上，并且比例越来越高，低龄化的趋势越来越明显。肥胖还会给儿童、青少年的心理带来消极的影响。此外，速食食品当中还含有大量的致癌物质，若长期食用，将对人体健康产生非常大的影响。因而此类速食食品不宜经常食用。

本课主要讲述婴幼儿膳食安排的原则、合理膳食等方面的内容，为人们科学合理地为婴幼儿配制膳食提供帮助和指导。

一、婴儿喂养

婴儿喂养是指1岁以内儿童的喂养。婴儿喂养的主食为乳类。婴儿喂养的方式有母乳喂养、混合喂养和人工喂养。

(一)母乳喂养

母乳喂养是指对出生6个月以内的婴儿采用纯母乳的喂养。母乳喂养是我国的传统，母乳喂养的好处很多。母乳易于消化吸收，营养成分最符合婴儿生长发育的需要，且含抗体，对婴儿防御疾病有一定作用。母乳含丰富的脂肪、蛋白质，营养价值高，乳糖含量比牛奶多，使肠道呈酸性环境，促进钙的吸收，不易使婴儿发生过敏反应，温度适宜，无菌，喂养方便。所以，除缺少母乳或有严重疾病(如活动性肺结核)以及服用了能通过乳汁对婴儿造成伤害的药物(抗甲状腺药物、抗血凝药物)而不宜母乳外，母亲应采用母乳喂养。

1. 母乳分泌机理

母乳分泌的过程是泌乳反射和喷乳反射共同作用的结果。婴儿吸吮乳头时，乳头的神经末梢感受到了刺激，并将此信息传递到垂体前叶，促使泌乳素的分泌，泌乳素经血液输送至乳房，使其泌乳。从刺激乳头到分泌乳汁的过程称为泌乳反射或催乳反射。同时，此信息也传递到垂体后叶，催产素产生，并经血液输送到乳房，促使围绕在腺泡及乳小管周围的肌肉细胞收缩，将乳汁挤到乳管及乳窦，出现喷乳现象，这个过程称为喷乳反射或缩宫素反射。若此反射停止，婴儿就得不到足够的乳汁。

2. 母乳的成分

母乳的成分因产后时间的推移而变化，同一次哺乳过程中的不同时间也有较大差异。

从分娩当日到产后4～5天的乳汁为初乳，产后5～10天的乳汁为过渡乳，10天以后的乳汁为成熟乳。初乳量少、浓度高，质地略稠而带黄色，含脂肪较少，蛋白质较多，其中含量较多的是分泌型免疫球蛋白A和乳铁蛋白。初乳中还含有较丰富的维生素A、维生素E和锌。初乳成分中有B淋巴细胞和T淋巴细胞，能增强婴儿的免疫力。初乳还有一定的导泄作用，促使胎粪的排出，减轻新生儿黄疸。过渡乳含脂肪最多，蛋白质与矿物质较初乳少。成熟乳中蛋白质含量更少。

每次分泌的乳汁成分由于出乳的先后也有所不同。最初的乳汁即前奶，含脂肪少而蛋白质多；之后挤出的乳汁含脂肪越来越多，蛋白质越来越少；最后的乳汁颜色逐渐变白，脂肪含量是最初乳汁的 2～3 倍。因此，每次哺乳时，应让婴儿既吃到前奶，又吃到后奶。

3. 母乳喂养的方法

（1）尽早开奶

开奶时间越早越好，正常分娩的健康母亲在产后半小时内即可开奶。尽早开奶既可以通过吸吮反射性地促进母亲分泌泌乳素，使乳汁迅速增多，使乳汁分泌有良好的开端，又能使婴儿吸到更多的初乳，获得更多的免疫物质。

（2）按需哺乳

产后早期泌乳量往往少，频繁吸吮会让母乳的分泌量增多，尤其是新生儿期更应按需哺乳，一般每日需哺喂 8～10 次。

随着婴儿年龄增大，哺乳的间隔时间可逐渐延长，可以规定哺乳的间隔时间，定时哺乳。每次哺乳，左右两侧乳房要轮流，一侧乳房吸空后再换另一侧。每次哺乳时间为 15～20 分钟，不宜太长或太短。

（3）哺乳姿势正确

哺乳前，先用温开水浸湿清洁的软布洗净乳头。哺乳时，将同侧的脚搁高，抱婴儿呈斜坐位，脸向母亲，头、肩枕于哺乳侧的上臂肘弯处，用另一只手的手掌托住乳房，将乳头放入婴儿口中，保证婴儿吸吮时把大部分乳晕含在口中，使乳汁排出，同时有效刺激乳头上的神经末梢，促使泌乳反射和喷乳反射的发生。哺乳完毕可将婴儿抱起，轻拍背部以排空胃内空气，防止溢奶。

4. 母乳喂养的优点

（1）营养全面

母乳中富含蛋白质、脂肪、碳水化合物、矿物质、维生素等婴儿需要的几乎全部营养成分，对于婴儿的生长发育具有独特的生理作用。例如，母乳中含有丰富的花生四烯酸和亚油酸，是牛乳中的 4 倍，有利于婴儿脑组织的生长发育。

母乳不仅营养成分全面，而且符合婴儿消化吸收的特点。母乳中蛋白质、脂肪和碳水化合物的比例适宜，易于消化吸收。母乳蛋白质中乳白蛋白与酪蛋白之比为 4∶1，而牛乳蛋白质中乳白蛋白与酪蛋白之比是 1∶4，加上母乳脂肪的脂肪球较牛乳小，所含乳糖量较为合适，故母乳较牛乳更利于婴儿消化吸收。母乳中钙磷比例适宜，也易于消化吸收。

（2）免疫物质丰富

母乳中富含免疫物质，可增强婴儿的抗感染能力。初乳中的分泌型免疫球蛋白 A 和乳铁蛋白含量较多，可抵御感染和过敏原的侵入，增强新生儿对疾病的抵抗力。母乳中的溶菌酶和巨噬细胞能有效抵制病菌和病毒，有利于婴儿的肠道健康。

（3）增进母婴感情

哺乳时，婴儿与母亲肌肤相贴，通过拥抱、抚摸和目光交流，母婴之间建立起亲密的感情，同时也有利于婴儿的智力发展。

（4）有助于母体复原

催产素能促使母体子宫平滑肌的收缩，有利于排出恶露，促进子宫复原。母乳喂养还可以使母亲减少乳腺癌及卵巢肿瘤发生的可能性。

母乳喂养还具有经济、方便、安全、卫生等优点。

相关链接

如何知道婴儿是否得到了充足的奶量

方法一：称体重。这个方法不是很精确，但比较实用。即喂奶前先称体重，喂奶后再称一次体重，根据喂奶前后的体重差额计算出母乳量。注意，婴儿的衣服和尿布不要更换，更换可能会导致称量结果不准确；而且必须连续 24 小时进行，因为婴儿每次进食量可能不同。该方法在家庭中进行最理想。

方法二：湿试验法。婴儿在不进食其他水分的情况下，每天小便 6 次以上，尿液呈无色或浅黄色，清亮，显示母乳足量。

方法三：定期测量婴儿体重。这是观察母乳量是否充足的最佳指标。在最初 1~2 个月，健康小儿每周增重少于 125g，可能显示母乳量不足。

方法四：观察婴儿的一般情况。每次哺乳前母亲有奶胀的感觉，婴儿开始吸吮后，母亲乳房有紧缩感；哺乳开始后能听到婴儿吞咽的声音，母亲膨胀的乳房随之变得松软；婴儿在吃完奶后有满足的表情，显示母乳量充足。若婴儿吸奶时很费力，吸吮的同时吞咽次数较少，不久就不愿再吸而睡着，入睡1～2小时又醒来哭吵，有时猛吸一阵就把奶头吐出来哭闹，则是母乳分泌量不足的表现。

(二)混合喂养和人工喂养

混合喂养是指母乳与牛乳及其他代乳品混合使用的一种喂养方法。这只在母乳的确不够充足的情况下才采用，因为混合喂养虽然比人工喂养更有利于婴儿的生长发育，但毕竟不如纯母乳喂养好。

若因母乳量不足而对6个月以内的婴儿进行混合喂养，母乳喂哺次数一般不变，每次可先喂母乳，待乳房被吸空后再补牛乳或其他代乳品。这样每次乳房可被吸空，有利于维持母乳分泌，不会使母乳量逐渐减少。6个月以上的婴儿已经添加辅食，如母乳量不足可混合喂养，并逐渐向断奶过渡。

人工喂养是指用动物乳或其他代乳品喂哺婴儿。常用代乳品除了牛乳外，还有羊奶、奶粉、奶糕、米粉糊等。人工喂养虽不如母乳喂养，但若能选择合适的代乳品，调配恰当，仍可以满足婴儿的营养需要，使婴儿正常地生长发育。

牛乳。牛乳中蛋白质以酪蛋白为主，在胃中凝块较大，脂肪球较大，又缺乏脂肪酶，较难消化吸收。牛乳的配置方法如下。

加热。煮沸既可以灭菌，又可以使蛋白质变性，易于消化吸收。

加糖。牛乳中乳糖含量较低，一般每100 mL牛乳可加蔗糖5～8 g，以改变牛乳中三大营养素的比例，利于婴儿吸收。

加水。可降低牛乳中矿物质、蛋白质的浓度，减轻婴儿消化道和肾脏的负担。喂哺新生儿时，牛乳与水的比例为2∶1，以后可逐渐过渡到3∶1，再过渡到4∶1，满月后不必稀释，可用全乳。

配方乳。配方乳大多以全乳为基础，并将全乳的蛋白质和矿物质降低到接近母乳，易于婴儿消化吸收，并强化了婴儿必需的营养素。

乳糖不耐受的婴儿可采用以大豆为基础的配方乳。在乳制品供应不足的偏远地区，也可采用豆浆、豆奶粉，但易引起腹胀、腹部不适，因此不宜哺喂3个月以下的婴儿。

二、婴儿辅食添加

婴儿辅食添加是指婴儿阶段除了母乳和婴儿配方奶粉之外，还应给予婴儿一些补充营养的辅助食品。婴儿辅食包括婴儿米粉、泥糊状食品、婴儿面条、婴儿米果、婴儿饼干以及其他的家制食品。

在婴儿阶段，母乳是婴儿最理想的食品，但随着婴儿一天天长大，大约6个月开始（世界卫生组织已经把纯母乳喂养的时间从4个月修改为6个月），光吃母乳或者婴儿配方奶粉已经无法满足婴儿的营养需求。所以这段时间，除了母乳或婴儿配方奶粉之外，还应给予婴儿一些固体食物。

（一）一般辅食添加原则

首次添加婴儿辅食前，一定要给婴儿的健康状况及消化功能作一个简单的评估，在确定婴儿状态良好（食欲好等）的情况下，才可以开始添加辅食。首次添加婴儿辅食时，首先考虑婴儿辅食安全和营养的标准，其次考虑其易吸收性和方便快捷性。

一周岁以内的婴儿仍要以奶为主，在保证每天 700～800 mL 奶量的基础上添加辅食。添加的辅食必须与婴儿的月龄相适应。过早添加辅食，婴儿会因消化功能尚欠成熟而出现呕吐和腹泻，消化功能发生紊乱；过晚添加辅食，婴儿会营养不良，甚至会因此拒吃非乳类的流质食品。

1. 从一种到多种

按照婴儿的营养需求和消化能力逐渐增加不同种类的食物。开始只能给婴儿吃一种与月龄相宜的辅食，尝试3～4天或一周后，如果婴儿的消化情况良好，排便正常，那么再尝试另一种，千万不能在短时间内一下增加好几种。若婴儿对某一种食物过敏，在尝试的几天里父母就能观察出来。按顺序提供营养很重要。

2. 从稀到稠

在开始添加辅食时，婴儿都还没有长出牙齿，只能食用流质食物，然后逐渐食用半流质食物，最后发展到固体食物。

3. 从细小到粗大

婴儿的食物颗粒要细小，口感要嫩滑，以锻炼婴儿的吞咽功能，为以后过渡到固体食物打下基础。在婴儿快要长牙或正在长牙时，父母可把食物的颗粒逐渐做得粗大，这样有利于促进婴儿牙齿的生长，并锻炼他们的咀嚼能力。

4. 从少量到多量

给婴儿添加新的食品时，一天只能喂一次，而且量不要大，以后逐渐增加。

5. 遇到婴儿不适，要立刻停止添加

婴儿吃了新添的食品后，父母要密切观察婴儿的消化情况。若出现腹泻或便里有较多黏液的情况，要立即暂停添加该食品，等婴儿恢复正常后再重新少量添加。

6. 吃流质或泥状食物的时间不宜过长

不能长时间给婴儿吃流质或泥状的食物，这样会使婴儿错过发展咀嚼能力的关键期，可能导致婴儿在咀嚼食物方面产生障碍。

7. 添加的辅食要鲜嫩、卫生、口味好

给婴儿制作食物时，不要注重营养忽视了口味，这样不仅会影响婴儿的味觉发育，为日后挑食埋下隐患，还可能使婴儿对辅食产生厌恶，影响营养的摄取。

(二)辅食添加顺序

6～7 个月：强化铁米粉、菜泥、果泥等。

8～9 个月：稀饭、烂面条、菜末、蛋黄、鱼泥、豆腐、动物血等。

10～12 个月：碎肉、动物内脏、稠米粥、磨牙棒(饼)、软米饭、鸡蛋等。

(三)辅食添加时机

一般从 6 个月开始就可以给婴儿添加辅食了。混合喂养或人工喂养的婴儿 4 个月以后就可以添加辅食了，而纯母乳喂养的婴儿要晚一些，每个婴儿的生长发育情况不一样，因此添加辅食的时间也不能一概而论。

可以通过以下几方面来判断是否开始添加辅食。

1. 体重

体重需要达到出生时的 2 倍，至少达到 6 kg。

2. 食量

婴儿在 6 个月前后出现生长加速期时，便是开始添加辅食的最佳时机。比如，婴儿原来能一夜睡到天亮，此时却经常半夜哭闹或者睡眠时间越来越短；每天母乳喂养 6～8 次或更多，或喂配方奶粉 1000 mL，但婴儿仍处于饥饿状态，一会儿就哭，一会儿就想吃。

3. 发育

婴儿能控制头部和上半身，能够扶着或靠着坐，胸能挺起来，头能竖起来，可以通过转头、前倾、后仰等来表示想吃或不想吃，这样就不会发生强迫喂食的情况。

4. 伸舌反射

刚给婴儿喂辅食时，婴儿常常把刚喂进嘴里的东西吐出来，成人通常认为是婴儿不爱吃。其实，婴儿这种伸舌头的表现是一种本能的自我保护，称为"伸舌反

射"，说明喂辅食还不到时候。伸舌反射一般到 4 个月前后才会消失。如果在消失之前坚持喂辅食，一味地硬塞、硬喂，让婴儿觉得不愉快，那么不利于良好饮食习惯的培养。

5. 行为反应

比如，别人在婴儿旁边吃饭时，婴儿会感兴趣，可能还会抓勺子、抢筷子。如果婴儿将手或玩具往嘴里塞，那么则说明婴儿对吃饭有了兴趣。

如果把食物放进婴儿嘴里时，婴儿会尝试着品尝并咽下，婴儿笑着，表现出很高兴、很好吃的样子，那么说明婴儿对吃东西有兴趣，这时就可以放心地给婴儿喂食了。如果婴儿将食物吐出，把头转开或推开喂养人的手，那么说明婴儿不要吃也不想吃。这时不能勉强，隔几天再试试。

(四)不同月龄婴儿辅食添加原则

1. 6～7 个月婴儿辅食添加原则

随着婴儿的成长，6 个月之后，婴儿体内储存的铁及其他营养素逐渐消耗完，及时添加辅食可补充婴儿的营养所需，同时还能锻炼婴儿的咀嚼、吞咽和消化能力，促进婴儿的牙齿发育，另外也为今后的断奶做准备。刚开始添加辅食时，应添加强化铁的谷类米粉，等婴儿适应后，再逐步添加菜泥、果泥等。但要注意逐样添加，观察 3～5 天，确认婴儿不过敏后再添加另一种。有些婴儿可能对新添加的食物表现出抗拒，这是正常的，父母要有耐心让婴儿少量多次尝试，慢慢适应新口味。注意，辅食不宜添加调味品，给婴儿吃的辅食最好保持天然口味。

2. 8～9 个月婴儿辅食添加原则

8～9 个月的婴儿可以开始尝试含蛋白质的食物了，如蛋黄、豆腐等。食物的形态可以选择泥状或小颗粒状，如鱼泥、肉末等，有利于锻炼婴儿的咀嚼和吞咽能力。

3. 10～12 个月婴儿辅食添加原则

10～12 个月的婴儿大多数已经长出了几颗乳牙，可以咬扯食物，用牙龈咀嚼，这是学习咀嚼的重要窗口。可以给婴儿尝试稠米粥、碎肉、碎菜、面包等带颗粒且需要咀嚼的食物，让婴儿多练习咀嚼，促进牙龈发育。

三、断奶

断奶的时间宜选择在宝宝 2 岁左右。但若遇到以下情况，也应灵活调整断奶时间。

第一，婴幼儿患病特别是患有消化道疾病、肺炎，应推迟断奶时间，等病愈后再断奶。

第二，婴幼儿的看护人更换后，也可适当将断奶期延后。

断奶需逐渐进行。断奶前应逐渐添加辅食，可逐渐食用蛋黄、菜泥、烂面、烂粥、肝泥等食物，6～8 个月起哺乳次数可先减去 1 次，而以其他食品替代，以后逐渐减去母乳，如此可避免因突然断奶而引起的消化功能紊乱、代谢失调以及营养不良。

断奶后婴幼儿的咀嚼和消化能力仍然有限，且有断奶后不适，此期合理喂养更为重要。饮食次数宜与断奶前相同，每日 4～5 次。注意保证足够的蛋白质及热量的供给，选用营养价值高、易于消化的动物蛋白质或大豆类蛋白质，食物须切碎煮烂以适应此期婴幼儿的消化能力。奶制品仍为重要的食物，每天可供给 600 mL，必要时也可增加。总之，在断奶前逐渐增加辅食及减少母乳量、母乳次数，断奶后在适合其消化能力的基础上合理安排膳食，保证各种营养素的供给，是此期发育的保障。

四、幼儿膳食安排

（一）1～3 岁幼儿膳食安排原则

第一，结合年龄特点，应兼顾以下两个方面：①膳食形态。由半流质食物向固体食物过渡。②喂养方式。由依赖成人喂食过渡到幼儿自行进食。

第二，1～3 岁幼儿的膳食应以软、烂为主。菜和面点的形状应力求"碎、小、巧"。食物要内容简单，富有营养。多选用瘦肉、鸡蛋、新鲜的水果和蔬菜（以深色为主），还要常选豆类制品。

第三，膳食加工方法应采用爆炒、煮、炖，尽量不吃油炸或煎烤的油腻食品，以免导致消化不良，引起腹泻。食物由单项制作改为混合制作，如肉蛋菜粥、牛奶芝麻粥、肉末油菜炒饭等，既保暖，又易喂，也便于幼儿学习自己进食。随着幼儿进食技能的进步，及时添加一些可以用手拿着吃的食物，如馒头片、糕、饼、面卷之类的面点，以促进其独自进食技能的提高。

（二）3～6 岁幼儿膳食安排原则

合理的营养是促进幼儿健康生长发育的物质基础。若要科学地、有规律地为幼儿提供其生长发育所需的能量和各种营养素，必须遵循以下六个原则。

1. 营养全面丰富，膳食结构合理

幼儿的膳食应保证营养素种类全面、数量充足、比例适宜。因此，幼儿的每日膳食不仅要包含谷类、奶类、肉类、蔬果，还应注意各类食物的数量比重，做到膳食科学化、多样化。

2. 专门制作，适合幼儿的消化能力

幼儿的食物应单独制作，蔬菜切碎，瘦肉加工成肉末，保证膳食的细、软、碎、烂，同时尽量减少调味品的使用，避免油腻和刺激性食物。此外，随着年龄的增长，还应逐渐增加食物的种类和数量，烹调方式也应逐渐向成人膳食过渡。

3. 食物应色、香、味、形俱全

幼儿的膳食还应具备较好的色、香、味、形，选择多样的烹调方式。比较理想的烹饪方式有蒸、煮、炖、烧、炒等，可在最大限度保存食物营养素的同时，增加膳食的色、香、味、形，促进幼儿的食欲。目前比较流行的卡通便当就较好地体现了这一原则，即将米饭、蔬菜、水果等食物制作成卡通形象，以增加幼儿的食欲。

相关链接

小兔便当制作方法

用保鲜膜将温热的米饭捏成小兔子的脸、耳朵、小手，用掌心稍微压扁一点，用剪刀剪出小兔子的眼睛、小嘴。

小金瓜连皮切下一块，用开水焯熟，用波浪刀整形成小兔的裙子和手臂。

胡萝卜切薄片焯熟，用心形、花形模具压出图案；脆皮肠用刀切井字，在沸水中焯一下至花形绽开。

豌豆、西兰花焯熟备用。

便当盒底垫米饭，先将小兔子拼凑好放在上面。

用鸡蛋皮和事先压出的图案装饰即可。（图4-5）

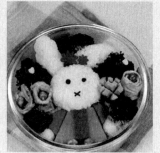

图4-5 小兔便当

4. 制定合理的膳食制度

幼儿胃容量较小，每餐进食量有限，且生性活泼，因此容易饥饿。基于幼儿上述生理特点，幼儿膳食应以一日"三餐两点"制为宜。一般早餐供应的能量占总

能量的 20%~30%，午餐占 40%，晚餐占 25%~30%，早、中、晚三餐之间可添加适量的点心，以保证能量的需求，同时注重各餐营养素和能量的分配。

5. 培养健康的饮食习惯

养成健康的饮食习惯，包括餐前饭后洗手、漱口，不挑食、不偏食，少吃零食，吃饭时细嚼慢咽，不暴饮暴食，饮食清淡等。

6. 注意膳食卫生

幼儿自身抵抗力较差，容易感染生病，应注意其膳食的卫生，不吃不干净的食物，少吃生冷的食物等。

五、婴幼儿膳食计划

制定膳食计划是满足婴幼儿的营养需求，促进其生长发育的一种科学管理方法。婴幼儿的膳食计划主要包括以下两个方面。

(一)计划每日所需的食物种类和数量

膳食计划制定的依据是婴幼儿的年龄特征和营养需求，同时还应考虑到个体的文化背景、地域资源、饮食习惯等。婴幼儿膳食中，蛋白质、脂肪和碳水化合物的能量比例分别为 12%~15%，20%~30%，55%~65%。动物性蛋白质和大豆蛋白质应占总蛋白质的 50%。婴幼儿人均每天各类食物的摄入参考量分别为谷类 100~150 g，奶及奶制品不低于 350 mL，肉类 50~75 g，蔬菜类 150~300 g，水果类 150~250 g。此外，在实际生活中还应注意不同食物交替食用，保证膳食的多样化，从而激发食物间营养成分的互补作用，更好地促进婴幼儿的生长发育。

(二)婴幼儿食谱的制定

调配膳食的方法是编制食谱，食谱是一天或一周的各种食物定量配制和烹调的依据，是膳食计划的具体实施方案。食谱主要是由食物的种类、数量、烹调方法和制成品名称几个部分构成的。

1. 依据不同季节的特点制定食谱

谷类、蔬菜和水果等食物的成熟都是有季节性的，时令蔬菜和水果的营养最为丰富。此外，婴幼儿的食欲也会受到季节的影响，一般夏季的食欲不如秋冬两季的食欲旺盛，因此在制定食谱时还应考虑到季节更替。例如，春季可选择新鲜的蔬菜，如菠菜、油菜、莴苣等，能够丰富膳食的种类，增进食欲；夏季气温较高，婴幼儿肠胃功能减弱，食欲不振，膳食应注意色彩搭配、形式多样、清爽可口等，如蛋皮肉卷配凉拌西红柿，借助鲜明的色彩增加婴幼儿的食欲，夏季还应适量增加水果的摄入，补充水分，清热降暑；秋季膳食的味道可以稍微浓一些，多选择薯类和根茎类的食物以补充维生素和碳水化合物；冬季天气寒冷，并且蔬菜和水果的种类很少，因此可以增加一些富含脂肪的食物，以补充各种维生素和能量。

2. 依据婴幼儿的身体状况制定食谱

食谱的制定应以膳食计划为依据，不能随意增添或减少膳食计划中的食物。但在实际生活中，制定食谱还应考虑到婴幼儿的身体状况。对于健康的婴幼儿，可以按照膳食计划定期制定食谱；若婴幼儿出现身体不适或患病，在进行治疗的同时，还应及时调整其膳食结构。例如，婴幼儿出现营养性铁缺乏症时，可以通过膳食来进行调理。

六、婴幼儿的合理膳食及其要求

(一)提供高质量蛋白质

应为婴幼儿多提供动物性食品或豆类制品；食物应多样化调配；要供给新鲜蔬菜、水果；各类营养素种类齐全，数量充足，比例适宜；忌用一些油炸、过硬或含粗纤维的食物。

(二)三餐两点制

基于婴幼儿的生理特点，应采用三餐两点制。三餐的热量分配为早餐占 20%～30%，上午加餐占 5%～15%，午餐占 40%，下午加餐占 5%～15%，晚餐占25%～30%。

(三)适量的碳水化合物和脂肪

婴幼儿的膳食宜以谷类食物为主，注意避免多食纯糖。

(四)食物的烹饪应使食物细软，便于咀嚼，易于消化和吸收

制作婴幼儿膳食时，可将食物加工成丝、丁或末状；食用豆类食物时，应将其制成豆制品，如豆腐、豆浆等；食用粗粮时，要将粗粮加工得细、软，易于消化和吸收；吃鱼时，一定要除去鱼骨或制成鱼肉泥。总之，制备的婴幼儿膳食应细软，避免整粒食物的摄入，以免造成气管异物。

(五)婴幼儿膳食应色香味俱佳，随时变换花样

基于婴幼儿的年龄特点，良好的进餐环境、愉悦的进餐情绪以及色香味俱全的食物均有利于增加婴幼儿的食欲。因此在为婴幼儿制作食物时，应注意考虑食物的色、香、味、形，以提高婴幼儿的进食兴趣，增加食欲。

(六)不用或少用人工调味剂，避免刺激性食物

婴幼儿食物制作时应不用或少用人工调味剂。7个月内的婴儿不宜吃盐，因为此时婴儿从母乳或牛奶中吸收的盐分已经足够；随着生长发育，婴幼儿的肾功能逐渐健全，盐的需要量也逐渐增加，此时可以适当摄入一点盐分。婴幼儿膳食应避免刺激性强的食物，如浓茶、酒类、辣椒等。

(七)培养婴幼儿良好的饮食习惯

婴幼儿合理的膳食还应包括良好饮食习惯的养成，如饭前洗手，不挑食、不偏食，少吃零食，不吃不干净的或过期的食物等。

(八)合理分配热量来源

膳食中三大产能营养素的比例要适宜，蛋白质、脂肪和碳水化合物产生的热能分别占总热能的比例为：蛋白质12％～15％，脂肪20％～30％，碳水化合物55％～65％。此外，膳食中还应富含维生素和矿物质。

(九)合理分配蛋白质来源

膳食中蛋白质主要来自动物性蛋白质和豆类、谷类及其他植物性蛋白质。蛋白质的来源不同，其营养价值也不同。因此，对膳食蛋白质的食物来源应进行评估。动物性蛋白质和豆类蛋白质的摄入之和应占蛋白质总摄入量的50％；若条件允许，单纯动物性蛋白质的理想摄入量应占蛋白质总摄入量的50％。

(十)合理分配微量营养素的来源

维生素A：动物性食物供给的维生素A应占维生素A总摄入量的30％。

铁：来源于动物性食物的铁应占总铁量的30％左右，理想比例是50％。

钙、磷：0.5～6岁婴幼儿的食物中，一般钙磷比为1.5∶1。

第三课　婴幼儿食谱示例

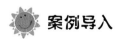 **案例导入**

曾有某商家为推销其补钙产品，在柜台前为婴幼儿提供免费检测体内钙含量

的服务。但是，同一个孩子在同一天检测的体内钙水平的结果却迥然不同：一次偏低，一次正常。究其原因，原来是在免费测量时，工作人员问到是否服用某某钙剂时，回答分别是没吃过和吃过了。

钙、铁、锌、蛋白质以及维生素等是人类生存发育必需的营养素。对于处在生长发育关键期的婴幼儿而言，每日摄入营养素的种类、数量以及比例是否合理就更为重要了。随着科学育儿的普及，大部分家长都已经意识到为婴幼儿提供充足、适量营养素的重要性，但是面对形形色色的婴幼儿补钙、补铁的营养品时，他们就迷茫了。对于婴幼儿而言，这些营养品是必需的吗？还是可以通过其他方式自然地补充呢？应该如何科学合理地补充呢？本课结合婴幼儿的生长发育特点，主要介绍适合幼儿的多铁食谱和多钙食谱、适合婴儿的辅食食谱，以帮助幼儿教育工作者和家长根据婴幼儿的实际需要科学地制作特殊营养餐。

一、多铁食谱

营养性缺铁性贫血（nutritional iron deficiency anemia）是婴幼儿时期最常见的一种贫血类型。我国2岁以下婴幼儿营养性缺铁性贫血的发病率为10%～48.3%，该病严重危害婴幼儿健康，是我国重点防治的婴幼儿常见病之一。[1] 其根本病因在于婴幼儿体内铁的缺乏，致使血红蛋白合成减少而造成小细胞低色素性贫血。临床上除了表现为贫血外，还可因缺铁而使许多含铁酶的生物活性降低，进而影响细胞的代谢功能，使机体出现消化道功能紊乱、循环功能障碍、免疫功能低下、精神神经症状以及皮肤黏膜病变等症状。

轻度的贫血症状虽然不易被发现，但也有一些具体的表征，如年龄较小的孩子表现为脸色苍白、食欲不佳，年龄稍大些的孩子表现为无精打采或烦躁不安等。当我们发现婴幼儿出现缺铁性贫血时应该如何处理呢？俗话说"药补不如食补"，尤其是婴幼儿，可以通过调整婴幼儿的饮食搭配，如选择一些含铁比较丰富的食材实现科学补铁。（表4-4）

表4-4 多铁食材举例

食物类别	举例	每100 g含铁量/mg
菌藻类	普中红蘑（干）	235.1
	木耳（干）[黑木耳、云耳]	97.4

---

[1] 陆银燕：《小儿营养性缺铁性贫血的护理体会》，载《世界最新医学信息文摘》，2013(17)。

食物类别	举例	每100 g 含铁量/mg
畜禽肉类及其制品	猪肝	226
	鸭血（母麻鸭）	39.6
	鸭肝（公麻鸭/白鸭）	35.1/30.5
鱼虾蟹贝类	蛏干	88.8
	河蚌	26.6
	鲍鱼	22.6
蔬菜及其制品	南瓜粉	27.8
	姜（干）	88
谷类及其制品	大麦	40.7
	稻米	25.1
调味品类	芝麻酱	50.3
坚果、种子类	黑芝麻	22.7
	胡麻籽	19.7
薯类、淀粉类及其制品	桂花藕粉	20.8

下面介绍两种比较适合幼儿的多铁食谱。

（一）肝泥蛋羹

原料：猪肝35 g，鸡蛋1个，香油2 g，葱、姜、花椒共5 g，精盐适量。

做法：葱、姜、花椒放入适量水中加热煮2分钟左右，滤水后备用；猪肝切片，放入开水中汆一下，捞出剁成肝泥备用；将鸡蛋磕入碗内搅匀，加入肝泥拌匀；加入葱姜花椒水、精盐，拌匀；上屉蒸15分钟左右即可。

营养评价：蛋白质13.7 g，脂肪8.5 g，热量136.2 kcal，铁9.9 mg。

◀◀◆温馨提示

猪肝忌与鱼肉、雀肉、荞麦、菜花、黄豆、豆腐、鹌鹑肉同食。

猪肝不宜与豆芽、西红柿、辣椒、毛豆、山楂等富含维生素C的食物同食。

动物肝不宜与维生素C、抗凝血药物、左旋多巴等药物同食。

（二）芝麻肉丸

原料：猪肥瘦肉300 g，芝麻75 g，精盐3 g，荸荠100 g，胡椒粉0.5 g，水发香菇50 g，生姜水20 g，熟菜油500 g。

做法：芝麻用清水淘洗干净，沥干水装入一个平盘内，否则后续粘裹不稳，炸时芝麻掉落；选肥瘦各半的猪肉，瘦的部分剁成细蓉，肥的部分与荸荠(去皮)、香菇(择洗干净)分别切成细粒，一起装入盆内，加入生姜水、胡椒粉、盐拌成肉馅；将肉馅做成直径2 cm的丸子，放入芝麻盘内使其粘满芝麻，再放入已经烧至六成热的菜油锅内炸，刚熟透心捞起，其余依次制作并炸熟捞起；待油温升至七到八成，再将炸好的丸子一齐放入，炸至芝麻呈现金黄色时，捞起盛入盘内即成。

特别提示：瘦肉要剁蓉，肥肉和其他配料要切成细颗粒，不要剁蓉；拌馅时，根据瘦肉的老嫩决定是否加少量清水；配料可作适当变换。

营养评价：蛋白质27.6 g，脂肪25.5 g，热量439.1 kcal，铁6.7 mg。

二、多钙食谱

钙是机体含量最多的矿物质，是构成骨骼和牙齿的主要成分。大约有99%的钙存在于骨骼和牙齿中，而剩余1%的钙以游离状态或者与其他元素结合存在于血液、细胞内液和间质液中。

0～6个月的婴儿每日钙的适宜摄入量为200 mg，1～3岁的幼儿钙的推荐摄入量为600 mg，4～6岁的幼儿为800 mg。足月儿骨骼生长需要的钙80%是在妊娠期的最后三个月获得的，若孕期妇女缺钙，就会导致新生儿储钙量偏低。学前儿童若缺钙则会影响其骨骼和牙齿的生长发育，导致佝偻病等。此外，若血钙偏低，则会导致幼儿神经和肌肉的兴奋性增加，从而出现手足搐搦症。

人体对钙的吸收很不完全，有70%～80%的钙不被吸收，而与体内的植酸、草酸结合形成不溶性的钙盐，最后随粪便排出。因此，在选择供给钙的食物时，不仅要考虑食材的含钙量，还应考虑食物中的植物纤维素及脂肪的含量等因素。通常选用的富含钙的食材主要有奶和奶制品、虾米、海带、绿叶蔬菜、豆类、谷类等。应注意的是，植物如苋菜和菠菜在含钙的同时还含有植酸和草酸，所以其钙的吸收率较低。

下面介绍两种比较适合幼儿的多钙食谱。

(一)海米炒油菜

原料：油菜500 g，水发海米50 g，香菇片、玉米片25 g，姜末少许，食盐适量，荤油50 g。

做法：取油菜用手分离叶片，冲洗干净后，将大片的叶子中间劈开，切成3 cm的小段，控水待用；将海米用水冲洗一下，沥干水后待用；锅中加入适量荤油，油热后爆香姜末，放入海米，炒至金黄；向锅中加入准备好的油菜、香菇片、玉米片，翻炒；加入少量食盐，快速翻炒几下，待油菜熟了即可出锅。（图 4-6）

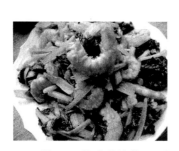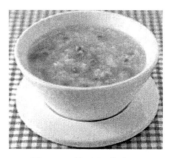

图 4-6　海米炒油菜　　　　图 4-7　骨头汤菜肉粥

(二)骨头汤菜肉粥

原料：胡萝卜 50 g，青菜 100 g，瘦肉 40 g，骨头汤适量，大米、葱、姜、蒜、食盐、酱油适量。

做法：将胡萝卜切成细小的丁，与骨头汤、大米一起煮至粥状；瘦肉剁碎，与葱、姜、蒜同炒，加适量酱油调味；当粥八成熟时，将炒好的肉碎下锅继续煮；青菜切碎，放入锅中，加入适量盐，煮熟即可。（图 4-7）

三、婴儿辅食食谱

下面介绍几款适合婴儿的辅食食谱。

(一)鸡汤南瓜泥

原料：鸡胸肉 1 块，南瓜 1 小块。

做法：将鸡胸肉剁成泥，加入一大碗水煮。将南瓜去皮放另外的锅内蒸熟，用勺子碾成泥。当鸡肉汤熬成一小碗的时候，用消过毒的纱布将鸡肉颗粒过滤掉，将鸡汤倒入南瓜泥中，再稍煮片刻即可。

功效：鸡肉富含蛋白质；南瓜富含钙、磷、铁、碳水化合物和多种维生素，其中胡萝卜素含量较丰富。

(二)松仁豆腐

原料：豆腐、松仁适量，盐少许。

做法：将豆腐划成片，撒上少许盐上锅蒸熟。松仁洗净用微波炉烤至变黄，拍碎，撒在豆腐上。

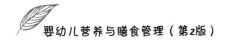

功效：富含蛋白质、碳水化合物和丰富的矿物质。

（三）小米山药粥

原料：鲜山药、小米、白糖各适量。

做法：将山药洗净捣碎，与小米同煮为粥，然后加白糖适量，空腹食用。

功效：可治脾胃素虚，消化不良，大便稀溏。

 单元回顾

单元知识要点	学习要求	学生自评
膳食结构、平衡膳食、膳食指南等	理解各理论概念的基本内涵	☆☆☆☆☆
《膳食宝塔（2022）》	记忆《膳食宝塔（2022）》中具体食物的分层及建议摄入量，能够在生活中加以运用	☆☆☆☆☆
平衡膳食的制定要求	掌握要点，并学会实践运用	☆☆☆☆☆
特殊人群的膳食指南	熟悉各类特殊人群的膳食指南要点，能够在生活实践中加以实施	☆☆☆☆☆
婴幼儿膳食安排的原则	掌握理论要点，并能够运用于婴幼儿的膳食安排和分析评价	☆☆☆☆☆
婴幼儿的膳食计划	能够结合具体实际制定合理的婴幼儿膳食计划	☆☆☆☆☆
婴幼儿合理膳食及其要求	熟知婴幼儿合理膳食制作的要求，并能够运用于实际生活	☆☆☆☆☆
婴幼儿特殊食谱的制作	在了解特定营养素对婴幼儿生长发育重要性的基础上，学会制作婴幼儿特殊营养餐	☆☆☆☆☆

 思考与练习

1. 简述《膳食宝塔（2022）》的分层及具体内容。

2. 简述特殊人群的膳食指南。

3. 简述婴幼儿膳食计划的制定应遵循的原则。

4. 尝试制作多铁或多钙膳食。

✂ **拓展训练**

1. 尝试为 3～6 岁的幼儿制定一周膳食计划。

2. 请结合《膳食宝塔(2022)》和膳食指南等相关理论知识，评析自己或者他人的日常膳食，并作出调整或指导。

学习反思

_____

_____

_____

_____

_____

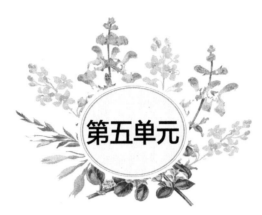

第五单元

婴幼儿的营养教育和饮食习惯培养

 学习目标

1. 了解婴幼儿营养教育的意义、目标。

2. 熟悉婴幼儿营养教育的内容、方法和途径。

3. 了解托幼园所和家庭相结合的婴幼儿营养教育。

4. 能结合婴幼儿实际，帮助其培养良好的饮食习惯。

5. 树立科学的营养教育观念，认同饮食习惯对婴幼儿发展的重要性。

 单元导学

在现代健康观的大背景下，人们的营养观在发生改变，饮食行为也在逐渐变化。婴幼儿作为人类的未来、21世纪的主力军，其营养状况与未来社会的发展、民族的兴旺息息相关。曾任世界卫生组织总干事的哈夫丹·马勒博士曾经指出："儿童健康的投资，对于推动社会发展、提高生产力和改善身体素质，是一个直接的突破口。"世界卫生组织健康教育专业委员会提出的报告指出："健康教育和一般教育一样，关系到人们知识、态度和行为的改变。"世界卫生组织健康教育处前处长慕沃勒菲也认为："健康教育帮助并鼓励人们有达到健康状态的愿望，知道怎样做能达到这样的目的，每个人都尽力做好本身或集体应做的努力，并知道在必要

160

时如何寻求适当的帮助。"营养教育是健康教育的重要组成部分，同样对人的知识、态度和行为的改变也起着重要作用。因此，向婴幼儿进行营养教育，培养良好的饮食习惯，不是可有可无之事，而是势在必行的。

第一课　婴幼儿的营养教育

相关数据显示，我国人均预期寿命从 1949 年前的 35 岁提高到 2022 年的 77.93 岁。人均预期寿命的大幅提高与经济、环境、医疗等因素息息相关，与国家对居民膳食营养的关注也有密切联系。2017 年，国务院颁布《国民营养计划（2017—2030 年）》，提出生命早期 1000 天营养健康行动，提高婴幼儿营养健康水平。2019 年，《健康中国行动（2019—2030 年）》出台，指出"合理膳食是保证健康的基础"，特别针对婴幼儿等特殊人群给出了膳食指导建议，并提出了政府和社会应采取的主要举措。从婴幼儿期开展营养教育，既可以丰富教养者的营养知识，使婴幼儿喂养更趋科学、合理和规范，又可以帮助婴幼儿养成良好的饮食习惯，从生命初期提高健康水平。而从目前情况看，诸多教养者对婴幼儿的营养教育重视不足，对婴幼儿的营养状况以及饮食行为的产生过程认识不足、模糊，甚至片面，以至于婴幼儿出现偏食、挑食以及各种营养性疾病，给婴幼儿日后健康带来很大的影响。由此看来，在家长、教师及婴幼儿群体中，提高对营养教育的认识很有必要。

一、婴幼儿营养教育的意义和目标

（一）婴幼儿营养教育的意义

营养是机体摄取食物，满足自身生理需要的过程。各种营养素通过相互作用，提供机体所需的能量，构建各部分的组织，调整食物在身体内的消化、吸收和代谢，维护健康和促进成长。人的生存、生长、保持健康以及获得从事任何活动的能量都离不开营养素的参与，而食物是营养素的直接来源。婴幼儿期是人体生长发育最关键的时期，所需的营养成分比成人多，标准比成人高。他们对食物的喜好、选择和饮食行为、饮食经验等都不断受到不同文化、社会、心理等方面的影响，又由于各组织器官发育尚不成熟，婴幼儿适应外界环境的能力和心理承受力都比成人差，很容易受到外界环境中不良因素的侵蚀和影响。若缺乏合理的营养，没有良好的饮食行为，其健康水平就会下降，导致贫血、缺钙、肥胖等营养性疾病的发生。

营养教育是以改善个人的饮食行为和态度、获取有关知识、提供有益的学习经验、保护和增进健康为目标的教育。婴幼儿营养教育的目的在于让他们对食物产生广泛兴趣，了解食物与人类健康的关系，懂得如何去选择食物，以达到良好的平衡膳食，养成符合营养准则、健康准则的习惯。因此，用科学的营养知识指导婴幼儿的生活是婴幼儿生长发育所必需的。"人人都应该懂点营养学"，其中也包括婴幼儿。美国饮食协会指出："营养教育是不管什么年龄和经济情况任何人都需要的，同时必须从很小的时候就开始，而成为贯穿于一生的课程。"由此看来，营养教育是无国界、无年龄区分，与健康、环境、文化、行为发展密切相关的一门课程。

对婴幼儿来说，无论是经验的获得、技能的学习还是概念的形成，都离不开活动，离不开生活。营养教育的作用不仅在于营养学本身的价值，还在于对婴幼儿成长发展的促进。营养教育活动的内容来自婴幼儿的生活，来自伴随他们成长的、天天打交道的各种食物。在营养教育活动中，婴幼儿能体验、感知食物的特性，加深对事物的了解和认识，丰富其生活经验，促进其全面发展。

1. 语言的发展

婴幼儿期语言发展十分迅速，尤其是口语的发展。但是，语言的学习和发展离不开他们生活的环境。食物是婴幼儿天天接触、十分熟悉的东西，很容易引起他们"说"的愿望。例如，营养教育活动中，在认识食物的同时，学说食物的正确名称（如土豆、西红柿）和餐具的名称（如碗、勺、盘），掌握一些量词（如一碗、一片、一块、一粒），了解常用的食物制作术语（如炒、拌、蒸）。同时，在活动中，婴幼儿运用语言将自己的生活经验与同伴和教师进行沟通，相互交流经验、交换意见，倾听或诉说关于食物的故事。例如，"冬瓜冬瓜像个胖娃，黄瓜黄瓜像个月牙，西瓜西瓜穿着花褂，丝瓜丝瓜最淘气了，爬上屋顶睡觉了。"儿歌形象地描述了食物的外形特征，念起来朗朗上口，再辅之以动作，婴幼儿十分喜爱，自然地认识、了解了这些食物。正是由于外界环境因素的刺激和强化，婴幼儿很容易产生运用语言与人、事、物交往的积极性，并主动运用语言于环境。婴幼儿此时的语言学习不再是被动的、枯燥的、机械的训练，而成为了一种内在的需求，营养教育活动为婴幼儿创设了说话的情境，为婴幼儿运用语言提供了机会。

2. 认知的发展

婴幼儿在生活的环境中，不断接触到事物中存在的有关数、量、形、类别、次序、空间、时间等的知识，不断接触到事物的一些物理、化学变化，婴幼儿会对这些现象产生一种好奇，从而引起思索。营养教育活动则能在知道营养价值的同时帮助婴幼儿去认识事物，探索科学的奥秘，使一些枯燥的数学知识和深奥的科学概念变得生动、有趣。例如，在"认识豆腐干"的系列活动中，让婴幼儿学习切豆腐干，将豆腐干进行二等分、四等分；在"蛋宝宝"的系列活动中，不仅可以让婴幼儿学习食物本身的特征，还可以进行比大小、排序、分类。这些与食物直接接触的活动不仅使婴幼儿对食物的营养价值有所了解，而且能帮助婴幼儿认识食物的形状、颜色，给食物进行分类，感知食物的不同特性(如轻重、软硬、粗糙和光滑等)、不同形态(如固体、液体)及不同的食用与烹调方法，还可以给餐具配对，掌握简单的生活知识。例如，游戏"找朋友"可以帮助婴幼儿知道食用的食物不同，使用的餐具也不同(如吃饭用筷或勺、吃面用筷、喝汤用勺)。这些活动不仅能丰富婴幼儿的生活经验，也为促进婴幼儿思维的发展提供了丰富的刺激，使婴幼儿对食物的感受更细致、全面，使生活中的科学知识变得具体、生动有趣、浅显易懂，符合婴幼儿的心理特征，同时也能激发婴幼儿主动探索、发现生活奥秘的愿望，满足发展的需要，提高解决问题的能力，真正使儿童的认知能力得到发展。

3. 感知觉的发展

皮亚杰十分重视认识主体在认知发展中的作用。他认为，人的发展是机体与环境相互作用的过程。婴幼儿是在与环境的相互作用中积极接触外界而发展智力的。他主张婴幼儿要高度活动，婴幼儿的活动影响婴幼儿的发展。认知的发展始于动作。在《皮亚杰理论》中，他认为，为了认识客体，主体一定要作用于客体、变换客体，主体必须把客体移动、连接、组合、拆开再重新装配。婴幼儿是在与环境、实物、同伴以及成人的接触中学习的。食物的属性需要通过视、触、味、嗅等手段进行了解。通过闻闻、尝尝辨别食物的味道，通过触摸感知食物的质地，又通过观察了解食物的外表、形态及其变化。以不同的认知方法、手段刺激儿童的感官，提高感知能力。感觉器官是婴幼儿进行探索和学习的主要工具。例如，活动"丰富的调料"，通过让婴幼儿尝尝、闻闻，认识各种调料，提高味觉和嗅觉的分辨能力。另外，还可以让婴幼儿参与食物的制作(如切、拌、揉)。例如，活动"面"，通过让婴幼儿和面、擀面、学做面制品等一系列由感官直接参与的活动，婴幼儿对"面"才能有充分的认识。所有类似的活动都能促进大小肌肉的协调发展，使手指更灵巧。只有帮助婴幼儿积累丰富的感觉运动经验，才能使婴幼儿的感觉更敏锐，对事物的认识更全面、更深刻。

4. 情绪情感的发展

人的情绪情感同样需要与环境相互作用才能得到发展。人类与食物的关系十分密切，离开了食物，人类就无法生存。营养教育活动旨在让婴幼儿接受食物的同时，产生亲近它、了解它的欲望，让婴幼儿懂得欣赏食物的各种形态、丰富的色彩，了解不同的民俗风情文化。在各种形式的聚餐及食物制作活动中，生生之间、师生之间、小组与集体之间可以相互协作、交往，增进彼此的情感交流，共同分享快乐和喜悦，并使个体得到集体的认同以满足情感需要。同时，在交往中，婴幼儿还能学习健康、文明的生活方式，选择有利于健康的饮食行为，树立自我保护意识，在个体与集体的交互中养成良好习惯，建立规范。

营养教育活动对婴幼儿产生的作用并不是彼此孤立、独立存在的，而是一个共同体，在活动中相互依托，共同为婴幼儿的发展提供空间。我们对婴幼儿进行营养教育的目的不在于帮助婴幼儿掌握多少营养学的知识，而是通过活动促进婴幼儿知、情、意、行的全面发展，培养婴幼儿生活的能力。我们要把营养教育的目标放大、放远，将营养教育与提高自我保护能力、提高人类素质相关联。从小树立健康意识，提高对营养的认识，树立正确的饮食态度，形成有利于健康的饮食行为，有利于婴幼儿全面健康地发展。

(二)婴幼儿营养教育的目标

婴幼儿营养教育一般通过营养知识、信念与态度、饮食行为习惯三个心理结构目标，以及托班、小班、中班、大班四个年龄班目标进行建构。具体营养教育目标见表 5-1。

表 5-1　托幼园所营养教育目标

具体维度		托班及小班	中班	大班
营养知识	食物和营养素	1. 认识六种以上常见的水果 2. 认识六种以上常见的蔬菜 3. 认识常见的动物性食物(如蛋、鱼、禽等) 4. 认识常见的豆制品 5. 认识常见的谷类食物(如米饭、馒头、玉米等)	1. 认识食物类别(水果、蔬菜、奶类、豆类、谷类、蛋类、肉类等) 2. 体验各类食物在颜色、形状、味道和质感等方面的区别 3. 认识维生素、蛋白质、钙等常见的营养素 4. 了解膳食宝塔 5. 认识消化器官"胃"的名称和作用	1. 熟悉食物类别 2. 熟悉膳食宝塔 3. 了解营养素来自食物中，是这些营养素使身体发育和保持健康 4. 了解各类常见食物所含的营养素 5. 了解不同营养素在身体中起着不同的作用 6. 懂得不同食物提供不同的营养素，人体需要多种营养素 7. 懂得没有一种食物可以提供我们需要的全部营养素，所以每天必须要食用多种不同的食物

具体维度		托班及小班	中班	大班
营养知识	平衡膳食	6. 懂得人体需要多种多样的食物 7. 知道每天要吃多多样的食物才能长高长大并保持健康	6. 懂得每天都要吃不同种类的食物 7. 了解多种多样的食物对于保持健康非常重要	8. 懂得他们每天的食谱包括哪些食物 9. 初步了解不同的食物所含的营养成分不同，保持健康需要多种营养素 10. 懂得粮食要粗细搭配
	科学饮食观	8. 知道早餐要吃饱、吃好 9. 知道不可吃太多甜食 10. 懂得要多喝水	8. 了解早餐的重要性 9. 懂得每天喝奶对身体健康有利 10. 懂得再好吃的东西也不能多吃 11. 知道零食不能吃太多 12. 懂得吃甜食太多会长龋齿 13. 懂得要少喝冷饮多喝水	11. 初步了解营养适度的概念和重要性 12. 懂得饮食要清淡少盐 13. 懂得喝冷饮或碳酸饮料不利于身体健康 14. 懂得吃太多油炸食物对身体健康不利 15. 懂得肥胖、消瘦对健康不利，两者都属于营养不良
	清洁卫生	11. 知道饭前要洗手 12. 知道饭后要漱口 13. 懂得腐败变质的食物不能吃 14. 知道不清洁的食物不能吃 15. 懂得有些食物不能生吃	14. 懂得食物在食用前要清洗、加工	16. 能初步分辨食物的好坏
	饮食文明	16. 懂得吃饭要细嚼慢咽 17. 懂得要爱惜粮食，不浪费饭菜 18. 进餐时讲究秩序，不拥挤	15. 懂得吃饭要专心 16. 懂得饭前饭后不可做剧烈运动 17. 懂得基本的用餐礼仪	17. 懂得基本的饮食文化 18. 了解一些民族食品和异国食品

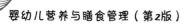

续表

具体维度		托班及小班	中班	大班
信念与态度	饮食结构	1. 喜欢吃多种多样的食物	1. 喜欢吃清淡少盐的膳食 2. 喜欢吃粗粮	1. 不挑食，不偏食，食物都爱吃 2. 不贪食，不过食，有意识地控制饭量
	饮食方式	2. 吃早餐时，有食欲，吃得香	3. 重视早餐营养 4. 三餐都有食欲，吃得香	3. 重视三餐营养的平衡、全面
	饮食偏好	3. 喜欢喝白开水 4. 喜欢喝奶或奶制品 5. 爱吃多种水果 6. 爱吃多种蔬菜	5. 乐于品尝新食物 6. 喜欢和同伴一起就餐 7. 就餐时愿意为同伴服务 8. 乐于帮助成人准备食物 9. 肥胖儿、消瘦儿愿意控制或增加饭量	4. 有意识地克服偏食、挑食、过食等不良习惯
饮食行为习惯	健康食物选择	1. 主动喝水 2. 每天定量喝奶 3. 每天吃水果蔬菜 4. 常吃各种豆制品	1. 常吃不同种类的食物 2. 饮食粗细搭配，常吃粗粮 3. 能够有意识地控制吃甜食的量 4. 能够不吃或少吃过咸的食物	1. 饮食营养搭配，能够获得平衡膳食 2. 能够对健康食物作出正确的选择 3. 能够少喝冷饮或碳酸饮料 4. 能够控制零食量 5. 能够少吃油炸食物
	饮食行为方式	5. 进餐时不哭闹 6. 初步养成安静进餐的习惯 7. 吃饭细嚼慢咽又不磨磨蹭蹭，吃东西有节制，再好吃的东西也不多吃	5. 愉快进餐 6. 吃饭专心，不随意走动 7. 能够控制进餐速度，不磨磨蹭蹭也不狼吞虎咽，饭前饭后不做剧烈运动 8. 在教师的帮助下，肥胖儿能够适当控制饭量，消瘦儿能够适当增加饭量	6. 进餐时主动保持情绪愉快，保持安静 7. 在规定的时间内吃完饭菜 8. 不暴饮暴食 9. 肥胖儿有意识地适当控制饭量，消瘦儿有意识地适当增加饭量

具体维度		托班及小班	中班	大班
饮食行为习惯	饮食自理能力	8. 能够自如地吃东西 9. 熟练使用餐具自己吃饭，不用别人喂 10. 在教师的帮助下将自己碗里的饭菜吃干净	9. 熟练使用勺子吃饭 10. 学会使用筷子吃饭 11. 不剩饭菜，不浪费粮食 12. 不撒饭菜粒，保持桌面、地面整洁 13. 学会自己收拾餐具和食物残渣	10. 熟练使用筷子吃饭 11. 学会使用其他餐具（如刀子、叉子等） 12. 能够做好值日生的工作，主动收拾食物残渣、食具，摆放桌椅
	文明卫生习惯	11. 饭前洗手 12. 饭后漱口 13. 不吃腐败变质的食物，不吃不清洁的食物	14. 初步养成饭前洗手的习惯 15. 初步养成饭后漱口的习惯 16. 初步养成将食物清洗干净后再吃的习惯	13. 养成饭前主动洗手的习惯 14. 养成饭后主动漱口的习惯 15. 养成主动将食物清洗干净后再吃的习惯

从表 5-1 中可以看到，任何年龄阶段的学习都应有营养知识、信念与态度、饮食行为习惯三种发展目标；同样，营养知识、信念与态度、饮食行为习惯任何一方面的发展也都要遵循婴幼儿的年龄发展规律。贴近婴幼儿生活经验、符合婴幼儿生活实际是对营养教育目标的基本要求。两个维度上各成分相结合，才可能形成合理的托幼园所营养教育课程目标结构。

1. 提高婴幼儿营养知识水平

了解营养知识是形成信念与态度和养成饮食行为习惯的基础。婴幼儿需懂得一些营养方面的简单的、基本的知识，主要包括食物和营养素、平衡膳食、科学饮食观、清洁卫生、饮食文明等有关的知识。有调查表明，婴幼儿对认识食物和清洁卫生等知识的掌握情况较好，对平衡膳食、科学饮食观等知识的知晓率较低。托幼园所的营养教育内容应针对婴幼儿知晓率较低的知识加以确定。

2. 培养婴幼儿热爱生命、保持健康的饮食信念和饮食态度

所谓信念与态度是指个体对人和事采取的一种具有持久性而又有一致性的行为倾向，故能对个体的行为起直接的干预作用。其中，信念的确立是态度形成和转变的基础，而信念确立以后，若没有坚决转变态度的前提，实现行为转变的目标照样会失败，可见信念与态度对行为转变有着至关重要的作用。婴幼儿饮食信念与态度的积极转变，是养成健康的饮食行为习惯这一核心教育目标得以实现的动力。健康的饮食信念与态度有以下特征：①饮食结构平衡；②饮食方式合理；③喜欢吃多种食物。社会心理学对态度的研究表明，态度在形成初期不够稳定，这时若加强宣传教育容易产生效果，但其一旦巩固之后则具有了一定的稳定性和持久性，除非经受强有力的刺激，否则很难轻易转变，往往需要花更长的时间和做更多的工作，这充分表明了早期营养教育对于帮助婴幼儿形成健康饮食信念与态度的重要作用。

3. 促进婴幼儿养成健康的饮食行为习惯，改善婴幼儿营养状况，预防各种营养性疾病的发生

所谓健康的饮食行为习惯是指能够摄取充足而平衡的营养素，有利于身体吸收和利用各种营养素的饮食行为习惯。内容包括：①健康食物选择；②饮食行为方式；③饮食自理能力；④文明卫生习惯等。婴幼儿营养教育的关键是促进婴幼儿养成健康的饮食行为习惯和纠正其不良的饮食行为习惯。国外研究表明，饮食行为习惯是在儿童早期养成的，而且早期养成的饮食习惯可以伴随人的一生。帮助婴幼儿在早期养成良好的饮食行为习惯对于预防疾病、保障健康非常重要，而不良的饮食习惯对婴幼儿生长发育和全面摄取营养都会产生不利影响，是目前影响婴幼儿(尤其是城市婴幼儿)营养状况的根本原因。因此，婴幼儿营养教育目标不能仅限于营养知识的简单传授，更重要的是以帮助婴幼儿养成健康的饮食习惯为着力点，在进行营养教育活动的同时为婴幼儿提供营养丰富的膳食，真正贯彻保教结合的原则，加强营养教育的效果。

二、婴幼儿营养教育的内容

(一)营养知识

婴幼儿教师和保育员作为托幼园所营养教育人员，他们获得的营养知识是否正确、全面，直接影响婴幼儿健康营养知识的获得与否。许多书刊、电视和广播里经常介绍营养知识，其中有一些是科学的，也有一些是错误的，更有许多正误兼有。托幼园所营养教育人员在面对这些信息时要能够进行正确的评价：这个资料的来源是否可靠和准确？是否适宜婴幼儿的接受水平？是否适宜婴幼儿的年龄发育特点？推荐的那些食品是否有营养？这些营养知识应以怎样的方式传授给婴幼儿？不容乐观的是，目前在托幼园所，营养师的工作大多是由保健医师等兼职人员担任的，婴幼儿教师和保育员缺乏营养知识的专业培训，这一现象对托幼园所开展营养教育极为不利。婴幼儿营养知识的来源还包括家庭成员、同伴、食品广告等多种渠道。首先，家庭成员尤其是母亲，是婴幼儿获得营养知识的最重要的来源；其次，同伴对婴幼儿营养知识的获得往往有着积极或消极的影响，这种影响与其同伴营养知识的正误及多少有密切关系；最后，各种媒体中食品广告也是许多婴幼儿接受食物信息的主要来源。目前，不少婴幼儿电视节目由生产系列快餐食品或生产糖果、软饮料、小吃和甜点的公司赞助播放，他们出于特有的商业目的，在广告中宣称他们的产品"味道好极了"或"非常有趣"，但是真正营养密集型的食物却很少在婴幼儿电视节目中做广告。托幼园所营养教育人员有责任监控这些信息来源，以减少其对婴幼儿产生的负面影响，保障婴幼儿获得正确的营养知识。

(二)信念与态度

托幼园所履行信念与态度目标时应考虑以下五个因素。第一，婴幼儿营养信念与态度存在很大的个体差异，而婴幼儿原有的饮食态度的特点、个体的智力水平和个性特点等因素都影响其饮食态度的转变。因此，婴幼儿即使接受一样的营养知识和环境影响，饮食态度转变的程度也不同，这就要求我们要充分尊重婴幼儿的个体差异。第二，建立在和谐师生关系基础上的托幼园所营养教育往往有较好的效果。婴幼儿教师应注重情感教育，建立和谐的师生关系，增强婴幼儿对教师的信任，这有利于促进婴幼儿健康饮食信念与态度的形成。第三，同伴对婴幼儿的饮食信念与态度有着重要的影响。同伴对婴幼儿的影响是很大的。我们每个人潜意识里都爱模仿别人，这在婴幼儿身上表现得尤为明显。婴幼儿对于食物的选择，通常会基于他们所在群体中他人赞成或不赞成的态度。如果群体中的受欢迎型婴幼儿喜欢吃多种食物，那么就会对其他婴幼儿产生积极的影响；相反，吃东西过分挑剔的婴幼儿也会对其他婴幼儿产生消极影响。这要求婴幼儿教师要营造健康的饮食情境和氛围，使同伴间产生积极的影响。第四，双面教育(正反两方面教育)的方式能更有效地影响态度的形成和转变。因此，婴幼儿教师应多利用双面教育的方式，使托幼园所营养教育取得更好的效果。第五，食物本身的某些特性对婴幼儿营养信念与态度也会产生很大的影响。对婴幼儿来说，是否经常食用、味道、质地和温度等因素很大程度上决定了他们对食物的态度。鉴于此，托幼园所须加强膳食管理，为婴幼儿提供优质的膳食服务，使强化刺激(色香味美的食物)与营养教育目标有机结合，改善食物本身因素对婴幼儿产生的消极影响。

总之，培养婴幼儿形成健康的营养信念与态度，要通过营养知识的学习和家庭、托幼园所及社会环境的积极影响才能实现。教育者应尊重婴幼儿的个体差异，培养和谐的师生关系和同伴关系，充分利用双面教育的方式；托幼园所的膳食应配合营养教学活动，共同促进婴幼儿健康饮食信念与态度的形成。

(三)饮食行为习惯

行为科学、健康教育学等从不同侧面和立场对行为习惯的转变进行了探索和研究，提出了一些理论模式，我们研究托幼园所营养教育时可以借鉴这些理论模式来研究健康饮食行为习惯的转变策略。其中，知信行模式（Knowledge Attitude Belief Practice，KABP）是有关行为转变的较成熟模式。另外，健康信念模式（Health Belief Model，HBM)对营养教育理论有很大的启示，该理论认为，健康信念的形成主要涉及以下三方面因素：产生恐惧，对行为效果的期望，效能期望。

健康信念模式在产生促进健康行为、摒弃危害健康行为的实践中遵循以下步骤。首先，让人们充分对他们目前的不良行为方式感到害怕（知觉到威胁和严重性）；其次，让人们坚信一旦他们改变目前的不良行为会得到非常有价值的后果（知觉到效益），同时清醒地认识到行为改变中可能出现的困难（知觉到障碍）；最后，使人们感到有信心、有能力通过长期努力改变不良行为（自我效能）。健康信念模式也可应用于托幼园所营养教育中。比如，改变婴幼儿常吃甜食这一不良习惯时应做到以下几方面：首先，充分让婴幼儿认识到吃甜食过多易患龋齿（知觉到威胁），告诉婴幼儿患龋齿的后果，如影响咀嚼能力、牙痛，严重时还要拔牙等（知觉到严重性），婴幼儿会因此产生恐惧；其次，让婴幼儿坚信一旦改掉这个不良习惯，就会拥有健康的牙齿（知觉到效益），但是还要使婴幼儿清楚这需要克制自己吃甜食的欲望才能实现（知觉到障碍）；最后，鼓励婴幼儿要相信自己一定能够改掉这个坏习惯（自我效能）。

行为科学将饮食行为习惯的养成机制理解为：某种饮食行为通过不断的重复而得到强化，因此，反复出现的、具有无意识性和倾向性的关于饮食摄取方式的行为习惯得以养成。基于饮食行为习惯的养成机制，我们也可从中得到启示：托幼园所营养教育还可以运用养成教育方法，就是通过"反复训练—建立条件反射—形成动力定型"的过程，使婴幼儿在潜移默化、自然熏陶中自然而然地养成健康的饮食行为习惯。相关研究资料表明，最有效的营养教育都以饮食行为的转变为核心。婴幼儿营养教育要选择能够与婴幼儿饮食行为相结合、能够引发行为转变的营养知识，并促使这些营养知识内化为信念与态度，使婴幼儿产生选择健康饮食行为的内部动机，逐步养成健康的饮食习惯。

三、婴幼儿营养教育的方法和途径

（一）婴幼儿营养教育的方法

与托幼园所其他教育活动相比，营养教育有一定的特殊性，如营养对健康的影响需要较长的时间才能表现出来、婴幼儿的口味需要常常和营养需要相矛盾等。因此，在托幼园所进行营养教育，教师需选择有针对性的教育方法。近年来，我们在托幼园所中尝试使用的营养教育方法，在帮助婴幼儿形成正确的营养观、促进婴幼儿身体素质的提高等方面取得了较好的效果。现推荐部分方法供大家参考。

1. 讲解讨论法

讲解讨论法指教师通过语言交流活动帮助婴幼儿掌握营养知识，从而达到提高婴幼儿认识、指导婴幼儿行为的目的。首先，可以借助有趣的儿歌、小故事、图片、实物进行具体形象的营养知识介绍。比如婴幼儿挑食，不爱吃胡萝卜，教师既可以利用儿歌"胡萝卜，黄又黄，又甜又脆有营养。飞行员们吃了它，夜间飞行眼睛亮。宝宝学习飞行员，爱吃蔬菜身体壮"来教育婴幼儿，也可以通过编"孙悟空的眼睛为什么特别亮"这样的故事，使婴幼儿认识到这种食品给自己带来的好处，进而能主动进食，养成好的饮食习惯。其次，可以选择婴幼儿感兴趣的营养问题展开讨论，通过讨论提高婴幼儿认识，指导婴幼儿行为。比如夏天到了，就"为什么不能多吃冷饮""能不能用饮料替代白开水"等问题开展讨论，最终使婴幼儿辨清是非，主动选择正确的饮食行为。

2. 游戏法

游戏法指教师利用婴幼儿喜闻乐见的游戏方式，丰富婴幼儿关于营养的感性知识，培养婴幼儿良好的饮食卫生习惯。比如玩游戏"什么食品不见了"，可以提升婴幼儿用手辨别不同食品的能力，激发婴幼儿主动进食的兴趣；玩游戏"食品加工厂"，可以丰富婴幼儿关于营养食品的感性知识，认识多种食物；玩游戏"外出就餐"，可以教给婴幼儿一些简单的就餐礼节，培养婴幼儿良好的饮食卫生习惯。

3. 实践操作法

实践操作法指教师设计多项与营养教育有关的活动，让婴幼儿参与，使婴幼儿在亲身实践的过程中自觉接受教育。比如，组织婴幼儿参观食品超市，丰富婴幼儿关于食品的经验；师生共同采购食品，共同加工原料，让婴幼儿亲自参与制作营养食品，加深婴幼儿与食品的情感联系，激发婴幼儿食欲；组织婴幼儿品尝自制食品，在婴幼儿主动进食的同时，巩固其营养知识及饮食卫生习惯。

婴幼儿思维直观形象，做事易受情绪影响，这些特点决定了对婴幼儿进行营养教育应寓教于乐、寓教于动。上述方法恰好能满足这两个要求，相信会对托幼园所开展营养教育有一定的帮助。

(二)婴幼儿营养教育的途径

1. 生动有趣的课堂教育

生动有趣的课堂教育是向婴幼儿传播营养知识非常好的形式，可借助有趣的儿歌、营养三字经、小故事、挂图、模型、实物等进行生动形象的营养知识介绍。例如，可以就幼儿感兴趣的问题展开讨论来提高幼儿的认识水平；也可以在教室的墙面上布置形象可爱的水果娃娃、蔬菜宝宝引起婴幼儿对水果蔬菜的兴趣，组织娃娃家、食品加工厂等游戏活动丰富婴幼儿的感性知识；还可以教幼儿简单统计每天所吃的食物种类和了解它们为身体提供了哪些营养素，由浅入深地引导婴幼儿走进营养知识的殿堂。

2. 婴幼儿进餐时的随机教育

营造清新、整洁、优雅的进餐环境和温馨、宽松的气氛，有助于婴幼儿进餐前做好积极的生理和心理准备，有利于良好饮食习惯的培养。在婴幼儿进餐时，教师要用亲切适宜的语言，将色香味美的菜肴介绍给孩子，让婴幼儿通过视觉、嗅觉、味觉，享受进餐的乐趣。对那些体弱儿，不遵守进餐规矩的婴幼儿，挑食、偏食、厌食的婴幼儿，教师要进行个别教导，多鼓励他们，以达到让其愉快进餐的目的。教师这种随时随地的教育有助于婴幼儿建立起比较稳固、健康的饮食行为习惯。

3. 婴幼儿之间的互助式教育

婴幼儿的观念和行为非常容易受到同伴的影响。为婴幼儿营造一种良好的氛围，让孩子们从同伴那里获得科学的营养知识，对改变他们不正确的饮食态度和行为将起到很大的作用，这比家长和教师向其灌输知识的效果要好得多。实施这种方法后，少数直接接受教师提供的营养教育的婴幼儿将成为健康饮食行为的行动榜样，并作为营养知识的传播者，最终使更多婴幼儿受益。互助式教育突破了课堂教育的时间和空间限制，强调以婴幼儿为中心开展自主学习和互助教育，在婴幼儿营养教育中非常具有可行性。

4. 亲近生活的体验教育

可经常组织幼儿到食堂去参观和体验生活，看看炊事员叔叔阿姨怎样工作，也可以让他们和成人一起参与食物的准备工作和制作过程，做些力所能及的事情，如择青菜、剥豆、揉面、擀面条、蒸鸡蛋糕等，还可以安排他们在进餐前后和成人一起整理餐具、餐桌等。这一系列贴近生活的感受和体验，不仅能培养他们的劳动能力，还可以让幼儿观察到食物从生到熟的变化过程，理解搓、剥、削、炒、蒸等词语的意义，这样有利于他们的心理发展，增强成就感和自信心。另外，还可以带领幼儿到蔬菜水果种植园里去参观，或到食品超市、蔬菜水果市场帮助教师或家长采购加工原料，丰富幼儿知识，引起幼儿对各类食物的兴趣，激发其进食的热情和主动性。

5. 餐厅良好文化氛围的潜在教育

餐厅是进行营养教育和宣传的重要阵地，可以在婴幼儿餐厅中布置生动活泼的墙面图案，张贴《中国居民平衡膳食宝塔（2022）》和《中国居民膳食指南（2022）》宣传画，播放优美的进餐音乐，用优美的语言介绍当天营养配餐知识，营造轻松的、具有营养知识教育作用的进餐氛围。这样既可以达到宣传营养知识、抨击不良的饮食习惯的目的，又能帮助婴幼儿逐渐建立起科学的营养理念，有意识地去搭配自己的膳食，慢慢做到对自己所摄取的营养素心中有数，进而主动评价自己的膳食是否科学合理。

四、托幼园所和家庭相结合的营养教育

目前，婴幼儿的营养问题已经受到婴幼儿家长、幼儿教育工作者和营养专家的普遍关注，但大家对营养教育的重视还不够，很多人对健康饮食行为的认识是模糊的、片面的。有资料表明，近年来婴幼儿中营养不良和营养过剩的现象并存。营养不良不但影响其体格发育，同时也影响其智能发育，与以后的学习能力、活动能力，甚至成年后的劳动能力都有直接的关系。而儿童时期的肥胖为日后诸多慢性病的发生埋下了隐患，如心脑血管病、高血压、糖尿病。膳食结构不合理、不良的饮食行为和习惯是导致问题出现的根本原因。婴幼儿阶段正是行为习惯养成的关键时期，以托幼园所为基地，以婴幼儿、婴幼儿家长和幼儿教育工作者为对象，将早期营养教育融入启蒙教育中，使婴幼儿形成正确的营养观念，形成良好的膳食行为和生活方式，使他们在面临营养与食品卫生安全方面的问题时，有能力做出有益于健康的选择，这不仅有助于其现阶段的健康发展，还将对其一生的健康行为产生持久性的影响。

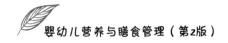
（一）托幼园所的营养教育

托幼园所的营养教育是指托幼园所通过有计划、有组织、有系统的营养教育活动，帮助婴幼儿掌握基本的营养知识，形成健康的饮食信念与态度和养成良好的饮食行为习惯。根据美国心理学家阿尔伯特·班杜拉的社会学习理论，托幼园所是塑造婴幼儿行为的最重要的社会环境。因此，托幼园所的营养教育对于培养婴幼儿健康饮食行为有着重要的作用。负责托幼园所营养教育的人员包括园领导、营养师、教师、食品采购人员和厨房工作人员。上述人员须成立营养教育小组和膳食管理委员会，其主要责任有：制定科学、经济、合理的膳食计划和带量食谱，并为婴幼儿供应多种多样的食物；开展营养教育活动；监督、评价托幼园所的营养教育效果，不断提高托幼园所的营养教育效果。具体操作方法有以下三点。

首先，托幼园所营养教育人员要为婴幼儿树立喜欢吃多种食物的好榜样。营养教育人员养成了健康的饮食习惯，他们就能更有效地传授营养教育知识并且成为婴幼儿的榜样。若婴幼儿看到成人喜欢并且食用多种多样的食物，也会学习去吃更多的营养丰富的食物；相反，若婴幼儿观察到成人经常喝碳酸饮料，食用高热量、低营养的食物，也会跟着学。

其次，所有托幼园所营养教育人员都有责任尊重婴幼儿家庭背景的多样性和婴幼儿饮食习惯的多样性，接纳不同的营养教育观点，并关注家庭的食物选择，积极干预家庭营养教育，鼓励婴幼儿在家里同样拥有健康的饮食行为习惯。

最后，不同的营养教育人员在营养教育中所负的责任各不相同。园领导有责任向全体员工强调有效的营养教育活动、科学的膳食管理、健康的膳食环境和良好的膳食服务的重要性，并在经济上给予支持；营养师有责任制定并公布膳食计划和带量食谱，指导、监督、评价托幼园所营养教育计划的实施，并定期培训其他营养教育人员；婴幼儿教师有责任设计和实施营养教育活动，他们首先应该熟悉营养教育的基本目标，了解各种食物的营养价值，选择适当的教育方法，明确地完成教育目标，并能客观评价营养教育活动的效果，同时也有责任为婴幼儿营造一种愉快的进餐环境；食品采购人员不仅要严格按食谱采购食物，而且有责任配合婴幼儿教师准备营养教育活动中所需的食物和物品；厨房工作人员有责任严格按照带量食谱制作色香味俱全的各式菜肴，还有责任帮助教师准备需要使用的食物和器具，传授厨房设备的使用方法以及各种食物的烹调方法。

（二）与家庭相结合的营养教育

托幼园所和家庭建立合作伙伴关系是基于改善婴幼儿的营养状况这一共同目

标的，托幼园所的营养教育同样也应该包括帮助家长提高营养水平并认识自身在营养教育中的角色，即每位家长都有责任为自己的孩子提供全面均衡的营养，并培养婴幼儿健康的饮食习惯，而且家长的配合可对托幼园所的营养教育效果起到强化作用。研究表明，一旦托幼园所和家庭建立起开放的、相互理解的沟通合作机制，就能更好地实现托幼园所的营养教育目标。托幼园所除了要公布每周的带量食谱并严格按食谱为婴幼儿供应食物外，也有责任将食谱的复本提供给家长，并在复本中附上建议栏，请家长针对食谱在建议栏填写补充和建议，并请家长注明理由。托幼园所要在对家长所提的建议综合考虑后修订食谱，制定出令家长满意的新食谱。这一家园联系活动有助于增强家长的责任意识，使家长认识到自己也有责任和托幼园所一起促进婴幼儿营养的改善。托幼园所还可以邀请家长加入营养教育小组或膳食管理委员会，鼓励家长提供一些在托幼园所内不常见的、民族的、传统的食品和菜肴，共同参与托幼园所的营养教育。托幼园所在经济预算允许的条件下，可以请家长组成座谈小组对托幼园所膳食进行品尝和评价，并经常请家长到托幼园所和婴幼儿一同进餐。

第二课　婴幼儿饮食习惯的培养

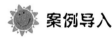 **案例导入**

现象一：午餐时间到了，教师和保育员把饭菜分发好后观察幼儿的进餐情况。果果正把一大块鱼拨到桌上，教师走过去问他为什么这样做，他回答说不会吃鱼，鱼有刺。

现象二：凯凯平时吃饭都又干净又快，可今天一大碗饭菜却一动不动，在教师的多次催促下，仍然没有吃。和家长交流后，教师才知道其中有一种菜因为家里有人不吃，所以凯凯没有吃过。

一、婴幼儿常见的不良饮食习惯

（一）偏食、挑食

偏食、挑食是儿童保健门诊常见的饮食行为问题，也是婴幼儿喂养困难和营养素缺乏的主要原因，一般表现为拒吃某种食物、挑吃自己喜欢的饭菜、不愿尝试新的食物和对食物缺乏兴趣等。

据调查，挑食、偏食现象好发于0.5～6岁各个年龄段的儿童身上，比例高达30％。婴幼儿挑食、偏食现象是如何产生的呢？首先，受成人饮食习惯的影响。家中的成人中有挑食、偏食的习惯，婴幼儿自然容易养成同样不良的习惯。有时候家长不经意间说自己不喜欢吃什么食物，仅仅是这种说法就可以对婴幼儿的饮食习惯造成影响，使婴幼儿对成人所说的这种食物产生不喜欢的想法。其次，曾经有过不堪入口的经验。当婴幼儿吃某种东西有不快经验时，这种经验会令他们对该种食物产生恐惧和厌恶。最后，婴幼儿挑剔的口味也会导致偏食。婴幼儿对从没有吃过的或不经常吃的食物不习惯，对颜色、形状不喜欢的食物也不喜欢，如果家长不加以教育和引导，那么婴幼儿就很容易进一步养成挑食、偏食的习惯。

(二)厌食

婴幼儿的饮食与营养状况是影响其生长发育的重要因素。日常生活中，家长们聚到一起谈论最多的就是孩子的饮食情况，许多父母为解决婴幼儿的厌食问题煞费苦心。厌食即长时间的食欲不振，这是婴幼儿在饮食方面较为常见的不良表现。如果不及时纠正厌食，那么婴幼儿就不能获取全面合理的营养甚至可能引发心理问题，影响其身心健康发展。

婴幼儿的饮食容易受到生理、心理等诸多因素的影响，因而婴幼儿厌食的成因较复杂，主要原因有以下几方面。

1. 饮食不规律

饮食不规律是引起婴幼儿厌食的最重要的原因。婴幼儿平时生活无规律，未能形成按点进餐的生物节律，加上吃零食太多，尤其是饭前吃了较多的甜食，这些食物在胃内排空时间较长，打乱了婴幼儿进食的条件反射机制，使胃肠经常处于半饥半饱状态，自然降低了婴幼儿进食主餐的食欲。

2. 进食时的不良精神因素

大脑皮质在调节人的消化功能方面发挥着重要作用。当人感到惊恐、愤怒或被迫进食不喜欢的食物时，胃肠的蠕动会减弱，导致人的食欲下降。在日常生活中，许多父母容易忽视婴幼儿在饮食方面的心理需要，不能辨别婴幼儿的饮食要求是否合理，一旦遇到婴幼儿不愿进食的情况，往往采用强迫、惩罚的手段或者一气之下采取"想吃就吃，不吃就算"的冷处理方法。这样做不但不能解决问题，反而促使婴幼儿产生逆反心理和对进餐的抵触情绪，长久如此便形成了厌食。

3. 病理因素

若婴幼儿患有某些疾病，如反复呼吸道感染、缺铁性贫血、微量元素锌的缺乏及佝偻病等，也会引起消化能力减弱，表现为食欲不振。由疾病因素引起的食欲不振，婴幼儿机体往往还有其他明显的症状，这种情况很容易识别。

(三)爱吃零食、喝饮料

吃零食是婴幼儿饮食行为的一部分，不少家长对婴幼儿是否该吃零食、该吃哪些零食，以及吃多少零食比较关注。"放下零食，好好吃饭，成天吃垃圾食品，一点营养都没有……"长期以来，人们认为零食不健康，会诱发婴幼儿厌食、贫血、近视、龋齿、肥胖、多动症等。十几年来，我国城乡 3～17 岁儿童青少年零食消费率和平均每天零食消费量都有上升趋势，这一现象在学龄前儿童中尤为突出。由中国疾病预防控制中心营养与健康所和中国营养学会编制的《中国儿童青少年零食消费指南 2018》中指出：正餐是儿童青少年营养的主要来源，当正餐未能满足其营养需要时，可以选择适量零食作为补充。可见，有些零食对人体是有益的，关键是怎么选和如何吃。

(四)进餐不规律

进餐不规律主要表现为婴幼儿不吃早餐、睡前吃东西、不按时进餐等不良饮食习惯。

首先，婴幼儿不吃早餐是个令人烦恼的问题。孩子不肯吃早餐，多半是睡眠问题引起的。譬如，七点要吃早餐，六点半家长才把孩子叫醒，孩子的食欲中枢仍处于睡眠状态，这就造成孩子不愿吃早餐。

不吃早餐的孩子，往往晚上很晚才睡觉，或躺在床上辗转难眠，这一类孩子的睡眠周期不正常。譬如，和成人一起熬夜看电视，白天的户外活动时间不够或是肉体不感到疲劳而精神太过疲劳等。此外，睡眠周期不正常与吃晚饭的时间也有很大关系。对孩子而言，晚上六点吃饭才是最恰当的，六点半吃完饭，休息一下，到了八九点自然会想睡觉。

其次，睡前吃东西的现象在婴幼儿家庭中屡见不鲜。部分父母怕婴幼儿睡觉时肚子饿而睡得不踏实，就在睡前再给婴幼儿吃一些食物；还有的父母担心婴幼儿营养不够，怕影响婴幼儿的生长发育，也总千方百计地让婴幼儿多吃一点，长胖一点。这些做法不仅会使婴幼儿胃肠道的负担加重，不利于食物的消化和吸收，同时还影响婴幼儿的睡眠质量，婴幼儿会因撑得难受而睡不安稳，还会使婴幼儿没等食物咽下去就睡着了，嘴里存留的食物特别容易损坏婴幼儿的牙齿。所以，为了给婴幼儿充足的睡眠，为了婴幼儿的健康，父母在婴幼儿睡前不要让他进食。

最后，许多家庭存在不按时进餐的现象。比如，在本该吃午餐的时间，婴幼儿因提前食用了大量的零食而不再愿意吃午餐；由于看电视、玩玩具过于投入，婴幼儿不愿意在规定的时间吃午餐；家长忙于工作，家庭中本来便没有规律的进餐时间，午餐和晚餐的时间不固定，感觉不饿便不再进餐等。

（五）进餐不专心

进餐不专心是婴幼儿成长过程中的一个具体表现。对于吃饭问题，很多家长常常忧心忡忡，而孩子却满不在乎。不少父母都曾有过这样的体验：当孩子把饭吃得差不多时，他就开始东摸西摸或者四处乱爬，而当他饿的时候则旁若无人地狼吞虎咽。

（六）不能独立进餐

婴幼儿不良饮食习惯的养成有很多原因，但很大程度上是父母没有科学地喂养婴幼儿造成的。比如，有些孩子1岁多就能自己拿汤匙熟练地吃饭了，而有些孩子快上幼儿园了还不会自己吃饭。所以，抓住培养孩子饮食好习惯的时机和指导父母形成科学喂养的认知很重要。

二、婴幼儿良好饮食习惯的培养

饮食习惯是卫生习惯的一个方面。为了使婴幼儿得到充分、均衡、全面、合理的营养，除注意膳食的调配以及烹调技术和饮食卫生外，良好的饮食习惯也非常重要。那么如何培养婴幼儿良好的饮食习惯呢？

（一）培养良好饮食习惯的途径

1. 在教学活动中引导婴幼儿养成良好的饮食习惯

教师应根据婴幼儿不同的年龄特点及婴幼儿的兴趣开展形式多样的活动，对婴幼儿进行教育，同时要创造机会让婴幼儿实际地参与到活动中去，真实地感受到健康饮食习惯的重要性。例如，托班及小班的"不挑食"，通过儿歌引导婴幼儿知道挑食对身体的危害，不挑食、什么都吃才会身体健康；中班的"认识各种食物"，在认识了解各种食物的过程中引导幼儿养成什么都爱吃的饮食习惯；大班的"我们的种植园"，让幼儿参观种植园，观看蔬菜瓜果的种植过程，参与到种植粮食、蔬菜的活动中，为蔬菜瓜果浇水，记录植物的生长过程，从而知道各种食物来之不易。同时，教师可以组织幼儿观看视频、图片，感受不健康的饮食习惯带来的危害，了解健康饮食的重要性。

2. 在日常生活中引导婴幼儿养成良好的饮食习惯

刚开学吃午餐时，教师发现小朋友们吃饭时浪费现象比较严重，经常会把自己不喜欢吃的饭菜倒掉。为了减少这种浪费现象的发生，在午餐后，教师让婴幼儿观看和吃饭有关的动画视频，通过生动形象的视频让婴幼儿学习正确的吃饭方法，通过故事让婴幼儿明白挑食不利于身体的健康发展，而且粮食是农民伯伯辛苦种出来的，饭菜是厨师叔叔辛苦做出来的，要珍惜他人的劳动成果，从而帮助婴幼儿养成不浪费、不挑食的好习惯。

3. 整合社区、家庭的各种资源开展活动，培养婴幼儿良好的饮食习惯

社区、家庭是托幼园所重要的合作伙伴，托幼园所应充分利用这一资源，开展良好饮食习惯的宣传活动，发动家长一起帮助婴幼儿养成良好的饮食习惯。家长也是婴幼儿最重要的老师，起着榜样作用，家长良好的饮食习惯会让婴幼儿感同身受，从而帮助婴幼儿养成良好的饮食习惯。教师也要通过家园栏、家长会等形式向家长宣传健康饮食的重要性，向家长宣传科学健康的饮食习惯，及时与家长沟通婴幼儿在托幼园所的种种表现，以及了解婴幼儿在家的情况，做好双向的交流沟通工作，做到发现问题及时纠正。

4. 结合主题活动引导婴幼儿养成良好的饮食习惯

根据不同的主题开展与主题相关的丰富多彩的活动，如"春天"的主题是引导婴幼儿观察蔬菜瓜果的播种，"秋天"的主题是引导婴幼儿感受植物丰收、农民忙碌收获的喜悦。布置环境、主题墙板等的时候，注意根据不同的主题内容及季节特点引导婴幼儿观察各种食物的由来、营养价值等。引导婴幼儿养成良好的饮食习惯不是通过一次活动、一次教育就可以完成的，需要不断教育，在日常活动中潜移默化、循循善诱地加以引导。教师作为婴幼儿学习生活的合作者、支持者和教育者，在婴幼儿的学习生活中扮演着重要的角色，要耐心地帮助婴幼儿养成科学、健康的饮食习惯，促进婴幼儿健康积极地成长。

(二)培养良好饮食习惯的方法

1. 不偏食、不挑食

从小养成不挑食的习惯可以让婴幼儿获得各种营养素，保证婴幼儿健康成长，这将使婴幼儿终身受益。为了培养婴幼儿不挑食的习惯，可以采用以下做法。

第一，母亲在怀孕期间饮食要健康、全面，以防新生儿对不熟悉的味道不

接受。

第二，从婴儿 6 个月添加辅食开始，家长要有意识地添加不同种类的健康食物，让婴儿喜欢各种食物的自然味道。

第三，家长和托幼园所的教师要加强食物营养的教育，了解不同食物对人体的重要性，鼓励婴幼儿参与到食品的制作过程中来。比如有的幼儿不喜欢吃芹菜，家长可以带领幼儿一起择芹菜、洗芹菜，询问幼儿如何给芹菜放调料等，通过鼓励幼儿参与炒芹菜的完整过程，激发幼儿对芹菜的兴趣，从而逐渐愿意吃芹菜。

第四，在食物的制作过程中，注意食物的色、香、味、形，提高食物本身的吸引力。比如有的婴幼儿不喜欢吃蔬菜，可以将蔬菜制作成饺子馅或者换其他做法，提高婴幼儿的饮食兴趣。

第五，家长要以身作则，给婴幼儿做好不挑食的榜样。

第六，成人应正确面对婴幼儿的挑食行为，要耐心引导，不必紧张。千万不能用硬喂或者恐吓的方式强迫婴幼儿食用某种食物，否则将加剧婴幼儿对这种食物的反感，甚至造成负面的心理影响。

2. 避免厌食行为

在家庭中治疗婴幼儿的厌食，首要的问题是分析原因。如果是病理因素引起的，那么首先要对症治疗疾病，待婴幼儿疾病痊愈后，饮食状况自然得到改善。如果是其他原因导致的，那么可以在饮食安排上做文章，具体方法如下。

（1）注重培养婴幼儿良好的饮食习惯

平时尽量不要打乱其饮食规律，努力做到定时定量，教育婴幼儿专心吃饭，不分散注意力，不拖延吃饭时间。若发现有偏食和挑食的倾向，要及时帮助纠正。在家中进餐时，父母可以有意识地将婴幼儿偏爱的食物晚些时候上桌，以使婴幼儿获取更多的营养。适当限制婴幼儿的零食，饭前应禁止提供零食，以使婴幼儿有更好的胃口进食主餐。

（2）讲究烹调方法，激起婴幼儿食欲

婴幼儿的消化吸收机能尚不健全，因此烹调食物时要少糖、少盐，以减少对机体的不良刺激。另外，由于婴幼儿的思维具有具体形象性的特点，因此烹调食物时要讲究色、香、味、形俱全。那些颜色鲜艳、刀法规则、气味诱人的食物，如炒三丁（胡萝卜丁、青椒丁、肉丁）及炒五彩虾仁（黄瓜丁、木耳、胡萝卜丁、虾仁等）更能激起婴幼儿的食欲，增强消化吸收功能。有的婴幼儿只喜欢吃鱼和畜禽肉，不愿吃蔬菜，这样会影响到维生素和矿物质的摄入。遇到这种情况，父母可以把蔬菜做成饺子、包子、菜饼等，通过变换花样来满足婴幼儿对营养物质的需要。

（3）鼓励婴幼儿参与进餐的全过程

在日常生活中，父母可以通过和婴幼儿一起买菜、择菜、洗菜等，让其参与营养食品的制作；也可以让其加入餐具的准备和整理过程中，放手鼓励他们做一些力所能及的工作。这样既能丰富婴幼儿的生活常识，也能让婴幼儿体验到劳动的快乐，从而激发进餐的积极性。利用进餐机会加强随机教育，在餐桌上教育婴幼儿爱惜每一粒粮食，不剩饭、不洒饭，要懂得谦让、有礼貌，对自己喜欢吃的食物不抢占、不独占。父母要发挥榜样示范作用，自觉做到不偏食、不挑食，告诉婴幼儿只有主副食多样化，才能获取全面的营养。转变观念，不要过多干预婴幼儿的进餐，有些婴幼儿不愿吃饭与父母的过度关注有关。由于爱子心切而使用哄骗、逼迫式的喂养方法者并不少见。其实，婴幼儿只要没有影响食欲的躯体疾病，偶尔一两次食量减少并无大碍。家长记住千万不要采用许诺、威胁、逼迫等手段增加婴幼儿的食量，因为这些做法往往会成为婴幼儿进食的障碍，甚至变成婴幼儿要挟成人以求得到成人表扬和鼓励的手段。另外，成人在餐桌上不要训斥婴幼儿，努力营造愉悦、宽松的良好氛围。若发现婴幼儿在进食方面有所进步，要及时给予鼓励。这样坚持下来，婴幼儿厌食会逐步得到纠正。

 拓展阅读

怎样的环境才是儿童进食的适宜环境

让儿童吃得多、吃得好，这是每个家长的心愿。要让儿童好好吃饭，为儿童创造一个良好的用餐环境是非常重要的。没有好的环境与气氛，儿童的食欲得不到激发，儿童也不会多吃。要使儿童吃得好，应适当注意进食的环境。

第一，环境中应保持空气流通。流通的空气能让儿童更易嗅到饭菜的芳香，激发儿童的食欲；能让儿童垂涎欲滴，消化液能充分地分泌，儿童也能很快地进入进餐的状态。污浊的环境，让人掩鼻而逃，怎么能有食欲呢？

第二，用餐环境墙壁的颜色，以淡色或白色为宜，最好不要有图案，以免分散儿童的注意力。

第三，吃饭的同时，可以放一些柔和、欢快的音乐，节奏不宜过快。

第四，家长或有关人员在儿童吃饭时，不要对儿童进行训斥，更不能大声责骂。应与儿童进行欢乐愉快的交流。

第五，不能在儿童吃饭时让儿童看电视或看书，应让儿童集中精力吃饭。

第六，当儿童进行预防接种后，应先进行一些活动，再让儿童用餐。不宜在接种后立即用餐，也不能将一些不愉快的事件与吃饭联系在一起。

（资料来源：莫宝庆，《儿童营养ABC》。引用时有改动。）

3. 养成吃健康零食的习惯

（1）婴幼儿零食的合理选择

有些家长让婴幼儿远离零食，有些家长则认为零食让人产生愉悦感，也能提供一定的营养素，有利于婴幼儿生长发育，当面对市场上琳琅满目的儿童食品时，后者就会一味满足婴幼儿的要求。事实上，随着人们认识的提高，对零食的看法趋于一分为二。弗洛伊德精神分析理论认为，在心理发展的每个阶段，儿童都面临一个满足自我身体需要与服从社会需要之间的冲突。当社会允许适当的身体需要满足时，冲突便可以获得满意解决。但是，若这种需要得不到满足或满足过度时，个体就会在以后的成人生活中表现出这种遗留行为。例如，一个幼时得不到足够食物的儿童，长大后就可能有贪婪追求知识和权力的特点。可见，如何选择满足婴幼儿需要的零食成了家长和托幼园所教师亟待解决的问题。

第一，选择新鲜天然的水果、坚果、奶类，少选油炸、过甜、过咸的零食。

新鲜的水果含有丰富的维生素和大量的可溶性纤维，能促进婴幼儿肠道的蠕动，防止大便干结；坚果类可提供婴幼儿生长所必需的脂肪酸，但是坚果类食物若食用过多则容易造成热量过剩；奶类含丰富的优质蛋白质，还是钙质的极好来源，婴幼儿正在长身体，奶类有益于他们的生长发育。含糖量过高的食品，如话梅、蜜饯、糖果、巧克力、中式糕点及各种冰激凌、雪糕等容易引起饱胀感，从而影响正餐，造成婴幼儿营养失衡。婴幼儿吃糖太多，会引起肥胖症，诱发糖尿病，促使龋齿发生，还会给婴幼儿带来精神方面的隐患，使婴幼儿情绪易激动，具体可表现为好哭好闹、爱发脾气、多动好动、容易烦躁等。另外，腌制、熏烤、油炸的食品和各类膨化食品也不宜作为婴幼儿的零食。这些食品在加工制作的过程中，食品本身含有的营养成分大多被破坏，还会产生一些致癌或有毒物质。饼干、方便面等食品，由于含有过多的热量，且营养成分极低，也不宜作为婴幼儿的零食。

第二，选择细软、好消化的食物。

婴幼儿的乳牙逐渐萌出，但消化能力仍不及成人。婴幼儿胃黏膜柔软而富有血管，胃壁较薄，弹性组织、肌肉层及神经组织发育不完善，因而胃的蠕动机能差。胃分泌的消化液酸度低，消化酶的含量比成人少，因此消化能力弱。《中国儿童青少年零食消费指南 2018》将零食分为可经常食用、适当食用、限制食用三级，并针对 2～17 岁儿童青少年提出指导意见。婴幼儿的消化系统发育得不够完善，需要选择一些易于消化吸收并可以充分补偿主食中所缺的营养素的食物，以满足婴幼儿生长发育的需要。因此，婴幼儿的食物仍要选择细软、好消化的。

第三，避免浓茶、咖啡、辣椒、胡椒等刺激性食物。

刺激性食物进入人体内，会使胃肠产生极不好的反应，如充血、水肿、糜烂、肠胃痉挛等。因此，咖啡、巧克力、各种功能饮料等，应该极力避免婴幼儿食用。约翰·洛克认为："如果他在两餐之间还想吃东西，只可使他习惯于吃干面包。假如他的确饿了，面包也就足够了，假如他并不饿，他就不该吃东西。"[①]的确，婴幼儿的饮食应极清淡、极简单，不必多加佐料，糖要少加或不加。3～6 岁是培养饮食习惯的重要时期。口味在儿时形成，饮食习惯关系着一生的健康，养成良好的饮食习惯将终身受益。

（2）指导婴幼儿食用零食的要点

第一，引导婴幼儿细嚼慢咽，专心地吃，不要一口吞食。

食物未经充分咀嚼就咽下，会加重肠胃的负担，容易得消化道溃疡病，应要求婴幼儿细嚼慢咽。细嚼慢咽还可防治牙病，因为细嚼可以促使牙龈表面角质变化，加速血液循环，提高牙龈的抗病能力，另外，由于食物在口腔中反复咀嚼，牙齿表面便受到唾液的反复冲洗，增强了牙面的自洁作用。婴幼儿在吃零食的时候应该专心地吃，如果婴幼儿边说笑边吃，那么会厌软骨来不及盖住喉咙的入口，就可能导致食物漏进气管，引起剧烈咳嗽甚至窒息。

第二，给健康的零食"出新招"，满足婴幼儿视觉和味觉的需求。

零食成了许多婴幼儿生活中的必需品，甚至是心理上的必需品，零食能给孩子带来不可替代的心理享受。当婴幼儿手捧零食时，零食通过婴幼儿的感官将一种美好松弛的感受传递到大脑的感觉中枢，产生一种难以替代的慰藉感。吃零食的体验是孩童时代的一种不可替代的成长记忆，这种零食给予的身心享受对婴幼儿来说已经超出了零食本身。有些婴幼儿吃腻了某一种零食，往往是因为有了新的需要，而这种需要正是心理发展的动力。例如，婴幼儿偏爱加工过的食物，如饼干、薯片、水果干、香瓜子等，拒绝吃季节性的水果蔬菜。这时，家长可以发挥创造力，把健康新鲜的食物打扮得漂亮起来，这样既能给婴幼儿提供好的营养，使营养更均衡，

---

① ［英］约翰·洛克：《教育漫话》，徐大建译，13 页，上海，上海人民出版社，2005。

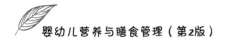

同时又可以满足他们的视觉和味觉需求，符合婴幼儿身心发展的需要。

第三，合理安排婴幼儿食用零食的时间。

有的婴幼儿零食不断，以致胃内经常有食物，半饥半饱，吃饭的时候没有食欲，得不到足够的营养素，进而影响生长发育。合理安排婴幼儿零食的食用时间非常重要，饭前2～2.5小时吃零食不影响食欲，饭后立即吃则冲淡胃液，影响食物的消化。身体燥热的时候，不要让婴幼儿喝冷的饮料，因为这时冷饮料比其他东西更容易使人发寒热与积食。三餐之间让婴幼儿适当食用零食，可以让血糖更稳定，减少饥饿感，还可以避免暴饮暴食，预防青少年肥胖。婴幼儿一般自制力较差，很容易一次贪吃过多，因此在允许婴幼儿吃零食的同时，要有时间和量的限制，基本原则是不影响正餐的食欲和食量。此外，还要培养婴幼儿良好的进食卫生习惯，食前洗手，食后漱口，水果洗净再吃，带皮和核的水果应去皮、去核后食用。家长与托幼园所教师应为婴幼儿创造良好的食物消费环境，引导婴幼儿合理选择和消费零食。

第四，选择最解渴的饮品。

其实，最解渴的饮品就是我们日常生活中的白开水，特别是煮沸后自然冷却的白开水，喝了后能迅速为人体补充水分，还能降低酷暑给身体带来的疲劳，而温白开水还能调节体温，帮助身体散热，避免发生中暑，这一点对婴幼儿更为有益。有些孩子可能不喜欢白开水的口味，怎么办呢？若您的孩子不喜欢白开水的口味，家长可把纯鲜果汁，如西瓜汁、橘汁加进白开水中调和成孩子喜欢喝的口味；还可自制绿豆汤、绿豆粥等，既能为身体补充水分，还有清热解暑、预防皮肤长热痱等功效。

 拓展阅读

儿童是否可以吃零食

儿童因胃肠道功能尚未健全，从一日三餐中不能摄取满足机体营养需要的足够食物，加上儿童好动，能量消耗多，为了保障自身生长发育，需要储备营养物质，故应适当吃一点零食，以弥补一日三餐的不足。

儿童可以吃零食，并不是说儿童可以整天吃零食而忽略正餐。零食的作用是对正餐的补充，主要是补充能量和营养物质的不足。例如，适量的牛奶、豆浆、肉脯、鱼片干可补充能量、蛋白质、钙等；一定量的饼干、蛋糕等可补充能量，防止低血糖；水果则可补充矿物质、维生素等。

儿童吃零食应在适当的时间进行，一般在上午、下午或晚饭前(如晚饭吃得较迟时)，不能整天零食不离口。若整天吃零食，儿童的胃肠道就得不到休息，消化液分泌不足，导致消化不良；若零食吃得过多，产生了饱腹感，则影响其他食物的摄取，甚至是正餐的摄取，使得营养摄取不平衡，最终影响正常的发育。此外，许多零食还存在卫生问题，如添加了大量的食品添加剂，或是用低劣的食品原料加工制成，加工过程也不卫生，包装材料含有对人体健康有害的成分。有的零食含糖量很高，加上儿童没有良好的饮食与卫生习惯，长期吃这类零食易引起龋齿。

所以，儿童虽然能吃零食以弥补正餐的不足，但也不能无限制地吃。家长应为儿童有目的地选择一些他们所需要的零食，如正餐主食不足者可吃点蛋糕、面包，动物性食物不足者可吃点鸡蛋、牛奶，蔬菜不足者可吃点水果，并只能在相应的时间段内给予，绝不能听之任之，随意让儿童吃零食。

<h2 style="text-align:center">为什么儿童不宜多喝果汁饮料</h2>

果汁是一种营养物质丰富又具有保健功能的饮料，深为广大消费者所喜爱。饮料有多种颜色与口味，也很受儿童的欢迎。家长也认为这有利于儿童补充各种营养物质，故对儿童喝果汁饮料从不加以限制，有时还千方百计地动员儿童喝。而目前美国发现，儿童多喝饮料，会发生一种"果汁饮料综合征"，调查发现喜爱喝碳酸饮料和果汁饮料的儿童中，有60%的儿童缺乏钙。有的则表现为情绪不稳定、腹泻、食欲不振，对儿童的生长发育造成了不良影响。

果汁饮料一般在加工过程中需要添加糖来调节口味，故很容易导致能量过多。能量充足对机体来说是一种饱的信号，这样就会使机体主动减少摄食，食欲不振。目前市场上的果汁饮料含有较多添加剂，故喝了饮料，收纳了不多的营养物质，同时也收纳了众多的有害物质，这对儿童的健康非常不利，故儿童不宜多喝果汁饮料。喝果汁饮料，不如吃新鲜水果或在家里用榨汁机直接将水果榨成果汁饮用。

（资料来源：莫宝庆，《儿童营养ABC》。引用时有改动。）

4. 养成有规律的进餐习惯

有规律的进餐有助于保证婴幼儿能量的供给，同时有助于婴幼儿对食物的消化吸收，可以避免婴幼儿因饥饿而大量吃零食或暴饮暴食。具体方法如下。

第一，家庭和托幼园所的进餐时间要固定，帮助婴幼儿形成固定的进餐时间。

第二，尽量固定进餐的地点，最好固定在熟悉的环境中进餐，避免出现边吃

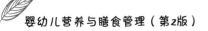

边玩、东张西望等不能专心进餐的情况。

第三，引导婴幼儿有节制地进食。在家中可将婴幼儿每天的食物量固定，并把食物分到婴幼儿专门的餐具中，避免暴饮暴食。

5. 养成礼貌进餐的习惯

礼貌进餐是一种社交礼仪，成人应有意识地培养婴幼儿的社交礼仪。具体做法如下。

第一，进餐时坐在餐桌前，不到处走动和打闹。对于边吃边玩的婴幼儿，教师要及时予以提醒，有时也可用榜样来暗示他们。"某某小朋友吃饭多认真，从来不边吃边玩，老师喜欢他，还有谁能像某某小朋友一样？"他们为了让教师喜欢，能控制自己专心吃饭。当他们专心吃饭时，教师就要及时给予表扬和肯定。这样，婴幼儿就慢慢克服了吃饭贪玩的坏习惯。

第二，不在公共餐盘中挑自己喜欢吃的食物。

第三，吃多少盛多少，不浪费粮食。

第四，口中含有饭菜时不要说话。婴幼儿进餐时，喉部下方的会厌软骨盖住喉的入口处，声门紧闭，食物进入食道；吞咽结束，会厌软骨打开，气体进入呼吸道。由于婴幼儿神经调节和反应能力差，边吃东西边说话容易使会厌软骨闭合不良，食物进入气管，从而引起窒息。因此，为了婴幼儿的安全，家庭和托幼园所都应为婴幼儿营造安静的进餐氛围。

6. 养成自主进餐的习惯

当婴幼儿表现出独立进餐的愿望时，家长应该给予一定的支持，给婴幼儿提供独立进餐的机会。同时，家长应有耐心，不要因孩子弄脏了衣服和桌子而责备孩子，应给孩子准备合适的就餐桌椅和餐具，帮助孩子带好围兜，并对婴幼儿的独立进餐行为给予鼓励和肯定。针对不同年龄段的婴幼儿，自主进餐的要求不同，具体要求如下：1岁左右，家长鼓励孩子用手拿着食物吃；1.5～3.5岁，家长鼓励孩子用勺子吃饭；3.5～4岁，家长鼓励孩子用筷子吃饭。

另外，在托幼园所中，教师同样要培养婴幼儿的自主进餐习惯，不能因为某个孩子吃饭慢，就一口一口地喂。

（三）培养良好饮食习惯的策略

家庭是婴幼儿成长的摇篮，婴幼儿一天中有2/3的时间是在家庭中度过的，家庭对婴幼儿早期的良好饮食习惯的养成起奠基作用。要培养婴幼儿良好的饮食习惯，就要从家庭教育做起。

1. 潜移默化——为婴幼儿创设良好的进餐环境，并注重言传身教

进餐环境对一个人的食欲有一定程度的影响。婴幼儿进餐环境应该光线充足，通风，整洁；餐桌、椅子摆放合理，高度尽量适合婴幼儿，餐具整洁；进餐位置要固定，可在进餐位置周围贴上有关食物的图片，如瓜果蔬菜、宝宝进餐的图片等。家长要当好婴幼儿的表率，自己先克服一些不良的饮食习惯，克服挑食和食相差的毛病。进餐时，家长也要安静、情绪平稳，切勿在进餐过程中与其他人大声谈话或与婴幼儿过多地交谈，更不要与婴幼儿逗笑，以免食物进入婴幼儿的食道，发生危险。另外，家长应尽可能陪同婴幼儿一起进餐，这样会增加婴幼儿的安全感，从而促进婴幼儿的食欲。

2. 量身定做——为婴幼儿设计专门合理的菜谱，制定并执行合理的饮食制度

家长为婴幼儿设计食谱时，要注意饮食结构的合理性，不能因为家长的个人喜好而有所改变。现在许多家庭存在的问题是：早餐过于简单，晚餐过于丰盛；食物过于精细，微量元素摄入不足；零食控制不当。要知道，营养成分的吸收与进食食物的比例有关。对于这些问题，家长在设计食谱时就要有所注意。合理的膳食首先要保证一定量的肉、蛋、奶以及豆类的摄入，其次是充足的蔬菜、水果。主食以米饭或面为主，也可以配搭粗粮。此外，膳食还应该因季节的不同而有所变化，夏天应以清淡的食物为主，秋冬天则以温补的食物为主。早餐、午餐、晚餐的热量分配要合理：早餐为 $20\%\sim30\%$，午餐为 40%，晚餐为 $25\%\sim30\%$。早餐是一个人一天活动能量的主要来源，家长在制作早餐时绝不能过于简单，最好能够保证有奶类的摄入，加以面包或饼干，以促进牛奶的吸收。饮食要多样化，以便不同营养的均衡吸收。由于婴幼儿晚上活动量少，体内所需要的能量就会相对减少，因此晚餐适宜以清淡的食物为主。如果晚餐太过丰盛，而消耗的能量少，那么就会造成营养过剩，使多余脂肪积聚在体内，造成肥胖。若不加以控制，将会引发更多心脏、血管方面的疾病。在合理的饮食制度方面，家长首先应注意，不要给婴幼儿买过多的零食，尤其是糖类与油炸类食品。家长也不宜经常带婴幼儿到快餐店进食，婴幼儿过多地食用这类食品，会严重影响正餐的摄入，从而影响婴幼儿的身体健康，造成营养不良。婴幼儿的进食时间应为每四小时一次，一天三次，中间可适当增加点心餐。同时，家长应制定合适的用餐制度，并严格执行，这对婴幼儿的良好饮食习惯的养成至关重要。

3. 细心引导——为婴幼儿纠正不良饮食习惯，用心理诱导代替训斥

进餐的过程也是纠正婴幼儿不良饮食习惯的过程。家长不要在进餐过程中训斥婴幼儿，这是婴幼儿教育过程中的大忌。有些婴幼儿因为个人气质（如黏液质）的原因，进食速度较其他婴幼儿慢，家长要沉得住气，不要动辄骂孩子，因为家长的态度、情绪会严重影响婴幼儿的情绪，家长在餐桌前训斥婴幼儿，效果只会适得其反。相反，相关的心理引导对婴幼儿良好饮食习惯的养成有重要作用。对于表现出进食困难的婴幼儿，家长不应端着饭菜追着孩子喂，以免让婴幼儿养成依赖成人的坏习惯。家长可用引导的方法，婴幼儿一般不会很抗拒。家长平常要留意观察婴幼儿有什么兴趣爱好，有哪些爱模仿或喜欢的人物，当婴幼儿表现出进食困难时，可加以运用。比如，幼儿不爱吃胡萝卜，假设他喜欢踢足球，那家长可以这样引导孩子："当足球运动员需要很多体力，要吃不同的食物，吸收多种营养才行，胡萝卜含有很多胡萝卜素，你喜欢的那个球员，他小的时候就很喜欢吃胡萝卜，你想跟他一样吧！"通过不断强化，让婴幼儿逐渐肯吃不爱吃的食物。如果有些婴幼儿还是不肯吃，那么家长可以把婴幼儿不爱吃的食物与婴幼儿喜欢吃的食物混合起来烹制，通过这个方法让婴幼儿吸收多种营养。家长也可以把婴幼儿不爱吃的食物切成不同的形状，或者根据婴幼儿的喜好做成不同的动物、卡通人物形象来吸引婴幼儿的注意，激发婴幼儿的食欲。家长还可以不断变换食物的烹调方法，通过这样的方式刺激婴幼儿的味蕾，增进婴幼儿的食欲。

　　婴幼儿良好饮食习惯的养成是一个长期的教育过程，也跟婴幼儿的托幼园所生活息息相关。家长应当了解婴幼儿所在的托幼园所的各种饮食制度与生活制度，并与婴幼儿在家的饮食、生活习惯进行对比。若差别较大，家长要根据实际情况进行适当的调整，以便婴幼儿能更好地适应托幼园所的生活。

 单元回顾

单元知识要点	学习要求	学生自评
婴幼儿营养教育的目标与内容	掌握营养知识、信念与态度、饮食行为习惯三方面的目标与内容	☆☆☆☆☆
婴幼儿营养教育的方法与途径	掌握营养教育的方法与途径，并能够在实践中加以运用	☆☆☆☆☆
托幼园所和家庭相结合的营养教育	了解如何实施托幼园所和家庭相结合的营养教育	☆☆☆☆☆
婴幼儿常见的不良饮食习惯	掌握婴幼儿常见的不良饮食习惯的形成原因、危害、纠正方法	☆☆☆☆☆
婴幼儿良好饮食习惯的培养	掌握婴幼儿良好饮食习惯培养的途径、方法、策略	☆☆☆☆☆

思考与练习

　　1. 简述婴幼儿营养教育的目标。

　　2. 婴幼儿营养教育的途径有哪些？

　　3. 如何在托幼园所开展营养教育？

　　4. 如何培养婴幼儿独立进餐的习惯？

　　5. 纠正婴幼儿偏食、挑食的方法有哪些？

拓展训练

　　1. 观察并记录某一婴幼儿吃零食的情况，给家长讲解如何让婴幼儿更科学、健康地吃零食，并运用恰当方法纠正婴幼儿吃油炸、膨化类零食的不良习惯。

　　2. 找出一位爱吃肉、不爱吃蔬菜的婴幼儿，调查其原因，并和家长一起运用合适的方法纠正这一不良饮食习惯。

学习反思

_____

_____

_____

_____

_____

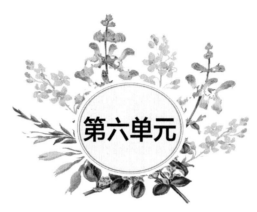

第六单元

婴幼儿家庭膳食管理

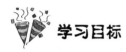**学习目标**

1. 了解婴幼儿家庭膳食管理的概念及意义。

2. 能够在解释说明婴幼儿家庭膳食管理的具体内容的基础上，科学统筹安排婴幼儿家庭膳食。

3. 掌握婴幼儿家庭膳食管理的一般要求，并能举例说明婴幼儿家庭膳食管理的常见问题。

4. 熟知常见疾病患儿的家庭膳食管理。

5. 认同家庭膳食对婴幼儿健康发展的重要价值，具备科学、严谨的家庭膳食管理态度。

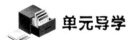**单元导学**

"不以规矩，不能成方圆。"同样，在婴幼儿的家庭膳食问题上，也不能想当然地安排婴幼儿膳食。婴幼儿需要进食哪些食物，如何烹调制作这些食物，在什么样的环境、以什么样的方式进食这些食物等一系列问题的解决，不应该是随便拍拍脑袋的结果，也不应该照着托幼园所或是别人家的"葫芦"画自己家的"瓢"。为了做好此项工作，父母或其他抚养人必然需要对婴幼儿家庭膳食进行统筹协调，

以便婴幼儿能够在家庭膳食中获取全面、均衡、适量的营养素，进而为婴幼儿的健康成长奠定最为坚实的物质基础。因此，在本单元的学习当中，你将相继接触到婴幼儿家庭膳食管理的概念、意义、具体内容等，以便对婴幼儿家庭膳食管理有全面细致的认识；同时，本单元将重点围绕婴幼儿家庭膳食管理的一般要求及常见问题展开，并就一些常见的婴幼儿疾病提出了患儿的家庭膳食管理建议，进而引导大家更加科学合理地安排婴幼儿家庭膳食。

第一课　婴幼儿家庭膳食管理概述

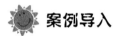 **案例导入**

最近，双双的奶奶与双双的爸爸就双双及家庭的吃饭问题发生了不少争执。双双的奶奶很无辜："我天天辛辛苦苦地做饭给你们吃，结果落得一身埋怨。说这个食物没有营养，怎么能上餐桌？那个蔬菜那么长，双双怎么能吃得下去？双双不吃饭就不让她吃，为啥还要哄着追着让她吃？……"奶奶甚至搬出"老皇历"——"你们兄弟姐妹四人都是我这样带大的，现在不也一个个都大学毕业，都有一份体面的工作了"，来证明自己的家庭膳食安排没有任何问题。

家庭，尤其是有婴幼儿的家庭，其膳食是否需要安排、统筹协调？该如何统筹安排？本课就针对这些问题做详细的解答。

一、婴幼儿家庭膳食管理的概念

所谓管理，就是管理者遵循一定的原则，使用各种手段，通过计划、组织、指挥、领导和控制各个受分工制约的不同个人的活动，创造出一种远比个人活动力量总和要大的集体力量或社会力量，从而高效率地达到一个组织的预定目标所进行的活动。简单来讲，管理就是协调不同个人的行为，以有效利用各种资源，去实现组织目标的活动。

膳食管理则是指对人们的吃喝等进行管理，以便人们能从膳食中获取全面充足的营养，以促进自身成长或维持健康。婴幼儿家庭膳食管理则是指家长对婴幼儿的吃喝进行科学安排，并付诸行动，以便婴幼儿从各种各样的食物中获取全面充足的营养，进而促进健康成长，增强体质。

相关链接

父母应关注幼儿园菜单的哪些方面

对于幼儿园提供的每日菜单，父母应留意以下几点，为幼儿的全日制健康重点把关。如有不符合饮食要求之处，应跟园方沟通解决。

首先，少用现成商品做点心，如市售小餐包、起酥蛋糕、八宝粥等，也不宜提供市售饮料，饮品如奶茶、红茶、绿茶等并不好，含咖啡因的饮品更不行，鲜奶和豆浆可以饮用。

其次，烹调方式应健康，正餐煎炸类食物比例不能太多，蔬菜和水果的整体使用比例要高，冷冻食品或半加工品（如薯饼、薯条、热狗、贡丸等）尽量不要有。

再次，如今过敏体质的小朋友越来越多，父母应提醒园方不宜让幼儿食用容易过敏的食物及冷饮。例如，鲜奶应加热后才可饮用，冰箱里取出的水果应恢复常温后再食用。

最后，幼儿园应有专业餐饮人员为餐点把关。有的幼儿园有营养师执照的教师和行政人员与厨师一起商定菜单，但有的幼儿园只是找营养师挂名，这就要求父母在考察幼儿园时侧重于这一点。

（资料来源：林美慧，《宝贝，回家吃饭啦：3～6岁幼儿园阶段家庭饮食规划书》。引用时有改动。）

二、婴幼儿家庭膳食管理的意义

婴幼儿期的营养直接关系到婴幼儿的生长发育和智力发展，也会影响其一生的健康。因此，合理营养对婴幼儿来说显得尤为重要。平衡膳食是婴幼儿获取营养最为科学和安全的方式，而要实现这一目的，就必须要对婴幼儿的膳食进行科学管理，托幼园所和家庭承担着关键性的角色。目前，托幼园所在调配膳食方面，有一系列比较成熟的制度和做法：一般都由专人负责统筹安排此事，由营养师（员）、卫生保健人员进行测算、评估、调整等，由比较专业的厨师进行烹饪制作。而家庭方面则显得非常随意，计划性、科学性严重不足。因此，为了婴幼儿的健康成长、长远发展，家庭更加需要对婴幼儿的膳食进行科学管理。

从某种意义上来说，为婴幼儿提供的膳食是否合理、婴幼儿是否喜欢吃、婴幼儿的实际发展状况好不好，是评价婴幼儿家庭膳食管理优与劣的关键指标。

三、婴幼儿家庭膳食管理的具体内容

合理组织婴幼儿膳食是家庭的重要工作内容，是保证婴幼儿身心健康发展的物质基础。一般来说，婴幼儿家庭膳食管理主要涉及以下几方面内容。

(一)做好膳食计划

"凡事预则立，不预则废。"要想婴幼儿吃得健康、吃得适量且质量高，就必然需要家长在膳食安排方面多下一些功夫。

1. 把好食物采购关

家长应根据婴幼儿的营养需求及本地市场的供应情况，因地制宜地选择物美价廉、营养丰富的食物，多采购当季的新鲜蔬菜、水果。

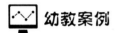 **幼教案例**

大头娃娃，谁之过？

2003年新闻报道了安徽阜阳的"大头娃娃"事件，同时相关部门查获了不法分子采用糊精和营养素混合制备的婴儿配方乳粉，或者用牛皮水解蛋白配制的婴儿乳粉等伪劣产品。"大头娃娃"的发病原因就是典型的蛋白质营养不良。因此，在造假、制假尚未杜绝的情况下，婴幼儿食物的采购者务必要擦亮眼睛，让假冒伪劣食品无处遁形，远离婴幼儿的饭碗。

2. 注意食物互补

家长在安排膳食时要做好搭配，如粗细粮、主副食、荤素、干稀、咸甜、软硬等的搭配，充分发挥食物中营养素的互补作用，以提高其营养价值。

◀◀◆温馨提示

食物互补的原则主要有：搭配的食物种类越多越好，同时食用多种食物，食物的生物学属性相距越远越好。同时，还要注意将婴幼儿不喜欢的食物间断加入婴幼儿爱吃的食物当中。

3. 力求食物多样化

家长在选择食物时，还应有"同类互换"的意识。例如，用肉类换肉类(牛肉换

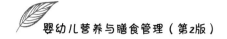

猪肉、猪肉换鸡肉等），谷类换谷类（米粉换面条、杂粮换杂粮），豆腐换香干等，各种瓜果蔬菜轮换供给。这样，婴幼儿就不会因为经常进食某几种食物而出现食欲不振、偏食、挑食、厌食等问题了。

◀◀◆ 温馨提示

所谓多种多样，就是选用品种、形态、颜色、口感多样的食物和变换烹调方法。例如，以前每日吃 40 g 豆类及豆制品，掌握了同类互换和多种多样的原则后就可以变换出多种吃法：可以全量互换，今天喝豆浆，明天吃豆干，后天吃青豆；也可以分量互换，1/3 换豆浆，1/3 换腐竹，1/3 换豆腐等。

（二）精心制作和烹调食物

有了食物原材料之后，家长的精心配制、悉心烹调也是非常关键的一环，否则，任是山珍海味，也吸引不了婴幼儿的眼球，激发不了其食欲。

1. 以婴幼儿的相关特点为出发点进行制作

在餐点制作过程中，家长要努力做到软硬适中、清淡、温度适宜，以易于婴幼儿消化吸收。

2. 经常改变食物的制作方式

在保证多种多样的食物均会走上家庭餐桌的基础上，对于一些频繁选用的食物材料，家长还可以想方设法变换制作方式，交替运用炒、熘、爆、煸、煮、烫、蒸、烧、炖、烩等不同的烹饪方式，以满足婴幼儿膳食色、香、味、形兼备的要求。例如，鸡蛋既可以蒸着吃，也可以做汤吃，还可以将蛋清勾芡到猪里脊肉中氽着吃。又如，同样是卷心菜，就有干煸、醋熘、滑炒等不同做法。再如，这次晚餐是八宝粥，下次就以米粉为主材，将同样的食材制成八宝米糕。这样一来，大大增加了婴幼儿对菜肴的新鲜感，增加了婴幼儿对食物的兴趣。

◀◀◆ 温馨提示

煎、炸、烤等烹调方法使食物接触的温度达到几百摄氏度以上，不仅会破坏较多的维生素，而且还容易引起蛋白质和脂肪高温变性，可能生成苯并芘、杂环胺等致癌物质。例如，当烹调温度从 200 ℃升至 300 ℃时，食物中杂环胺的生成量可增加 5 倍，所以，在烹调食物时应尽量避免将肉类等食物煎、炸、烤甚至煎煳或烤焦。

3. 最大限度保留食物中的营养素

家长在追求激发婴幼儿食欲的制作方式时，不能舍本求末地只注重菜肴的色、香、味，而忽略食物加工、烹调过程中营养素的流失。食物的作用主要来自"食"

之后产生的效果，而非"看"，所以在食物的加工清洗、烹调等过程中，还要最大限度地保留食物中的营养素。

(三)保证饮食卫生

虽然家庭中所要准备的食物量小，且多是新鲜采购之物，清洗、制作起来比较方便，但也需要在制作准备过程中，做好相应的卫生防范工作，严防一切可能会危及人体健康的病菌进入食物之中。

为婴幼儿准备食物的过程中要经常洗手，一般来说，在处理生的畜、禽、鱼后，准备熟食前，饭前及便后都应该用肥皂及流动的水认真洗手；厨房里准备两套刀和砧板，分别处理生、熟食；婴幼儿的餐具最好用远红外线或者蒸煮的方法进行消毒后再使用；外买熟食需要加热后再食用；最好不要让婴幼儿吃隔餐饭菜，若一定要吃，需要热透。

(四)营造良好的进餐环境

一般来说，要想营造促进婴幼儿进食的环境氛围，家人同婴幼儿需要在如下几个方面做出努力。

1. 就餐环境做到清洁、安静

清洁卫生、舒适安静的就餐环境，无疑能将婴幼儿的注意力吸引到进食上来，甚至会促进其消化液的分泌；而喧闹嘈杂、混乱不堪的环境，则会影响其情绪和食欲，对人体健康产生不良影响。另外，在就餐过程中，家长还可以像托幼园所中的教师一样播放轻音乐作为背景音乐，但切不可让婴幼儿一边吃饭一边看电视。

2. 让幼儿一起参加开饭前的准备工作

例如，让幼儿分发筷子、拿勺子、端饭、准备餐巾纸等，使其体会到准备膳食的成就感和快乐感，进而产生浓厚的进食兴趣。再如，比较简单的淘米、洗菜或择四季豆，比较难一点的用塑料玩具刀切菜、切水果等，以及饭后帮忙收拾碗筷等，都能激发幼儿的成就感以及主人翁意识，进而激发其食欲。

3. 家庭成员尽量一起进餐

研究表明，无论共进早餐、午餐还是晚餐，家庭聚餐对于婴幼儿来说都是大有益处的。家庭成员同聚一桌进餐，大家相互沟通、相互学习，培养了成员间的亲近感、安全感，以及一种特别的归属感。对于善于观察和模仿长辈、哥哥姐姐进餐习惯的婴幼儿来说，更是获益良多。

◀◀◆温馨提示

家人共同进餐，必要且需要

对于一些家庭来说，家人共进晚餐已成为快节奏生活方式的牺牲品。由于工作、学习、休闲等的时间安排不一，有些家庭很难有机会全部成员坐下来共进晚餐。每餐可能都匆忙应付或者各顾各的。其实，共进晚餐对于培养社交技能非常重要。因此，应该尽可能安排一家人共同进餐。

4. 保持进餐时的愉悦氛围

古语有云："人知当食，须去烦恼。"意思是人在吃饭的时候应该保持心态平和，心情平静、愉悦，这样会有利于脾胃的消化和吸收。家长千万不要在就餐时训斥、打骂婴幼儿，更不可强迫婴幼儿进食某一种食物，或是强迫他吃到成人认为应该吃到的饭量，而要尽可能让婴幼儿保持愉悦的心情去享受进餐的过程。

(五)培养良好的进餐习惯

婴幼儿进餐习惯的好坏，在很大程度上取决于其家庭教育的好坏。家长没有培养婴幼儿良好进餐习惯的意识，只指望托幼园所培养出饭桌上的"谦谦君子""窈窕淑女"，无疑是不现实的。家长可以有意识地从以下四个方面培养婴幼儿良好的进餐习惯。

1. 独立主动进食

对于1岁左右的婴幼儿，家长应尽可能满足其自主进食的愿望，鼓励其用手拿着食物放进嘴里或使用勺子挖取食物放进嘴里。对于2岁以上的幼儿，家长应注意引导并鼓励其使用勺、筷等自主进餐，用手抓食。当然，在此过程中，婴幼儿可能会造成脏乱的场景，但家长依然需要鼓励，需要放手，而不是嫌麻烦。同时，家长也需要进一步营造鼓励婴幼儿主动进食的氛围，使其充分认识到自己主动摄取各种食物事关自己今后进一步的生长发育。若婴幼儿不愿进餐或进餐量较少，家长也无须随后补上，甚至追着婴幼儿喂食，而应等到下餐再让其进食。实际上，家长应该对婴幼儿的饥饿和饱食信号敏感，绝不能强迫婴幼儿吃或者不吃。

2. 定时、定量进餐

婴幼儿进食每餐饭都应有大致的时间限制，家长既要提醒婴幼儿细嚼慢咽，但又不要让婴幼儿拖得太久。一般一餐饭的进餐时间控制在30分钟之内是比较适宜的。而每次进餐的量也要适宜，饥一顿饱一顿既不科学，也不利于婴幼儿的生长发育和健康。除了三餐饭、两次点心之外，家长还要注意控制婴幼儿的零食，千万不能以零食代替正餐。总之，对于家长来说，不要随意改变婴幼儿的进餐时间和进餐量，以免婴幼儿好不容易形成的条件反射又被轻而易举地破坏。

◀◀◆ 温馨提示

想要孩子有正常的生活作息，最基本的原则就是固定用餐时间。只要最重要的三餐时间相对固定，其他作息时间也就顺势固定了下来。孩子就像一张白纸，只要养成了良好的生活作息规律，就不会轻易改变。

3. 专心进食

家长与婴幼儿务必要做到"约法三章"：进餐时务必是专心致志的，而绝对不允许边吃边玩玩具，也不要边吃边看电视或看书，更不可互相嬉笑打闹。此时，可以暂停其他一切活动，外界环境中的喧嚣吵闹因素也要尽可能消除。总之，在进餐时，婴幼儿应该是全身心投入其中的。

◀◀◆ 温馨提示

不专心进餐、吃饭时边吃边玩、故意使进餐时间延长、食物摄入不足，久而久之会导致微量营养素缺乏，主要包括维生素 A、维生素 D、维生素 B_1、维生素 B_2 及钙的缺乏，易发生缺铁性贫血等。

4. 饭前洗手，饭后漱口

饭前洗手可把手上的一些细菌洗掉，防止吃饭的时候带进身体里；饭后漱口可把口腔中的残余食物清理出口外，可以有效地防止龋齿，同时还可以保持口气清新。这样的良好饮食卫生习惯一旦养成，将会使婴幼儿终身受益。

相关链接

养成良好饮食习惯的秘诀

1. 吃饭时不要看电视

有时候，父母为了让孩子能吃进去饭而允许他在电视或电脑前边看边吃，殊不知这样会使孩子养成更不良的习惯。

2. 错过吃饭时间不可再进餐

明确告诉孩子饭菜已经准备好，爸爸、妈妈吃饭的时候你也可以吃，如果错过吃饭时间，那么就不能吃了。如果在成人吃完饭以后，孩子想吃，那么一定要坚决拒绝。

3. 不要追着喂饭

孩子不吃就追着喂的习惯不好。担心孩子饿肚子，开始拿着饭碗追来追去，会失去培养其正确饮食习惯的机会。

4. 了解符合孩子口味的多种烹调方法

孩子不喜欢口感怪异、刺激性强的食物是正常的。如果孩子的饮食习惯的确不好，那么不妨先按孩子的口味进行烹调。此外，使用孩子喜欢的形状、颜色的碗筷等餐具吸引他的注意力也是一个办法。

5. 加大孩子的运动量

现在孩子的运动量大大不如从前。加大运动量，孩子自然会有饥饿感。

（资料来源：申宜真，《申宜真幼儿心理百科——0～6岁幼儿父母育儿必备》。引用时有改动。）

（六）适当注意进餐的细节

为了让婴幼儿顺利、有效地进餐，成人一般需要注意如下的进餐细节。为婴幼儿提供小份的饭菜，这样婴幼儿有可能还会要求添饭加菜，否则，满满当当的一大碗饭菜，成人见了都有可能头皮发麻，更何况孩子呢！吃饭前只能喝少量的果汁、汤水。限制糖、含糖饮料、高脂肪食物等的摄入。晚间临睡前1小时内不进食。

（七）关注婴幼儿体重

婴幼儿体重是监测饮食质量的一项重要指标。体重增加不理想，除了有疾病或生活日程安排不当等原因，还很可能是饮食营养不足导致的，此时家长应该及时反思，找出原因并迅速纠正。一般来说，0～3岁的婴幼儿身高、体重增长较快，3～6岁的幼儿每年增长2 kg左右为宜。增长过快，幼儿容易因营养过剩而成为"小胖墩"；增长过慢，幼儿可能会因营养不足而成为"豆芽菜"。这两种情况都是营养不均衡的表现。必要时，家长还可以通过体检，了解婴幼儿的血红蛋白、钙、铁、锌等含量情况，以便做更为细致的膳食安排。

第二课 婴幼儿家庭膳食管理的要求及常见问题

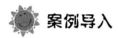 **案例导入**

婴幼儿生长发育迅速，智力发展快，代谢旺盛，对营养素特别是蛋白质和水，以及热量的需求量与成人相比相对较大，但其胃肠消化功能又不成熟，故容易造成营养素缺乏和消化不良。虽然该年龄段孩子的饮食已接近成人，主食已由软饭调整为普通米饭、面食，菜肴同成人一样，但此阶段的孩子容易养成偏食、挑食、爱吃零食等不良习惯，如不及时纠正，将会出现更多的问题。因此，瓦瓦的父母为了瓦瓦能够茁壮成长，在家庭的膳食管理方面没有少花心思。但即使这样，依然还有不少的家庭膳食问题困扰着他们。尤其在瓦瓦生病时，他们甚至有手足无措的感觉，不知道该怎样给瓦瓦安排膳食才好。

应该说，瓦瓦的父母已经对婴幼儿的饮食有一定的研究心得，但困惑也不少。那么，在管理和安排婴幼儿膳食方面，都有哪些要求？还有可能出现哪些问题？如何应对解决？尤其是一些患病婴幼儿，针对其家庭膳食管理有无合理建议？本课将为大家一一揭开"谜底"。

一、婴幼儿家庭膳食管理时常见的问题

在对相关文献资料、调查等进行分析的基础上，对于婴幼儿家庭膳食管理问题，笔者认为，可以罗列出如下的常见问题表现。

(一)计划性不足，随意性较强

许多家庭在准备婴幼儿膳食时，有时是看到什么买什么，想到什么买什么，并未进行计划与安排，至于选择的这些食物是否是健康的，是否能充分满足婴幼儿生长发育的需要，并未过多考虑；而这些食物应该怎样烹调婴幼儿才会吃得更健康、更舒心，大概要吃多少的量等更为精细的问题，家长则压根就没有这些概念。

(二)抱怨婴幼儿挑食、偏食，甚少反思自己的膳食安排或烹调方法

许多家长抱怨婴幼儿挑食、偏食，抱怨婴幼儿的饭菜不好安排，那么，家长有无认真考虑过：到底是孩子真的"这也不吃，那也不吃，这也不喝，那也不喝"，

还是家长的饮食安排完全从成人的角度出发，甚至就是从自己的角度出发的？例如，想当然地认为自己很喜欢吃清炒藕片，所以孩子也应该可以接受；想当然地认为花生米有营养，所以几乎每天都要准备炒花生米。实际上，如果家长在制作食物时多花一番心思，那么许多所谓的"挑食偏食"问题，都会迎刃而解。比如，婴幼儿不吃胡萝卜，刚开始可以榨汁做成面叶，慢慢地将其变成饺子馅，再变成胡萝卜丁、胡萝卜片，也许婴幼儿就会逐渐喜欢上胡萝卜。

(三)盲目给婴幼儿补充各种营养品，忽视其日常膳食

有的家长认为婴幼儿的健康成长是"补"出来的而不是吃出来的，因此对婴幼儿补品等情有独钟，对食物的选择及安排则不太上心。

◀◀◆ 温馨提示

健康儿童不需要特殊保健品，但对于某些特殊情况，家长可以考虑给孩子选购保健食品。例如，孩子血铅超标，可以选购排铅辅助食品；孩子有缺铁性贫血，可以选购补血食品。此外，在孩子饮食不当、食欲不振、消化不良、吸收能力较差或出现明显营养素缺乏症状时，可以考虑服用营养素增补剂等。

(四)对婴幼儿无节制饮食不予控制，导致其营养过剩

有的婴幼儿一天到晚吃个不停，吃饭也照常进行，以至于肚子总是鼓鼓的，甚至不知饥饱，而家长却认为婴幼儿能吃是好事，从不加以控制，或者也担心婴幼儿消化不了却没有采取行动。而婴幼儿摄入的营养过多，不仅不利于婴幼儿的健康成长，而且过多的饮食和营养素还会给婴幼儿带来诸多疾病，即营养过剩。比如，婴幼儿肾功能尚未发育完善，不能将体内过多的氮排出，若长期摄入过多蛋白质，可产生高脂血症；脂肪过多可引发肥胖病，儿童在1岁内摄入脂肪过多，大多数在成年期患肥胖病，而肥胖增加了心脏的负担，又极易引发心血管病。

(五)对婴幼儿不规律的饮食行为过于迁就

有的家长对婴幼儿偏爱零食的行为采取迁就、放任的态度，导致婴幼儿用餐不规律，贪零食、厌正餐，甚至出现以零食代替正餐的现象。

(六)营养观不科学或缺乏营养膳食方面的基础知识

有的家长过于信任和依赖家庭、朋友、媒体等传播的支离破碎的所谓的"营养知识"，片面追求食物的色、香、味，顽固坚持和标榜自己的饮食喜好。例如，买菜时只考虑家人的喜好或随意购买，很少考虑营养搭配和食物多样化，甚至有的家长认为动物性食物才是最有营养的。

(七)对食物进行非营养目的的使用

几乎所有的家庭都有用食物来奖惩婴幼儿的经历。多数家长都有将食物,特别是零食作为奖品的习惯,以达到自己所希望的结果。我们常常能够看到这样的场景:"小宝贝,好好听话,不要闹,待会妈妈给你买好吃的……"表现在饮食行为方面,就是以某类糖果乃至垃圾食品作为鼓励婴幼儿按时且尽可能多吃正餐的礼物、奖品。殊不知,当婴幼儿将进食这种食物作为得到另一种食物或成全某件事情的前提条件时,这种食物在婴幼儿心中的兴趣已经大大降低了。

(八)在外就餐频率过高

随着家庭收入的增加、成人工作的繁忙,婴幼儿的生活方式也随之发生变化,在外就餐的机会越来越多,但这并非是一种健康的生活方式。在外就餐时婴幼儿容易暴饮暴食,尤其对于那些自控力比较弱的婴幼儿来说更是这样。相对于定时定量的三餐两点,在外就餐容易使婴幼儿营养摄入不均衡,脂肪、蛋白质及盐摄入增多,而主食、蔬菜摄入不足。摄入过多的食物或饮料,有可能会引起婴幼儿胃肠功能失调,还有可能使婴幼儿出现几天都不认真吃饭的情况。在外就餐的频率越高,相关问题出现的概率就越大。

(九)餐桌教育过多

有的家长忽略了进食情绪在就餐及消化过程中的重要性,往往借着就餐的机会对婴幼儿进行频繁说教,甚至借题发挥,导致婴幼儿进餐时心情不佳,甚至厌烦或抵触进餐。

◀◀◆ 温馨提示

餐桌前并不完全是纠正婴幼儿不良饮食习惯的场所,家长应加强平时教育,而不要在就餐时唠叨不停,甚至训斥婴幼儿。

(十)过于在意婴幼儿吃饭

有的家长在婴幼儿吃饭问题上过于强求,经常干涉孩子,应该吃这个、应该吃那个、这个需要吃多少、那个在什么时候必须要吃等,以至于婴幼儿被逼急,进而出现"顶牛"局面。因为婴幼儿吃什么都吃得不高兴,索性下次见了就讨厌吃、就不吃。实际上,婴幼儿偶尔一顿不吃或吃得较少,也是可以理解接受的。正如许多有教养经验的老人所说的,"饿他一顿又何妨"。

◀◀◆ 温馨提示

要想让幼儿乖乖坐下来吃饭,应先让其有饥饿感,强迫只会招来更大的反抗。

父母可以轻声问幼儿不想吃饭的原因是什么。若幼儿真的不想吃，父母也无须过于担心，等他饿了，自然就会主动要求吃东西了。

(十一)过于追求膳食的标准化操作

有的家长将婴幼儿平衡膳食宝塔奉为经典，在安排婴幼儿膳食时，严格遵守书中所说的孩子每天需要哪些营养素、每种营养素必须达到多少量等。这样下来，不仅自己或家人制作准备得辛苦，婴幼儿在吃饭时也会辛苦。成人和婴幼儿在膳食制作及进餐过程中没有丝毫的享受，倒像是在执行一道道严格的程序。

二、婴幼儿家庭膳食管理的一般要求

要实现婴幼儿膳食合理、均衡、营养充足的目标，父母或其他抚养人对其膳食进行管理是非常必要的。一般来说，家长在管理、安排膳食时，至少需要注意如下几方面要求。

(一)家长要以身作则

家庭成员的饮食习惯良好，常常能起到很好的表率作用。婴幼儿并非生来就爱挑食，他们对于食物的选择，多是家长在日常生活中对其有意培养或无意影响的结果。尤其是3～6岁的幼儿，他们已有一定的自我意识，如果家长能以身作则带头吃各种食物，那么幼儿就会以他们为榜样。因此，要想让婴幼儿接受并食用各种各样的食物，家长要首先做到欣然接受并让各种各样的食物摆上餐桌。

另外，家长也不要当着孩子的面取此舍彼，或者随意议论什么好吃、什么不好吃。即使婴幼儿偶尔出现对某些食物不接受的情况，家长也千万不能用语言来强化。有的家长经常不分场合地说："我的孩子这也不吃那也不吃。"这样的话非但对纠正婴幼儿的偏食、挑食等坏习惯没有任何帮助，还会给婴幼儿"贴上标签"，进一步强化其不良习惯。

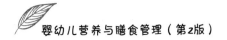 **幼教案例**

有一位妈妈非常讨厌葱蒜的味道，在家中做饭也从来不放葱蒜。有一次，女儿中午在幼儿园吃了蒜薹炒肉，在回家的路上被妈妈闻到了。妈妈随口对女儿说了一句"以后再吃蒜薹就不要你了"，从此，小女孩再也没有吃过幼儿园的蒜薹炒肉。假如这位妈妈没有对葱蒜表现出如此过激的反应，孩子应该不会从此不再食用幼儿园的蒜薹炒肉。因此，即使父母很不喜欢某些事物，也不应该将这样的信

息有意无意地传递给孩子。

(二)家庭成员要达成共识

在婴幼儿的饮食方面，家庭成员(尤其是父母与祖辈之间)务必要达成共识，在行动方面也应是相互支持、前后呼应的。否则，父亲认为这些食物有营养，母亲认为那些食物更有价值，奶奶主张这些食物应该这样烹调，爷爷则有其他不同想法。这样会让孩子无所适从，不知道该听谁的，也不知道到底谁说的是对的，自己到底应该吃什么、怎样吃等。另外，家庭成员的意见不一致，有时会导致婴幼儿觉得有空子可钻，遇到自己不想吃的食物或有不良的饮食习惯时，便寻求某一方的支持保护，从而使科学的膳食安排无法实施。所以，平时要协调好一家人的想法，避免在婴幼儿进餐时发生矛盾。

📊 幼教案例

舒舒的奶奶做菜特别喜欢放味精，爷爷喜欢放各种有味道的调味料，而爸爸妈妈则主张孩子的食物要淡一点，天然味足一些。但父母不在的时候，爷爷奶奶就会与4岁的舒舒分享他们的食物。他们还有意无意地把自己的一些爱好传给舒舒，如爱吃怪味蚕豆、蜜枣等。其实，无论是成人还是婴幼儿都需要"杂食"，但所食的各种食物应该是健康、绿色的。若家人缺乏沟通，每个人都将自己的饮食喜好(尤其是一些不良的喜好)传递给婴幼儿，无疑会让婴幼儿养成许多不良的饮食习惯。

(三)结合托幼园所膳食做出统筹安排

家庭在为婴幼儿准备膳食时，还要顾及托幼园所的膳食安排。例如，中午托幼园所安排了土豆烧牛肉，晚上则可以为其安排鸡肉或鱼肉，而不要继续安排牛肉。又如，婴幼儿周末在家休息，则可以安排一些平时在托幼园所吃不上的鱼虾等。

另外，家长还可以借鉴托幼园所的膳食安排及做法，在节假日的时候，为婴幼儿安排与托幼园所类似的餐点，使其良好的饮食习惯建立得更加牢固。

此外，家长甚至可以就家庭中的膳食疑惑请教托幼园所的营养师或卫生保健人员，以便从他们那里"取经"，为婴幼儿准备更加科学、营养、可口的饭菜。

(四)尊重婴幼儿的个体差异

不同婴幼儿对于食物的喜好不同，如有些幼儿不喜欢吃"塞牙齿""难嚼"的青菜，有些不喜欢吃有特殊气味的胡萝卜、芹菜，有些不喜欢吃"张牙舞爪"的螃蟹。

不同性格的婴幼儿饮食习惯也有差异，如平时做事磨蹭、注意力不够集中的幼儿进餐时更容易表现为发呆或说笑，而平时独立性较强的幼儿则相对较快、较好地完成进餐。家长要充分估计和正确认识婴幼儿在进餐过程中表现出来的个体差异，如接受和适应新食物的快慢、对口味的选择以及对食物的偏爱等，不能将别人的经验生搬硬套，直接用在自己的孩子身上。家长要增加婴幼儿对天然食物唯美的感官认识，让婴幼儿有机会充分地欣赏食物固有的美，如黄瓜的清香爽口、玉米的整齐有序、火龙果的艳丽多姿、西瓜的多样色彩、带鱼的修长鲜美等，以增强婴幼儿对食物的亲近感，而不是生硬地逼迫孩子进食某些食物。另外，用餐前家长还可以提前告知婴幼儿今天准备了哪些食物，让其有心理准备。此外，家长也要让婴幼儿在主动参与、有一定的进食自主权的基础上，更加积极主动地进食。

（五）要有原则地对婴幼儿说"不"

对婴幼儿来说，无论是营养价值高的食物，还是所谓的"垃圾食品"，在最初时期都有同样的吸引力。在这个过程中，家长的作用非常之大。家长给孩子买过什么食物，孩子就会记住，在家里或者外出时他就要吃，要买那些他曾经吃过的食物，甚至会指明就要那个牌子的。若家长一直以来为婴幼儿提供的食物均是健康的、营养价值高的，则不会出现后面的难题；但若此前因为有过让婴幼儿吃"垃圾食品"的经历，则不能在婴幼儿再次提出要求时"一错再错"，而要立场坚定地对他说"不"。

📈 幼教案例

妮妮的妈妈在商场工作，单位离家很近。妮妮时常会缠着爷爷、奶奶带她去商场找妈妈，每次回家总是带回大包小包的零食（如薯片、饼干、小香肠等）。扔掉也不好，无奈之下，妮妮爸爸在与妈妈沟通过后，郑重地告诉妮妮："以后爷爷奶奶再带你去商场买吃的，你就告诉他们'我爸爸不让我吃小零食，只让我吃水果、喝牛奶'。"自那以后，妮妮拎回来的总是水果、牛奶等。的确，若妮妮爸爸没有当机立断地让妮妮不要吃那些小零食，也许妮妮就会被各种不健康的小零食包围，时间一长，再来纠正，也许就非常困难了。

（六）掌握有效的问题解决策略

当发现婴幼儿有不良的饮食习惯时，父母可以采取多种方法，对他循循善诱。例如，在不更换食物的前提下，用不同的烹调方法改变菜肴的味道，然后再选择合适的时间，让婴幼儿重新接受。千万不要采取强迫或哄骗的方法，但也不能听之任之，认为婴幼儿长大后不良习惯会自然而然地纠正。

📺 幼教案例

牛牛不喜欢吃青菜。有一天，牛牛爸爸做了一盘炒青菜，端到桌上就对牛牛说："宝贝，看看爸爸今天专门为你做了你最爱吃的青菜，多漂亮呀，赶快过来瞧瞧并尝尝吧。"牛牛还真过来品尝了一口。牛牛爸爸立马强调说："爸爸专门为宝贝做的，是不是很好吃？"牛牛用力点了点头。然后爸爸又给牛牛夹了一些青菜，并很自然地同牛牛说："宝贝最爱吃青菜了，青菜好吃且有营养，以后爸爸经常做给你吃，好不好？"从此以后，牛牛再也不拒绝吃青菜了。应该说，牛牛爸爸在改变孩子不喜欢吃青菜的饮食偏好上，还是费了一番心思的。无论是用心烹调青菜，还是与牛牛沟通等，莫不饱含了爸爸的真情投入。

(七)掌握与婴幼儿的沟通艺术

家庭教育重在沟通。婴幼儿看似年龄很小，不知道如何沟通，其实这只是成人的看法。相反，成人只要注意沟通方式，能够"用孩子的眼睛看孩子的世界""用孩子的嘴说孩子的话"，就能牢牢吸引婴幼儿的注意力，使其在膳食方面积极主动地配合家长。例如，家长要十分耐心地听取婴幼儿的想法，而不是未等婴幼儿说完便打断其讲话。又如，家长在提要求或建议时，一次只提一个，且不要说得太长、语速太快等。

(八)表扬、鼓励与提要求相结合

孩子虽小，但也要尊重他的权利。父母要记住，要用好言好语提出表扬与要求，把一些好的饮食习惯，慢慢变成孩子自己愿意做的事情。

采取表扬、鼓励与提要求相结合的方法，既可调动孩子的积极性，又可规范孩子的行为。例如，对吃饭时跑来跑去的孩子，家长可说："你是好宝宝，吃饭的时候不能到处跑。"如果父母只采取单纯表扬的方法，而不对孩子提出正确的行为要求，那么也是无效的。

◀◀◆ 温馨提示

不要在吃饭问题上恐吓婴幼儿

恐吓只会使孩子变得胆怯，失去自信，使孩子就餐时情绪低落。比如，孩子

吃饭特别慢，妈妈说："赶快吃，不然就不让你睡觉。"或者妈妈说："再不吃，就不带你去超市了。"这样做的效果并不好，这是因为恐吓会起到一时效果，这次孩子会将不爱吃的食物吃下去，但下次却不一定吃，同时还有可能将不愉快的情绪与食物联系起来，进而在孩子心理上留下阴影。比较好的处理方式是：一方面坚决不提供任何零食，直到下一餐；另一方面注意提高烹饪水平。

三、常见疾病患儿的家庭膳食管理

婴幼儿疾病多种多样，这里主要选取了几种常见的婴幼儿疾病，如感冒、咳嗽、消化不良、胀气、便秘、痢疾、肺炎等，并针对这些常见疾病患儿的家庭膳食管理中出现的问题，提出相应的建议。

(一)感冒患儿的家庭膳食管理

婴幼儿感冒时，能不用药是最好的，可通过恰当的饮食调理，借助食物的独特功效祛除感冒病菌。

1. 保持清淡稀软的饮食

婴幼儿感冒时，脾胃功能常受影响而导致婴幼儿没有食欲，因此，婴幼儿可暂减食入量，以免引起积食。食物应该既有充足营养，又能增进食欲。父母可以给婴幼儿做些白米粥、小米粥，配以甜酱菜、榨菜、豆腐乳等，还可以给他一些肉松，总之以清淡爽口为宜。

婴幼儿退烧时若有食欲，可进食半流质食物，如面片汤、馄饨、菜泥粥、清汤挂面等，但不能一次吃得太多，可少量多次，如每日进食6～7次，每餐间隔3小时以上。

2. 多吃蔬菜、水果

蔬菜、水果能促进食欲，帮助消化，补充人体需要的维生素和矿物质，弥补感冒食欲缺乏所致的热量等供给不足。另外，还可以给婴幼儿喝些酸果汤汁，如山楂汁、红枣汤等。

风寒感冒的婴幼儿可多食生姜、葱白、香菜等，风热感冒的婴幼儿宜多食油菜、苋菜、菠菜等，暑湿感冒的婴幼儿宜多食茭白、冬瓜、丝瓜、黄瓜、西瓜等。

3. 分清风寒感冒、风热感冒和暑湿感冒

若患风寒感冒，应忌食生冷瓜果及冷饮等。风热感冒发热期，应忌食油腻荤腥及甘甜食品；风热感冒恢复期，不宜食狗肉、羊肉等辛热食物。若患暑湿感冒，除忌肥腻外，还应忌过咸食物。

(二)咳嗽患儿的家庭膳食管理

家长在婴幼儿咳嗽未愈期间可以在膳食方面进行如下调理。

1. 给婴幼儿多喝水

水除能满足身体对水分的需要外，还可帮助稀释痰液，使痰易于咳出，并可增加尿量，促进有害物质的排泄。同时，咳嗽还容易造成呼吸道黏膜缺水，因此也要注意补充水分。

2. 饮食合理搭配

以新鲜蔬菜为主，适当吃些豆制品，荤菜量应减少，可食少量瘦肉或禽、蛋类食品。烹调方法以蒸煮为主。苹果、柑橘、杜果、葡萄、香蕉、菠萝等水果，因为其所含的果酸容易刺激喉咙引起咳嗽，应尽量少吃。

3. 少盐少糖

吃得太咸易引发咳嗽或使咳嗽加重。至于糖果等甜食，多吃会助热生痰，引起喉咙不适，引发连续咳嗽，也要少食。

4. 少吃冷、酸、辣食物

冷冻、辛辣食品会刺激咽喉部，使咳嗽加重。因此，咳嗽时不宜喝冷饮，从冰箱里取出的牛奶最好加温后再喝。患过敏性咳嗽的婴幼儿更不宜喝碳酸饮料，以免咳嗽发作。酸食则常敛痰，使痰不易咳出，以致加重病情，使咳嗽难愈，因此也要少食。

5. 禁食花生、瓜子、巧克力

花生、瓜子、巧克力等因含油脂较多，食后易滋生痰液，使咳嗽加重，应尽量少吃。

6. 戒除鱼腥虾蟹

常见咳嗽患儿在进食鱼腥类食品后咳嗽加重，这与腥味刺激呼吸道及对鱼虾食品的蛋白过敏有关。过敏体质的婴幼儿咳嗽时更应忌食上述食物。

7. 不食或少食油腻煎炸食物

婴幼儿咳嗽时胃肠功能比较薄弱，油炸食品会加重胃肠负担，且助湿助热，滋生痰液，使咳嗽难以痊愈，应不食或少食油腻煎炸食物。

8. 避免食用小颗粒食物

小颗粒食物应避免食用，以免婴幼儿咳嗽时被噎到。

（三）消化不良、胀气患儿的家庭膳食管理

对于消化不良、胀气患儿来说，父母可以在饮食方面注意以下几点。

1. 宜饮之水

山楂、陈皮、干薄荷叶（各自或混合均可）泡水饮用，三者皆可舒缓胀气；果醋、紫苏梅汁，其富含的有机酸能加速新陈代谢，帮助消化，减少胀气；酸奶、优酪乳，其中的益生菌能促进肠道蠕动，帮助消化，减少胀气。

2. 少饮之水

鲜奶与可乐等碳酸饮料。

3. 宜食之物

粗纤维食物（不包括花椰菜、菠菜、大头菜等水溶性纤维含量高的粗纤维食物）；木瓜、菠萝等水果能分解蛋白质，有助于消化。

4. 少食之物

主食中容易产生"气"的食物，如地瓜、山芋、土豆、玉米、糯米、全麦面包等，都要少吃；豆类外壳容易造成胀气，也要少吃，可将红豆、绿豆、黑豆等泡水久一点，然后再煮至软烂，能降低产生胀气的可能性。

（四）便秘患儿的家庭膳食管理

对于便秘患儿的家庭膳食管理来说，可以参照以下几点执行。

1. 多喝水为首要解决之道

水能软便润肠，是最好的利便帮手。若只补充纤维素却不喝水，会造成更严重的便秘。

2. 多吃高纤维食物

如燕麦粥、糙米饭、四季豆、豌豆、芹菜、竹笋、海藻类，以及苹果、草莓、柑橘、黑枣等水果。

3. 饮用含乳酸菌的酸奶、优酪乳

该类食物能改善肠道环境，对便秘的改善大有帮助。

4. 少吃高脂高蛋白食物、辛辣食物

高脂高蛋白食物难以消化吸收且摄入过量时会与肠腔内的钙结合形成皂块，从而导致便秘。辛辣食物则会使胃肠燥热内积、津液分泌减少而造成便秘。

（五）痢疾患儿的家庭膳食管理

对于痢疾患儿的膳食进行管理，其目的在于通过饮食调理，减少肠道刺激，缓解婴幼儿腹泻症状，纠正水电解质平衡。

1. 急性期的饮食调理

在清理肠道的 4 小时内，婴幼儿应禁食，待情况改善后，再进流质食物，如米汤、藕粉、过滤去渣的菜汤等容易消化的食物，以保证肠道充分休息。每日 6 餐，每餐 300～400 mL，适当饮果汁水、盐开水等，一般 2 小时一次，每次不宜超过300 mL。在此期间，婴幼儿应忌油腻、荤腥、生冷、干硬、粗纤维等不易消化的食物。牛奶、鸡蛋、蔗糖等既胀气又不宜消化的食物应忌食。病情好转后，可食少渣无刺激性食物，由少渣、少油半流食过渡到半流食、软食或正常饮食。可食用粥、面片、面条、小馄饨、豆腐、蒸蛋羹、菜泥、小肉丸、鱼丸等。同时要多饮水，改善脱水和毒血症，以利于毒素排泄。禁食油煎或油炸食物、芹菜、韭菜、萝卜、刺激性调味品、生冷食物以及蜂蜜（水），待肠道病康复后再改为正常饮食。

2. 恢复期的饮食调理

可进食少油少渣软饭，干稀搭配，如软米饭、西红柿炒鸡蛋、氽丸子汤。

(六)肺炎患儿的家庭膳食管理

孩子患了肺炎，消化功能多低下，若饮食不当，更影响消化功能，必要的营养得不到及时补充，以致抗病力降低。因此，肺炎患儿的饮食需要特别注意，尤其是尽量不吃或少吃以下几类食物。

1. 高蛋白食物

由于消化分解 1 g 蛋白质会消耗 18 mL 水分，同时蛋白质代谢的最终产物是尿素，而每排出 300 mg 尿素，至少要带走 20 mL 水分；因此对于高热失水的婴幼儿来说，应忌食高蛋白食物，在疾病后期可适当补充，以增强体质。

2. 油腻厚味食物

得了肺炎的婴幼儿的消化功能势必会受到影响，若此时再摄入油腻厚味的食物，更会影响消化功能，从而使必要的营养得不到及时补充，以致抗病力更低。因此，肺炎患儿不宜吃鱼肝油、松花蛋黄、蟹黄、鱼子以及动物内脏等厚味食物，若喝牛奶应将上层油膜除去。

3. 多糖之物

纯糖食物是一种热量补充物质，功能单一，基本上不含其他营养素。患儿过量摄入糖后，体内白细胞的杀菌作用会受到抑制，摄入越多，抑制作用就会越明显，故应忌食。

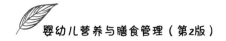

4. 生冷食物

像西瓜、冰激凌、冰冻果汁、香蕉、梨等生冷食物容易消耗患儿体内阳气，而阳气受损则无力抗邪，病情也难痊愈，故应忌食。

 拓展阅读

幼儿生病时的饮食照料原则

清淡饮食：幼儿生病时肠胃虚弱，不易消化的和刺激性的食物都应避免摄入。初期以流质、半流质食物为主，最好吃些具有热量及营养的米粥、骨汤，有助于肠胃休息，恢复体力。

少量多餐：幼儿生病期间，一来食欲减退，二来睡眠时间增多，因此进食量突然降低。家长们可采取少量多餐的方式，选择高营养价值的食物，如在粥里添加肉末、菜末、鸡蛋等，补充需要的营养。

补充水分：幼儿拉肚子、发烧、流汗时，身体会大量流失水分，多喝水可以稀释痰液，减轻感冒症状。即使幼儿食欲不振，水分也始终不能少。

谢绝进补：幼儿和成人在生理、病理等各方面都不一样，因此不能用成人的方法为幼儿进补。尤其是中药和西药同时服用时，部分会产生不良作用，如当归与阿司匹林一起服用时，会增加出血的概率。因此，父母若想给宝贝进补，需避开生病期，更重要的是进补前务必要请中医师诊断宝贝的体质是否需要进补，以及询问进补的类型、方法和用量。

寻求专业的帮助：幼儿生病时，父母经常因不知该如何选择药品而感到困扰。更重要的在于看对医师，使幼儿得到很好的医治。例如，西药在过敏性鼻炎、气喘、皮肤炎等病症急性发作时，对症的药方会使疾病症状得到较快的改善；至于想改善体质，则可以找中医师对幼儿的体质进行长期调理。

训练婴幼儿吞药丸或喝药水：6岁前的幼儿还不太会吞药丸，父母会去医院买来中成药颗粒，但是这样做其实是有风险的。第一，不同中成药磨成粉末时，磨药机上多少会残留少许粉末；第二，药粉的称重方式和药丸不同，可能在分药时产生误差。因此，最好的方法还是及早训练幼儿学会吞药丸、喝药水。幼儿在服药时，一定要有成人在旁边监督，在幼儿园时父母则应嘱咐教师代为监督。

（资料来源：林美慧，《宝贝，回家吃饭啦：3～6岁幼儿园阶段家庭饮食规划书》。引用时有改动。）

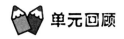 **单元回顾**

单元知识要点	学习要求	学生自评
婴幼儿家庭膳食管理的概念、意义	简要了解婴幼儿家庭膳食管理的概念及意义	☆☆☆☆☆
婴幼儿家庭膳食管理的具体内容	掌握具体内容，熟知一般操作步骤及注意事项	☆☆☆☆☆
婴幼儿家庭膳食管理时常见的问题	能结合实际分析说明婴幼儿家庭膳食管理时常见的问题，并据此在实际生活中做好相应的防范	☆☆☆☆☆
婴幼儿家庭膳食管理的一般要求	掌握要点，并学会在实践中运用	☆☆☆☆☆
常见疾病患儿的家庭膳食管理	能对常见疾病患儿的家庭膳食管理实例进行分析，并据此指导自己的家庭膳食管理，科学合理地安排婴幼儿膳食	☆☆☆☆☆

 思考与练习

1. 简述婴幼儿家庭膳食管理的具体内容。

2. 解释说明婴幼儿家庭膳食管理的一般要求。

3. 举例说明婴幼儿家庭膳食管理时常见的问题表现及应对解决方式。

拓展训练

1. 观察并记录某一婴幼儿家庭膳食管理情况，并据此分析该家庭膳食管理的优劣得失之处，进而提出若干条合理的、具有操作性的建议。

2. 尝试设计一份婴幼儿家庭膳食管理方案。

3. 乐乐3周岁了，曾被诊断为肺炎，之后咳嗽反复迁延两个多月未愈，痰多。妈妈很担心，在积极治疗的同时在膳食上也特别注意，以下是乐乐妈妈今天给孩子准备的一日膳食，请你根据常见疾病患儿的家庭膳食管理相关知识，评价一下乐乐妈妈在婴幼儿咳嗽未愈期间的膳食是否合理？如果有不合理的地方，应该如何调整？

早餐：牛奶、糖麻酱卷、咸菜丝

午餐：虾仁水饺（韭菜、虾米）

晚餐：肝末豆腐、素炒菜芯、小白菜汤、软饭每隔 2 小时给乐乐喝一点水，保证每日饮水量不少于 1200 mL。

上午的加餐是苹果和柑橘以及花生，下午的加餐是奶油蛋糕和冰牛奶。

学习反思

_____

_____

_____

_____

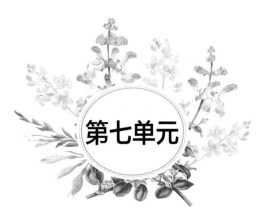

第七单元

托幼园所膳食管理

学习目标

1. 了解托幼园所膳食管理的含义和意义。

2. 知道托幼园所膳食管理的任务和要求。

3. 了解托幼园所膳食管理制度及组织管理的内容。

4. 掌握托幼园所膳食管理的工作流程，了解七大环节在托幼园所中是如何实施、运转的。

5. 领会托幼园所膳食管理人员严谨的工作态度以及工匠精神，具备膳食管理的高度责任感。

单元导学

党的二十大报告提出，人民健康是民族昌盛和国家强盛的重要标志，要把保障人民健康放在优先发展的战略位置。

婴幼儿健康是人民健康的基础、终身健康的基石，婴幼儿膳食营养是促进婴幼儿健康的重要手段。动员全社会广泛关注婴幼儿膳食营养，推动婴幼儿健康发展，对于夯实健康中国和教育强国建设之基具有十分重要的意义。

婴幼儿膳食营养是保证和维持健康的基础，科学、均衡的饮食不仅是为了满

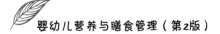

足基本的生理需求，更重要的是在人生早期就为今后的健康打好基础。托幼园所膳食管理是一项细致、繁杂的工作，在托幼园所整体工作中有着举足轻重的地位，关系到托幼园所保教质量的高低，也是社会、家长评价托幼园所的重要依据。

第一课　托幼园所膳食管理的组织建设

 案例导入

妞妞今年3岁了，到了入园的年龄。妞妞爸爸跑了很多家幼儿园，进行了细致的比较，最终选定了苗苗幼儿园。他在选择幼儿园时，非常关注幼儿园的伙食情况，他认为孩子一天都在幼儿园，幼儿园的伙食质量将直接影响孩子的生长发育和身体健康。他通过翻阅幼儿园公众号查看食谱、与幼儿园接待的老师交流、与其他家长交流，了解了多家幼儿园的伙食情况，通过比较、权衡，最终选择了苗苗幼儿园。

一、托幼园所膳食管理的含义和意义

(一)托幼园所膳食管理的含义

托幼园所膳食管理是对托幼园所的膳食工作计划、膳食供应、膳食评价等环节，进行组织、管理、检查、评价的过程，以促进婴幼儿的健康成长。

合理的饮食能维护健康、预防疾病、保持生命活力、促进婴幼儿的健康。搞好托幼园所的膳食工作，保证婴幼儿获得生长发育和活动所必需的营养，是托幼园所管理工作中的一项重要任务。

(二)托幼园所膳食管理的意义

1. 科学规范的膳食管理，是保障婴幼儿正常生长发育、促进婴幼儿健康成长的基础性工作

教育家陈鹤琴先生充分认识到健康对儿童个体及国家前途的意义，认为健全的身体是一个人做人、做事、做学问的基础，"要知道强国，必先强种，强种先强身，要强身先要注意幼年的儿童"[①]。而合理的膳食是婴幼儿健康的基础，合理调

---

① 北京市教育科学研究所：《陈鹤琴教育文集》下卷，13页，北京，北京出版社，1985。

配婴幼儿的营养膳食对婴幼儿的身体健康起着至关重要的作用。

2. 膳食管理的质量直接影响到托幼园所的整体质量

托幼园所膳食管理需要托幼园所各方面工作人员的全力配合才能完成，膳食管理的情况将会直接影响到教育教学及家长工作的开展，很大程度上决定了托幼园所的办学质量。

二、托幼园所膳食管理的任务和要求

监督后勤部门严格执行《中华人民共和国食品安全法》《中华人民共和国食品安全法实施条例》《餐饮服务许可管理办法》《餐饮服务食品安全监督管理办法》《学校食堂与学生集体用餐卫生管理规定》《托育机构婴幼儿喂养与营养指南（试行）》等有关法律法规和规章的要求。

1. 配合保健医生、营养员共同制定营养均衡的婴幼儿食谱。

2. 根据食谱制定采购计划，严格按照带量食谱和幼儿就餐人数选购食材。采购符合卫生、检疫要求并且新鲜、质量好的合格食品。

3. 严格执行膳食计划，科学地进行烹制，保证婴幼儿足量的营养供给。

4. 深入班级了解进餐情况，听取婴幼儿、教师对膳食工作的意见和建议。

5. 科学合理地管理好、使用好伙食费，每月公布膳食收支情况。

6. 每月及时进行营养分析，做到平衡膳食，各项指标达标。

7. 充分发挥膳食管理委员会的监督、管理作用，定期召开会议，检查、研讨膳食工作。

三、托幼园所膳食管理制度

在托幼园所膳食管理中，通常要以制度的创立为基础。制度是保障托幼园所膳食工作正常化、规范化进行的重要因素。

托幼园所膳食管理制度是为了实现膳食管理目标，对各类工作人员的工作职责、工作流程进行系统化、条理化的规范，从而形成的一种行为准则和工作规程。

托幼园所膳食管理制度主要包含各岗位职责、食堂各间管理制度、膳食工作流程制度等内容，如各个岗位的责任制度、卫生检查制度、预防食物中毒制度、伙食管理制度、卫生消毒制度、营养分析制度、伙食委员会管理制度等。托幼园所膳食管理制度需张贴上墙，有效执行。

(一)岗位职责

岗位职责确定了膳食管理人员的工作任务、工作目标和质量标准，是每个工作人员必须遵守的职责。根据《托育机构婴幼儿喂养与营养指南（试行）》的文件要求，婴幼儿膳食应有专人负责，班级配餐由专人配制分发，工作人员与婴幼儿膳食要严格分开；托育机构应配备食品安全管理人员，并制订食堂管理人员、从业人员岗位工作职责，食品安全管理人员及从业人员上岗前应当参加食品安全法律法规和婴幼儿营养等专业知识培训。具体岗位及相应的职责如下。

相关链接

托幼园所食堂管理员岗位职责

①在后勤园长的领导下做好食堂管理工作，全面提高膳食质量。

②与保健医生共同制定带量食谱，保证幼儿吃饱吃好。

③加强对食材采购、索证、验收、贮存环节的管理，保证符合卫生、防疫要求，确保新鲜、质优。

④对食堂执行膳食管理制度情况进行督促检查，及时发现问题并纠正。

⑤主持召开伙食管理委员会会议，积极征求各方意见，组织研讨，制定提高伙食质量的具体措施。

⑥帮助和督促炊事员提高业务能力，通过培训、实操、研讨、考核等多种形式不断提高炊事员的烹调技艺。

托幼园所营养员岗位职责

①在后勤园长和保健医生的指导下专职负责幼儿的膳食营养工作，根据季节、幼儿生长发育的需要与经费标准制定带量食谱，供应干净卫生、营养均衡的餐点。

②准确掌握幼儿出勤人数，做到每天按人数、按量供应主副食，不吃隔夜剩饭菜，每餐做好留样工作。

③根据幼儿的年龄特点研究烹调方法，注意色、香、味，保证食物中的营养素，增进幼儿的食欲，按时供应饭菜点心，并根据不同季节做好饭菜的降温和保暖工作。

④根据患儿病情做好病号饭菜。

⑤认真执行饮食卫生的各项制度，以及营养室的清洁、卫生、消毒制度，特别注意生熟食品、盛器、工具要分开，熟食要及时进熟食间或熟食橱，餐具消毒要符合要求，营养室要清洁整齐。

⑥了解幼儿进餐情况和保育教育需求，配合做好食物供应工作。

托幼园所炊事员岗位职责

①热爱本职工作，树立一切为幼儿服务的思想，努力提高服务质量。根据幼儿生理和年龄特点制作营养丰富、易于消化、适合幼儿的饭菜，促进幼儿身体健康。

②努力钻研业务，提高烹调技术，做到色香味俱全，米饭软硬适当，花色品种多样，促进幼儿的食欲，保证营养的质量。

③严格执行营养卫生要求，把好食物验收关，青菜先洗后切，做到无沙、无尘、无杂质，食具餐餐消毒，熟食加盖，生熟分开，凡已腐烂变质的食物不能给幼儿吃，严防食物中毒。

④搞好厨房的清洁卫生，保持厨房干净、整洁，每天小扫，每周大扫，厨房用具要定期擦洗干净。

⑤注意个人卫生，上班要穿戴好工作衣帽，上厕所或干脏活后要用肥皂洗手，定期进行体格检查。

⑥落实食谱计划，坚持按时开餐，做好食物保温工作，做到公私分明，禁止多吃多占，团结协作，不断改进服务态度。

⑦做好安全工作，防火、防毒、防盗，不出事故。

托幼园所餐饮具消毒岗位制度

①餐饮具使用前必须经过清洗、消毒。

②餐饮具清洗、消毒、保洁必须按照以下顺序操作。

一刮——刮掉沾在餐饮具表面上的大部分食物残渣、污垢。

二洗——用含洗涤剂的溶液洗净餐饮具表面。

三冲——用清水冲去残留的洗涤剂。

四消毒——采用热力消毒方法或化学消毒方法进行消毒。

五保洁——消毒后的餐饮具应及时放入餐具保洁柜内，防止污染。

③餐饮具清洗消毒水池应专用，并有明显标志，不得用于清洗食品原料、工具用具等。

④热力消毒方法包括煮沸、蒸汽、红外线等。

煮沸、蒸汽消毒控制温度在100 ℃，保持10分钟以上。

红外线消毒一般控制温度在120 ℃，保持10分钟以上。

洗碗机消毒一般控制温度在85 ℃，冲洗消毒40秒以上。

⑤消毒后的餐饮具要自然滤干或烘干，不得使用手巾、餐巾擦干，以避免受到再次污染。

⑥餐具保洁柜应专用，并有明显标志，定期清洗，保持洁净，不得存放未消毒的餐饮具和其他物品。

⑦存放垃圾的容器应有明显标志，并配有盖子，清除垃圾后及时清洗，定期进行消毒。

托幼园所粗加工岗位制度

①加工前应认真检查各种食品原料，若发现有腐败、变质迹象或者其他感官性状异常，不得加工和使用。

②各种食品原料在使用前应洗净。动物性食品、植物性食品、水产品应分池清洗，各类水池应有明显标志；禽蛋在使用前应对外壳进行清洗，必要时消毒处理。

③易腐食品应尽量缩短常温下的存放时间，加工后应及时使用或冷藏。

④切配好的半成品应避免污染，与原料分开存放，并应根据品种分类存放。

⑤切配好的食品应按照加工操作规程，在规定时间内使用。

⑥已盛装食品的容器不得直接放在地上，以防止食品污染。

⑦用于处理、盛装原料和半成品的工具和容器应有明显的区分标志，定位存放，使用后及时清洗，保持洁净。

⑧食品冷藏、冷冻时应做到原料、半成品严格分开，不得在同一冰室内存放，冷藏柜、冷冻柜(冰室)应有明显的区分标志。

⑨存放垃圾的容器应有明显标志，并配有盖子，清除垃圾后及时清洗，定期进行消毒。

托幼园所面点(点心)加工岗位制度

①加工前应认真检查各种食品原辅料，若发现有腐败、变质迹象或者其他感官性状异常，不得进行加工。

②不得将回收后的食品经加工后再次供应。

③热加工面点(点心)时，应当充分加热，防止外熟内生。

④用于处理、盛装熟制品的工具和容器，使用前应清洗消毒。

⑤已盛装熟制品的容器不得直接放在地上，以防止食品污染。

⑥用于处理、盛装熟制品和半成品的工具和容器应有明显的区分标志，定位存放，使用后及时清洗，保持洁净。

⑦需要冷藏、冷冻的熟制品应尽快冷却后再储藏。

⑧熟制品冷藏、冷冻时应与半成品、原料严格分开，不得在同一冰室内存放，冷藏柜、冷冻柜(冰室)应有明显的区分标志。

⑨未用完的面点(点心)馅料、半成品面点(点心)应在冷冻柜内存放，并在规定存放期限内使用。

⑩存放垃圾的容器应有明显标志，并配有盖子，清除垃圾后及时清洗，定期进行消毒。

(二)食堂各间管理制度

托幼园所食堂内部应合理规划，设置与食品供应方式和品种相适应的粗加工、切配、烹饪、面点制作、餐用具清洗消毒、备餐等操作场所，以及食品库房、更衣室、清洁工具存放场所等。

食堂各间都有相应的操作、使用制度，要求分别张贴到各间，所有工作人员必须严格遵守，保证操作工作科学规范。

相关链接

粗加工间管理制度

①分设荤菜类、素菜类、水产类加工洗涤池，应有明显标志；食品原料的加工和存放要在相应场所进行，不得混放和交叉使用。

②加工肉类、水产类、蔬菜类的操作台、工具和容器要分开使用，并要有明显标志。盛装水产品的容器要专用。

③各种食品原料不得就地堆放；清洗、加工食品原料前必须先检查质

量，若发现腐烂变质、有毒有害或其他感官性状异常，不得加工。

④蔬菜类食品原料要按"一择二洗三切"的顺序操作，彻底地清洗干净，做到无泥沙、无杂草、无烂叶。

⑤肉类、水产品类食品原料的加工要在专用加工区或池内进行；肉类清洗后无血、毛、污，鱼类清洗后无鳞、鳃、内脏，活禽宰杀放血完全，去净羽毛、内脏。

⑥做到刀不锈、板不霉，整齐有序，保持室内清洁卫生；加工结束后及时拖清地面，水池、加工台清洗干净，工具和容器定位存放；切菜机、绞肉机等机械设备用后拆开清洗干净。

⑦及时清除垃圾，垃圾桶每日清洗，保持内外清洁卫生。

⑧不得在加工、清洗食品原料的水池内清洗拖布。

烹调加工间管理制度

①加工前检查食品原料质量，变质食品不下锅、不蒸煮、不烘烤。

②食品要烧熟煮透，油炸食品要防止外焦内生。烹制好的食物要盛放在消过毒的容器或餐具内，不得使用未经消毒的容器或餐具。

③隔餐隔夜熟制品必须经充分加热后方可食用。

④灶台、抹布要随时清洗，保持清洁；不用抹布揩碗擦盘，滴在盘边的汤汁用消毒布揩擦。

⑤严格按照《食品生产经营单位废弃食用油脂管理的规定》要求，收集处理废弃油脂，及时清洗抽油烟机罩。

⑥工作结束后，调料加盖，用具洗刷干净，定位存放；灶上、灶下地面清洗冲刷干净，不留残渣、油污，不留卫生死角，及时清除垃圾。

⑦工作结束后，调料加盖，用具洗刷干净，定位存放；灶上、灶下地面清洗冲刷干净，不留残渣、油污，不留卫生死角，及时清除垃圾。

面点间管理制度

①加工前要检查各种食品原料，如米、面、黄油、果酱、果料、豆馅以及做馅用的肉、蛋、水产品、蔬菜等，若出现生虫、霉变、有异味、污秽不洁等不符合卫生要求的情况，不得使用。

②做馅用的肉、蛋、水产品、蔬菜等原料要按照粗加工卫生制度的要求

加工；蔬菜要彻底浸泡清洗，易造成农药残留的蔬菜(如韭菜)浸泡时间应在30分钟以上，然后冲洗干净。

③各种工具、容器需按照食品生熟不同分开使用，用后及时清洗，定位存放，菜板、菜墩洗净后立放。

④糕点存放在专库或专柜内，做到通风、干燥、防尘、防蝇、防鼠、防毒；含水分较多的带馅糕点存放在冰箱内，做到生熟分开保存。

⑤按规定要求正确使用食品添加剂。

⑥各种食品加工设备，如绞肉机、豆浆机、和面机、馒头机等用后要及时清洗干净，定期消毒；各种用品如盖布、笼布、抹布等要清洗、晾干备用。

⑦加工结束后及时清理面点加工场所，做到地面无污物、残渣，面板清洁；各种容器、工具等清洗后定位存放。

配餐间管理制度

①配餐间工作人员要注意个人卫生，严格洗手消毒，穿戴整洁的工作衣帽，戴口罩。

②认真检查食品质量，若发现提供的食品可疑或者感官性状异常，立即撤换并做出相应处理。

③传递食品应使用专用的食品工具，专用工具消毒后才能使用，定位存放。

④配餐前要打开紫外线灯进行紫外线消毒30分钟，然后对配餐台进行消毒。

⑤工作结束后，清理配餐间卫生，要确保配餐台无油渍、污渍、残渍，清理地面卫生并用紫外线灯消毒30分钟。

⑥配餐间按专间要求进行管理，其他人员不得随意进出；传递食品用能够开合的食品输送窗进行。

(三)膳食工作流程制度

根据膳食工作的特殊性，需要建立科学、规范的工作流程制度，保证膳食工作的正常运行，如食品卫生安全管理制度，食品采购、验收、储存、加工制度，食堂卫生检查制度，配餐制度等。

相关链接

食品卫生安全管理制度

①幼儿园食品卫生安全管理必须坚持"预防为主"的工作方针，实行卫生行政部门监督指导、教育行政部门管理督查、幼儿园具体实施的工作原则。

②幼儿园成立"食品卫生安全领导小组"，配备专职或者兼职的食品卫生管理人员，制定严格的检查、落实措施，建立岗位责任制，把责任逐级分解，落实到具体岗位和具体人员，一级抓一级，逐级负责，定期对责任落实情况进行督查。

③幼儿园食堂必须取得所在地卫生行政部门发放的食品卫生许可证，严格执行卫生部门制定的有关幼儿园食堂规定的设施、人员配置标准，并积极配合、主动接受当地卫生行政部门的卫生监督检查。

④幼儿园食堂应当建立各种食品卫生安全规章制度及岗位职责，相关的卫生管理条款应在用餐场所公示，接受用餐者的监督。

⑤必须认真贯彻执行《中华人民共和国食品安全法》，并以此为准绳，定期组织食堂管理人员和从业人员进行关于食品卫生安全的各项法律法规与营养知识的学习和培训，并进行考核。

⑥落实幼儿园食品卫生安全管理制度，定期开展各类检查评比活动及从业人员基本功大比武活动。

食品采购、验收、储存、加工制度

①采购人员外出采购时，必须做到按照有关规定索证、验证，严格查验食品质量、定型包装食品标签及卫生许可证或检验合格证。

②每天有专人负责验收食品，并认真做好记录。

③验收时，一看货源是否新鲜，有无异味；二看有无正规生产厂家、生产日期、保质期限（物品是否在保质期内）；杜绝腐败、变质、超过保质期、无检验合格证明及卫生许可证厂商供应的食品进入食堂。

④食品经验收合格后再过磅、收货。

⑤食品储存应当分类分架、隔墙离地（至少15 cm）存放，储存食品的场所禁止其他杂物存在，辅料缸必须加盖。

⑥储存的食品应标明进货日期，出库食品应遵循"先进先出"的原则；冰

箱内的温度应符合食品储存卫生要求。

⑦用于原料、半成品、成品加工的刀、墩、板、桶、盆、筐、抹布以及其他工具、容器必须标志明显，做到分开使用、定位存放、用后洗净、保持清洁。

⑧蔬菜切配前应先冲洗，浸泡十分钟以上，再充分冲洗；禽蛋类在使用前应当对外壳进行清洗，必要时进行消毒处理；肉类、水产品类与蔬菜类食品原料的清洗必须分别在专用清洗池内进行。

⑨烧煮或配料前应严格检查待烧煮食品原料的卫生质量；食品必须烧熟、烧透，其中心温度不低于75 ℃；加工后的熟制品应当与食品原料或半成品分开存放，防止交叉污染。

食品卫生安全保卫制度

①食堂应建立严格的安全保卫措施，严禁非食堂工作人员随意进入幼儿园食堂的食品加工操作间及食品原料存放间，防止投毒事件的发生，确保师生用餐的卫生与安全。

②食堂从业人员每年必须进行健康检查，新参加工作和临时参加工作的食品生产经营人员都必须进行健康检查，取得健康证明后方可参加工作。

③食堂从业人员应有良好的个人卫生习惯，必须做到如下几点。

工作前、处理食品原料后、便后用肥皂及流动清水洗手，接触直接入口的食品之前应洗手消毒。

穿戴清洁的工作衣、帽，并把头发置于帽内。

不得留长指甲、涂指甲油、佩戴首饰。

不得在食品加工和销售场所内吸烟。

④认真执行食品验收、储存、加工制度，蔬菜等食品按当天的需要量定购和烹调。

⑤严格执行一系列卫生管理规章制度，建立、健全幼儿园食物中毒或其他食源性疾患突发事件的应急处理机制，落实食品卫生责任追究制度，严防集体性食物中毒。

⑥每天下班前检查灶具、液化气、各电器开关是否关闭。

⑦冬夏季节供应点心、午餐，做到"五热""五凉"，出食堂的饭、菜、汤必须加盖。

四、托幼园所膳食的组织管理

(一)管理机构

1. 分管园长的管理

托幼园所食堂应自主经营，统一管理，封闭运营，不得对外承包。建立、健全以园长为第一责任人的托幼园所膳食管理领导小组，由分管园长负责日常管理，强化责任，细化分工，狠抓落实。

托幼园所要把膳食工作纳入教职工考核，由分管园长落实具体的考核工作。分管园长每年要与食堂工作人员签订安全责任书，提高从业人员的责任意识、服务意识和技能水平。

分管园长应对膳食工作人员开展考核工作，提高婴幼儿膳食质量。在食堂、教学班开展双向考核工作，每餐后由炊事人员考核班级组织婴幼儿进餐的质量，班级人员则考核炊事人员的服务质量、膳食制作质量。通过互相监督，共同把好婴幼儿膳食制作质量关和进餐质量关。

分管园长还要定期开展膳食营养调查工作。分管园长应使用科学而精准的称重法开展膳食营养调查，结合体格检查结果，了解婴幼儿饮食情况及每人每日对各种营养素的摄入量，为改善婴幼儿营养状况提供科学依据，也为合理制定婴幼儿食谱提供依据。

2. 膳食管理员的管理

膳食管理员要熟悉厨房操作流程，敢于管理厨房所有工作人员，并全方位负责厨房的日常事务管理，如人员安排、物品调配、库房管理、考勤监督、器械维修、质量监督、食谱制定、业务指导、简单突发事件的处理等。实行专人管理，避免遇事推诿、大小事情均由园所领导直接处理的现象，提高炊事管理工作效率。

膳食管理员要定期组织从业人员进行业务学习和相关技能比赛，如营养知识培训、《中华人民共和国食品安全法》的学习、消毒知识的学习、面点制作比赛、伙食创新设计大赛、个人业务专长展示等，通过业务学习、业务练兵，不断提升从业人员的专业水准，提升膳食质量。

幼教案例

为了进一步提高食堂炊事员制作点心的技艺，丰富婴幼儿点心的花色品种，提高婴幼儿食欲，让孩子吃得满意，让家长放心，某幼儿园开展了面点制作大赛。

参赛厨师个个精神抖擞，亮出自己的绝活，在不到1个小时的比赛时间里，5位厨师做出了玫瑰卷、葡萄干发糕、蝴蝶卷、螃蟹馒头、猪脚卷、荷花卷、豆沙饼、动物馒头等12个品种的面点。（图7-1）这次比赛的评委是本园的家长，家长们看到热腾腾的创新面点，垂涎欲滴，对厨师精湛的厨艺称赞不已。最后，家长们根据作品的色泽、形态等，投出了自己宝贵的一票。

此次比赛不但展示了食堂厨师们的专业技术，而且激发了师傅们创新工作的热情，力争在均衡营养、科学搭配上做出新的成绩。

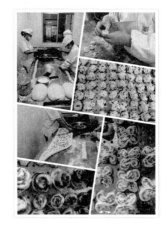

图7-1 各式各样的面点

（二）监督机构

1. 公布婴幼儿带量食谱，主动接受家长监督

为保证婴幼儿生长所需营养素的摄入，根据市场物资供应情况，膳食管理员与保健医生、营养员应协商制定营养平衡、搭配合理的婴幼儿带量食谱，既保证让婴幼儿吃上新鲜的时令蔬菜、水果，又注意营养素的搭配以及各类微量元素的摄入。同时，将婴幼儿食谱制作成专栏，每周向家长公布，一方面主动接受家长的监督，另一方面便于家长根据托幼园所的食谱安排调整婴幼儿在家的饮食结构。

2. 成立膳食管理委员会，全程监督膳食工作

成立婴幼儿膳食管理委员会，管理委员会应由主管园长任主任，成员由膳食管理员、营养员、食堂负责人、保教人员、财务人员及家长代表共同组成。婴幼儿膳食管理委员会应每月进行一次会议，内容包括对婴幼儿膳食计划、食谱制定、营养分析、食物购买渠道、食物的烹制、婴幼儿进餐情况、餐费使用情况等进行管理、监督、评价，对婴幼儿膳食工作提出意见和建议。

3. 家长委员会对膳食工作的监督

托幼园所的家长委员会对膳食经费开支情况享有知情权、参与决策权、评价权、质询权和监督权，应每月不定期抽查采购、库存和饭菜质量，定期听取托幼园所膳食管理工作报告。园方应定期或不定期向家长通报托幼园所膳食管理的重要举措或计划，听取并转达家长的意见和建议。

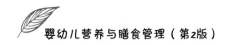

第二课　托幼园所膳食管理过程

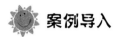

案例导入

又到了早晨入园的时间，刚迈入幼儿园大厅门廊，小赫连忙拉住妈妈："妈妈，看看今天吃什么。""早餐是香菇肉包、紫米粥……""哇！中午有我爱吃的大虾！"每天入园时看食谱已经成为小赫在园内生活必不可少的环节之一，妈妈也可以根据幼儿园公布的食谱计划晚餐的菜谱。

按照美国管理学家戴明提出的管理过程理论，管理过程包括计划、实施、检查和总结四个环节。托幼园所膳食管理也不外乎这几个环节，根据膳食管理具体过程的特点，可以划分为制定计划、组织实施、检查调整、总结评价四个具体工作环节。

托幼园所膳食管理的四个环节是互相联系、互为条件的，前一个环节是后一个环节的基础，后一个环节是前一个环节的实践和延伸，它们之间环环相扣，形成一个管理循环，同时成为下一个管理循环的基础。这样由四个环节组成的螺旋上升的链条就充分保证了托幼园所膳食工作的顺利开展，有利于促进托幼园所膳食质量的提高。

一、托幼园所膳食管理计划的制定

制定托幼园所膳食管理计划需要依据托幼园所管理工作计划、卫生保健工作计划，要与计划中的相应部分保持一致和兼容。

上学期膳食管理总结出的经验和问题是制定当前工作计划的重要参考依据。例如，通过调查、分析得出，上学期小班幼儿剩饭菜较多的原因是膳食制作还不够精细，在色、香、味及大小上还不能满足小班幼儿的需求。那么，制作适合不同年龄阶段婴幼儿进餐的食物应是本学期工作的目标之一。

此外，制定托幼园所膳食管理计划还需要根据婴幼儿营养理论、营养素摄入要求、季节特点、科学烹饪、食品卫生、家长工作等的要求来制定一份切实可行、有明确目标和具体实施措施，又符合本园实际情况的膳食管理计划。

二、托幼园所膳食工作的组织与实施

托幼园所膳食管理的组织具有以下几个含义：托幼园所膳食管理的组织具有

目标指向性，各项与膳食有关的组织活动都是为实现预定的膳食管理目标而服务的；托幼园所膳食管理的组织是对膳食工作中各组成要素的组织，具有全面性，必须使各要素都得到合理的安排，忽视任何一方面都有可能影响组织的效果；托幼园所膳食管理的组织还具有系统性和整体性，膳食工作的各组成要素并不是孤立的，只有协调好各要素之间的关系，才能最大限度地发挥各要素的作用。

托幼园所膳食管理的具体实施如下。

(一)人员分工

托幼园所膳食工作需要全园所各岗位人员协同配合，也就是说每个人的工作中都有膳食工作的内容，但直接参与膳食工作的岗位人员主要有：保健医生、营养员、膳食管理员、炊事员、采购员、验收员、仓库保管员、面点师、勤杂工等。

膳食管理工作中要分工明确，各负其责，但分工不分家才能协同完成膳食工作。例如，采购的菜品送到食堂后，验收员要负责逐一称量，验收菜品的质和量，并快速完成相关平台的填写和照片资料的上传；在切配的环节，验收员又要参与粗加工；在分发的环节，验收员又要参与配餐工作。一般托幼园所的验收员都是兼职的，很少设置专任的验收员。

(二)空间规划

空间规划主要是指托幼园所食堂各房间的规划与要求，在《学校食堂餐饮服务许可审查量化评分表》《学校食堂食品安全日常监督量化评分表》等文件中都有明确的要求。例如，幼儿园食堂必须要有粗加工间、切配间、烹饪间、面点制作间、消毒间、备餐间、食品库房、更衣室等场所。

空间规划中最重要的原则是生进熟出，要按照这个原则规划、布置好食堂的房间，保证生熟不交叉，以保证餐点的卫生、安全。

(三)时间安排

婴幼儿身体各个器官或组织尚未发育完善，各个生理系统的功能均不成熟，因此，婴幼儿需要科学合理的生活制度，并以标准的形式固定下来，促使托幼园所严格执行。在婴幼儿餐点的时间安排上要做到两餐之间间隔不少于3.5小时，从而保障婴幼儿身心的健康。

时间安排还包括食堂工作人员的上班时间安排。一般食堂工作人员的上班时间不是整齐划一的，要根据膳食供应的要求安排各工作人员的具体上班时间。比如，供应早餐的托幼园所，食堂人员上班时间会比不供应早餐的托幼园所早；又如，早餐一般较午餐简单，可以只安排部分人员上早班，对于上早班的人员，可以安排在下午的时候早下班。

(四)流程安排

托幼园所膳食管理的具体工作流程有七大环节：制定带量食谱—营养分析，计算采购及食堂分发量—采购各种原料—原料验收、制作—食堂分发—班级进餐—伙食费核算。具体内容将会在第三课中详细介绍。

三、托幼园所膳食工作的检查与调整

托幼园所膳食工作的检查与调整是指托幼园所领导在膳食管理的实施过程中，对膳食管理计划进行检查，并根据检查的结果对膳食管理计划进行适当的调整，以有利于膳食管理的良性发展。

对托幼园所膳食工作实施情况的检查，一般包括对带量食谱的检查、食堂工作流程的检查、食堂卫生的检查、食堂安全操作的检查、食堂台账的检查，还包括对婴幼儿进餐情况的检查。

相关链接

表7-1至表7-6呈现的是托幼园所膳食管理工作检查的相关表格。

表7-1　食堂每日安全检查记录

(20 —20 年第 学期)

周次：

检查项目	周一	周二	周三	周四	周五
水龙头关闭					
灯、空调、电扇关闭					
食堂煤气阀关闭					
窗户、前后门、仓库门关好、锁好					
仓库的挡鼠板挡牢					
消毒柜、热水器关闭					
每天菜的验收格签字					
每天的日报表按时填写					
已确认无安全隐患					
检查人签名					

表 7-2　动物性食品购进质量记录

单位名称	采购日期	采购场所	肉制品种类	采购数量	两章一票	采购人	验收人	检疫票粘贴

表 7-3　废弃油脂去向记录

日期	种类	数量/kg	厨房负责人签字	收购人签字

表 7-4　食堂物品消毒记录

消毒物品	日期	具体消毒时间	消毒数量	负责人
碗				
茶杯				
勺子、餐盘				
餐巾				
炊具				
食堂台面				
食堂空气				
库房				

表 7-5　婴幼儿餐点反馈表

班　　　月　日—　月　日

时间	点评项目	餐点质量			具体情况说明（餐点名称）
		好	较好	一般	
周一	营养搭配				
	色香味				
	婴幼儿对饭菜喜好程度				
	数量				

续表

时间	点评项目	餐点质量			具体情况说明
		好	较好	一般	（餐点名称）
周二	营养搭配				
	色香味				
	婴幼儿对饭菜喜好程度				
	数量				
周三	营养搭配				
	色香味				
	婴幼儿对饭菜喜好程度				
	数量				
周四	营养搭配				
	色香味				
	婴幼儿对饭菜喜好程度				
	数量				
周五	营养搭配				
	色香味				
	婴幼儿对饭菜喜好程度				
	数量				

表7-6 班级进餐情况记录

食堂用表

日期	班级	饭菜质	饭菜量	剩饭菜情况	婴幼儿进餐情况

对托幼园所膳食工作的检查与调整，是托幼园所膳食管理中非常重要的环节，需要注意以下事项。

第一，检查与调整应以目标为依据，以膳食计划的要求为标准，有目的、有步骤地进行。

第二，检查与调整应实事求是，避免形式主义、走过场，明确检查的目的在于挖掘经验、发现问题，以便改进工作；既要注意工作结果，又要注意工作过程，将二者结合起来进行分析，否则只看到结果，不问原因，就有可能作出错误的分析和判断。

第三，检查不是目的，而是一种管理手段，目的在于指导工作。制定出合理的调整措施，改进工作，以实现膳食管理目标。

四、托幼园所膳食工作的总结与评价

制定计划、组织实施、检查调整、总结评价是膳食管理工作的基本环节。因此，不仅管理工作开始时要有计划，而且阶段性管理工作结束时也应对该阶段的工作进行总结和评价。

对托幼园所膳食工作的总结与评价，起着检测、判断、矫正、反馈工作问题的作用，具有指导、修正、改革工作的功能，能使膳食管理工作沿着科学化、规范化的道路发展。

一般要总结的是膳食工作任务的完成情况、膳食供应的质量、膳食工作人员的工作态度和协作精神等，除此之外，还要对膳食工作中存在的不足和问题进行总结，指出今后工作的重点及预采取的措施，为下一阶段膳食工作计划的制定提供依据。

第三课　托幼园所膳食管理的工作流程

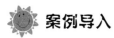 **案例导入**

在幼儿园工作了五年的曹老师积极参与幼儿园中层干部竞聘，通过公开竞聘他走上了园长助理岗位，协助园长进行幼儿园膳食管理工作，虽然很愿意为大家服务，可是膳食管理到底该从哪里入手？有哪些要求？他决定先把以前学过的知识整理一下，然后再去向有经验的园长请教。

托幼园所营养膳食管理有七大环节：制定带量食谱—营养分析、计算采购及食堂分发量—采购各种原料—原料验收、制作—食堂分发—班级进餐—伙食费核算。只有按照以上的七大环节严格做好各项工作，才能真正实现科学的营养膳食管理模式。

一、制定科学、均衡的带量食谱

带量食谱是在食谱的基础上，把膳食计划中各类食物的每周用量全部反映在食谱中，制定每餐或每日每人的各种食物原料的用量。

对于1~3岁的幼儿，随着其活动范围逐渐扩大，乳牙逐渐萌出，咀嚼功能逐步完善，饮食应逐渐从以奶为主过渡到以食物为主。食物的种类应多样化，包括谷物、水果、蔬菜、鱼、蛋、奶等，加工的工艺应精细、软烂，以蒸、煮、炖为主，避免油炸食物，便于幼儿消化和吸收。每天可安排400~500 mL奶，1个鸡蛋，50 g鱼或畜禽肉，100 g蔬菜、水果，100 g豆类和豆制品。

对于3~6岁的幼儿，应参照每日各种食物的进食量为其制定带量食谱。本着"种类多，品种全"的原则，合理地搭配各种食物，托幼园所可以每周供应4次牛奶、2次豆浆，一周午餐中肉的种类不重复，两周供应一次鱼，每天供应一个蛋类或肝类的菜肴。每日食用的单项食品应有15~20种，每周有70~80种，一周无重复菜肴和点心，一月食谱不重样。谷类、肉类、蛋类、蔬菜类、豆制品等，不仅每天都应出现在膳食中，而且各种食物的数量也要有一定的比重，这样才能为幼儿提供丰富的营养。例如，幼儿每日应摄取谷类食物150~250 g，鱼或畜禽肉类100~125 g(主要以瘦肉为主或1~2次牛、羊肉，猪肝，鱼等)，蛋类50 g，蔬菜150~250 g，水果90 g；牛奶每周4次，每次220 mL；豆制品每周2~3次，每次20~50 g。最后，每日各餐的主副食品不重复，更换食物品种时，可用肉类换肉类(如牛肉换猪肉)、谷类换谷类(如米粉换面条)，这样做不但营养齐全，而且满足幼儿的生理需要，能够使食物中的营养更好地被吸收、利用。

另外，在安排婴幼儿膳食时，我们还应注意科学合理地搭配三餐，注意各种营养素的搭配，粗细粮搭配，荤素菜搭配，甜咸搭配，干稀搭配，主食、副食品不重复。在安排食谱时，力求做到精心设计，合理搭配，主食、副食品并重。

1~3岁的幼儿建议三餐两点，早餐占全天总能量的20%~30%，午餐占40%，晚餐占25%~30%，其他零食和点心占5%~15%。

3～6 岁的幼儿早餐主要安排一些热量高、蛋白质含量高的食物，因为幼儿上午活动量相对大，体能消耗多，必须从早餐中获得足够的蛋白质和热量。早餐主要以面食和其他各类食品为主，再辅以一定的蛋白质含量高的食物，如每天提供牛奶并配以谷类食物、蛋类以及其他杂粮等，可以起到各种营养素互补的作用，有利于幼儿对营养素的吸收。午餐坚持"吃饱，吃好"的原则，由于上午的活动，幼儿胃口大开，一般食欲较好，加上下午还要活动，安排幼儿食谱时要数量足、质量高。午餐除配有一定的谷类食物外，还需要两菜一汤、一荤一素、主副食并重，主要安排一些新鲜蔬菜、谷类和动物性食物，保证有一定量的绿、橙色蔬菜，多选用各种季节性蔬菜。午点主要安排粥类和谷类食物，以起到营养素互补、促进消化的作用。

相关链接

表 7-7、表 7-8 为婴幼儿食谱的参考。

表 7-7 婴儿食谱参考

时间	星期一	星期二	星期三	星期四	星期五	星期六	星期日
6：30	母乳或配方奶 210 mL、面包一片	母乳或配方奶 210 mL、茯苓糕一小块	母乳或配方奶 210 mL、玉米糕一块	母乳或配方奶 210 mL、小蛋糕一块	母乳或配方奶 210 mL、馒头一片果酱少许	母乳或配方奶 210 mL、面包一片	母乳或配方奶 210 mL、米粉 15 g
9：00	母乳或配方奶 150 mL、苹果半个	母乳或配方奶 150 mL、香蕉半根	母乳或配方奶 150 mL、火龙果半个	母乳或配方奶 150 mL、牛油果半个	母乳或配方奶 150 mL、饼干一块	母乳或配方奶 150 mL、猕猴桃半个	母乳或配方奶 150 mL、饼干一块
12：00	肝泥蒸蛋：鸡蛋 1 个、鸡或鸭肝 25 g、青菜 25 g、油 4 g	稠粥：米 20 g，豆腐 40 g，肉糜 25 g，油 3 g	蔬菜蛋碎面：青菜 25 g，鸡蛋 1 个，鳕鱼 25 g，面 25 g，油 3 g	稠粥：米 20 g，鳕鱼 25 g，青菜 25 g，油 4 g	五彩蛋羹：鹌鹑蛋 4 个、五色蔬菜共计 30 g、香油 3 g	牛肉粥：米 20 g，牛肉糜 25 g，青菜 25 g，油 3 g	稠粥：米 20 g，蒸鱼 25 g 炒时蔬：时蔬 25 g，油 4 g

续表

	星期一	星期二	星期三	星期四	星期五	星期六	星期日
15：00	母乳或配方奶150 mL、小蛋糕半个	母乳或配方奶150 mL、小饼干半块	母乳或配方奶150 mL、桃子半块	母乳或配方奶150 mL、蒸红薯50 g	母乳或配方奶150 mL、西瓜一小块	母乳或配方奶150 mL、小面包半块	母乳或配方奶150 mL、火龙果半块
18：00	时蔬对丝面：时蔬20 g、鸡丝20 g、面25 g、油4 g	稠粥：米25 g、豆腐肉末丸子：豆腐30 g、肉末20 g、油4 g	烂米饭番茄炒蛋：番茄25 g、鸡蛋1个、油4 g	馄饨：面粉30 g、荠菜25 g、猪肉25 g、油2 g	时蔬猪肝稠粥：时蔬25 g、猪肝泥25 g、米20 g、油4 g	菠菜蛋花面：菠菜25 g、鸡蛋1个、面25 g、油4 g	鲜虾蔬菜稠粥：虾仁15 g、蔬菜25 g、米20 g、油2g
21：00	母乳或配方奶210 mL	母乳或配方奶210 mL	母乳或配方奶210 mL	母乳或配方奶210 mL	母乳或配方奶210 mL	母乳或配方奶210 mL	母乳或配方奶210 mL

表7-8 幼儿食谱参考

项目	周一	周二	周三	周四	周五
早餐	高粱粥：高粱米16 g、绿豆3 g 胡萝卜蛋饼：胡萝卜6 g、鸡蛋15 g、面粉25 g 蚝油黄瓜丁：黄瓜45 g	核桃芝麻糯米粥：核桃仁5 g、黑芝麻5 g、冰糖7 g、白糯米18 g 金银花卷：玉米面5 g、面粉20 g 卤豆干：豆干30 g	赤豆红枣血糯米粥：红小豆4 g、血糯米18 g、木耳1 g、无核红枣2 g 炒白菜火腿丝：方火腿5 g、白菜65 g 千层饼：面粉25 g	青菜鸡丝面：上海青13 g、番茄13 g、面25 g、高汤7 g、鸡丝折骨肉15 g	营养菜粥：白菜23 g、粉丝3 g、豆皮4 g、花生米4 g 鹌鹑蛋：鹌鹑蛋40 g 葱油花卷：面粉25 g
水果	苹果100 g	苹果100 g	苹果100 g	苹果100 g	苹果100 g

续表

项目	周一	周二	周三	周四	周五
午餐	米饭： 大米 65 g 红烧排骨： 排骨 90 g 炖白萝卜： 白萝卜 100 g 毛白菜蛋花汤： 毛白菜 25 g、 香菜 1 g	米饭： 大米 65 g 盐水大虾： 鲜海虾 60 g 五彩蛋丁： 黄瓜 36 g、 红黄彩椒 10 g、 胡萝卜 25 g、 木耳 1 g 鲜味豆芽汤： 黄豆芽 25 g、 香菜 1 g	米饭： 大米 65 g 红焖牛肉： 牛肉腿 60 g 炒土豆丝： 土豆 100 g 翡翠白玉汤： 上海青 20 g、 豆腐 13 g、 香菜 1 g	米饭： 大米 65 g 蒸米粉肉： 后腿肉 50 g、 米粉 23 g、 荷叶 10 g、 蒜米 5 g、 红方腐乳 5 g 西芹腰果： 西芹 90 g、 腰果 13 g 虾皮蛋花汤： 紫菜 5 g、 香菜 1 g、 虾皮 1 g	米饭： 大米 65 g 卤鸡腿： 鸡腿 120 g 炒双花： 菜花 90 g、 西兰花 13 g 菠菜金针 菇蛋花汤： 菠菜 18 g、 金针菇 12 g
水果	生津果 80 g	哈密瓜 110 g	梨 100 g	马奶葡 100 g	蜜橘 80 g
午点	学生奶： 牛奶 224 mL 蛋黄派： 蛋黄派 65 g	豆浆： 黄豆 12 g、 花生米 3 g、 小米 2 g 中式热狗： 面粉 25 g	学生奶： 牛奶 224 mL 芝麻吐司： 吐司 45 g 苹果酱： 果酱 12 g	学生奶： 牛奶 224 mL 南瓜饼： 海南南瓜 20 g、 糯米面 5 g、 面粉 20 g、 白糖 3 g	学生奶： 牛奶 224 mL 核桃酥： 核桃酥 65 g

二、进行科学的营养分析，计算采购及食堂分发量

营养分析是对每日各类食品摄入是否合理，各类营养素的一日摄入量是否合理，热量、营养素来源及各类营养素比例的分析。检验营养是否均衡、食物搭配

是否合理，并进行营养计算是评价膳食结构必不可少的基本要素，是了解婴幼儿膳食营养状况、评价膳食营养质量、调整和实施营养改进计划必不可少的依据。

在膳食评价中要对"五量""三比"进行评价。"五量"，即每人各种食物的日进食量、八大类食物日进食量、平均每人每日摄入食物量、热量食物来源分布量、蛋白质来源分布量。"三比"，即各大营养素每人每日摄入量占供给量的百分比、三大产热营养素热量占一日热量的百分比、各类蛋白质摄入量占总摄入量的百分比。认真计算，合理搭配，使各大营养素的摄入量均占总摄入量的90%以上，满足婴幼儿对各种营养素的需要。

通过营养分析，若发现某种营养素供给量过高或过低，要根据《食物营养成分表》进行相应的调整。例如，维生素C过少，可以多吃一次鲜枣、菜花或橙子；视黄醇过高，要减少肝类、蛋黄的供给量等。这样做可以使带量食谱真正科学、营养、均衡。

制定完带量食谱后，为了方便采购员采购，也为了避免不必要的浪费，可以根据带量食谱，计算出采购量，根据《餐点分发量表》，计算出每班食物的具体个数。例如，早餐吃小笼包、牛奶、鹌鹑蛋，小笼包托小班每人2个、中班每人3个、大班每人4个，全园共480个，鹌鹑蛋托班每人2个、小中大班每人3个，全园共620个；午点吃芋头和黄金粥，芋头托小班每人2个、中大班每人3个，全园460个。由此，采购、制作有了新的工作要求，工作的细致程度和含金量得以提高。

三、采购各种原料

党的二十大报告中提出"推进健康中国建设，把保障人民健康放在优先发展的战略位置"。为深入贯彻落实这一精神，托幼园所在采购工作中应以确保婴幼儿健康为首要目标，坚持公开透明的采购原则，促进婴幼儿健康成长。

托幼园所通过公开招标选定供货商后，应要求供货商提供工商经营许可证、卫生许可证、法人身份证、工作人员健康证、食品检验合格报告等材料，由托幼园所存档。在采购时必须坚持新鲜、质优的原则，确保安全、卫生。

调味品以及灌装、袋装食品必须从正规厂家进货，卫生许可证、出厂日期等标识必须齐全，严禁使用无卫生许可证、过期或标识不齐全的物品。调味品必须验收入库，每日领用开出库单。

四、原料验收、制作

原料进食堂由专人负责验收，仔细检查、验收称重，并在平台上填写相关记录、上传照片，由供货商、验收人员和食堂管理员三方签字认可。验收后的原料方可择、洗、烧、煮。

为了满足婴幼儿身体对各种营养素的需要，我们不仅要提供营养丰富的食物，还要考虑婴幼儿的心理、生理特点。婴幼儿的胃容量小，消化液量也较少，单调的食物容易导致他们厌食和偏食。但是婴幼儿好奇心重，容易受外部环境的影响，因此，我们在定好两餐之间间隔时间（3.5 小时）的同时，也要在膳食制作上下功夫。制作膳食时要注意食物的色、香、味、形，并根据当地的饮食习惯，经常调换花色品种，做到粗粮细做、细粮巧做，遵循"精加工，细制作"的原则，以促进婴幼儿良好的食欲。

例如，可煮些小米粥、番薯糖水，面食可做成糖包、煎饼，也可做成肉包、饺子等，就是面条也可做成炸酱面、肉丝面、炒面、汤面等多种形式。又如，在制作面食时，把单调的馒头制作成形象逼真的小鸟馒头、刺猬馒头、梅花馒头等；把一些营养高但幼儿不喜欢吃的食品，如猪肝等，和蔬菜掺在一起包成菊花顶蒸包、元宝水饺等。

另外，在制作时要求包子、馒头等都做得小一些，为的是让小巧可爱的食物引起幼儿的食欲，也为了满足幼儿的成就感（"我都吃 3 个了"）。

在食物的制作上，要适应婴幼儿的消化能力和进食心理，防止食物过酸、过咸、油腻，应以清淡为主，少油、少盐、少糖，多选用烹、煮、烧、烩、焖烧及软熘等烹制方法，以保证原料烹制后仍然具有软、烂、酥的特点。

五、按量发放，满足需要

食堂配餐员严格按照餐点分发标准、各班当日出勤人数、各班婴幼儿不同的食量，按量配餐，精确到各种食物的具体数量，准备好每个班级的食物。

在配餐时要把握适度原则，使"量"能满足婴幼儿各种营养素的要求，吃饱又不浪费，使食谱落在实处，保证婴幼儿身体的正常发育，确实起到平衡营养的作用。

六、班级进餐

餐点送到班级以后，教师极具诱惑力的餐点介绍也会极大地激起婴幼儿的食欲。教师深吸一口气，做闻香味状："哇，真香呀，今天我们吃烧三鲜，这里面有弯弯的鳝段、美味的鸡肉，还有香香的五花肉，一定很好吃，你们要不要尝一尝？"婴幼儿自然争先恐后地要先品尝了。

一日生活皆课程，餐点环节是促进幼儿发展的重要环节，是重要的教育内容，也是幼儿养成良好生活习惯的重要途径。随着课程游戏化研究的不断推进，越来越多的幼儿园在尝试所有餐点都由幼儿自主完成，教师只是自助餐的服务生之一。教师应在有限的空间里给予幼儿充分的自由和尊重让他们成为班级中的主人。

自主餐点活动打破了以往整齐划一的"进餐模式"，通过与游戏环节的结合，让幼儿自己动手进行自我服务，充分发挥幼儿学习生活的主动性。

在婴幼儿进餐的同时，食堂炊事员可以进班巡视。主要目的是实地了解餐点的质和量是否能满足班级需要，有没有需要改进的方面（如制作方法）等，并要详细记录在相关表格里，作为制定食谱、改进工作的依据。

餐后教师会根据餐点的具体情况填写《班级餐点反馈表》，从色、香、味、形、质、量、营养搭配等多个方面进行简单易操作的评价，并选出本周最受婴幼儿喜爱的菜肴、最佳靓汤、最受欢迎的点心等单项奖，以此作为评价食堂工作、制定食谱的参考之一。

七、伙食费核算

采购员、验收人员、食堂管理员以及会计要核准餐费支出。婴幼儿的膳食既要营养丰富，也要经济实惠，节约开支。钱花得多不一定营养提供得好，讲营养也不一定要多花钱，这就要靠精打细算和巧妙安排。在制定食谱时要掌握当季供应新鲜蔬果的情况和各种食品价格的情况，选购物美价廉、营养价值高的食物。

膳食结算表做出来以后，要由分管园长主持并邀请保健医生、食堂工作人员、教师代表、保育员代表、会计、家长代表来参加每月一次的总结会，总结上月的膳食情况、营养分析的情况、伙食费收支的情况，并征求家长及教职工代表的意见建议等。

《托儿所幼儿园卫生保健工作规范》要求婴幼儿膳食应当专人负责，建立有家长代表参加的膳食委员会并定期召开会议，进行民主管理。工作人员膳食与婴幼儿膳食要严格分开，婴幼儿膳食餐费专款专用，账目每月公布，每学期膳食收支盈亏不超过 2%。

托幼园所膳食管理是一个复杂、细碎、环环相扣的过程，在托幼园所整体工作中有着举足轻重的地位，关系到一所托幼园所保教质量的高低，也是社会、家长评价托幼园所的重要依据。只有按照规范流程开展工作，才能真正实现科学的营养膳食管理模式，才能让孩子们真正吃饱、吃好，吃出健康。

守护婴幼儿健康，就是为人民谋幸福，为中华民族的伟大复兴添砖加瓦，这也是我们每位教师的使命和担当。我们定当围绕党的二十大报告中"幼有所育"的方向多做工作，奋力书写守护婴幼儿健康的新篇章。

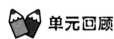 **单元回顾**

单元知识要点	学习要求	学生自评
托幼园所膳食管理的任务	明晰托幼园所膳食管理的任务	☆☆☆☆☆
托幼园所膳食管理制度	了解制度的具体内容	☆☆☆☆☆
托幼园所膳食管理机构和监督机构	掌握有哪些机构，并知道各机构开展什么工作	☆☆☆☆☆
托幼园所膳食管理计划的制定	了解膳食计划制定的依据	☆☆☆☆☆
检查与调整环节的注意事项	掌握检查与调整和指导工作的关系	☆☆☆☆☆
总结与评价环节的工作内容	明确总结与评价的内容	☆☆☆☆☆
托幼园所膳食管理的工作流程	熟练说出膳食管理工作的各环节	☆☆☆☆☆
制定食谱	掌握制定食谱的要求	☆☆☆☆☆
指导进餐	掌握介绍餐点及添饭的方法	☆☆☆☆☆

 思考与练习

1. 简述托幼园所膳食管理、托幼园所膳食管理制度的概念。

2. 托幼园所膳食管理的任务有哪些？

3. 托幼园所膳食监督机构有哪些？开展哪些具体工作？

4. 托幼园所膳食管理过程中，检查与调整环节的注意事项有哪些？

5. 如何制定科学、均衡的带量食谱？

拓展训练

1. 对某一托幼园所的膳食管理人员进行访谈，了解该园膳食管理的制度、流程和策略。

2. 自主阅读我国关于婴幼儿喂养的政策文件，分析调查园所的膳食管理现状并给出完善建议，形成调查报告。

学习反思

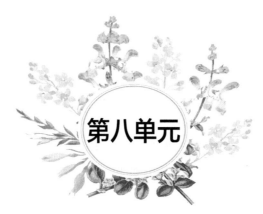

第八单元

婴幼儿常见营养性疾病及预防

 学习目标

1. 了解婴幼儿常见营养性疾病的治疗。

2. 掌握婴幼儿常见营养性疾病的病因、症状和防治。

3. 学会为患营养性疾病的婴幼儿进行营养指导。

 单元导学

习近平总书记在中国共产党第二十次全国代表大会上的报告中指出，人民健康是民族昌盛和国家强盛的重要标志。随着经济的发展，我国居民的生活水平提高了很多，婴幼儿的营养状况也逐渐改善，但无论怎样，婴幼儿的营养性疾病还是常见的，特别是营养代谢病（人体因缺乏某种营养素而导致的疾病）。大家要认识到营养素的量变和质变的关系，培养辩证的思维能力。对于婴幼儿来说，在满足营养需要时做到恰到"好"处，避免物资浪费，养成节约的好习惯。婴幼儿的常见营养性疾病包括维生素D缺乏性佝偻病、缺铁性贫血等，其发生的原因都与营养失衡有关。有专家提示：营养问题虽然不是新问题，但对于孩子来说影响非常大，因此需要时时提醒家长注意。

第一课　婴幼儿营养不良

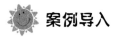 **案例导入**

　　云南省玉龙县宝山乡高寒村，地处 3100 米以上的高海拔地区，受地理气候、交通条件的制约，这里曾是玉龙县极度贫困的地方。在脱贫攻坚之前，这座村子里的农作物只有土豆和荞麦，这里的人们一年也吃不上几次新鲜的蔬菜和肉类，每年的食物都不够吃。

　　想当初，刚满 1 岁的小梅还在吃母乳，但添加辅食已有半年了，辅食是白面和土豆，小梅很难从其他食物中获取生长发育所需的营养。小梅身高 67 cm，体重 6.2 kg，而国家公布的 1 岁儿童平均身高体重为 75 cm 和 9.4 kg。小梅已属于严重营养不良儿童，并伴有发育迟缓。

　　那时候，在高寒村，像小梅这样的孩子并不少见。日复一日地进食土豆和荞麦，是孩子们童年食物的主题。由于缺乏婴幼儿生长发育必需的营养食物，这里的孩子们普遍处于营养不良的境况。

　　营养不良最大的危害发生在胎儿期和儿童 2 岁以内，造成的伤害多数情况是不可逆转的。婴幼儿期间的营养状况是人一生的智能、体能、健康的基础。早期营养不良除了反映在体格发育迟缓上，还将影响儿童的智能、心理的正常发育。

　　婴幼儿营养不良是指摄食不足或食物不能被充分吸收利用，以致能量缺乏，不能维持正常代谢，迫使肌体消耗，出现体重减轻或不增、生长发育停滞、肌肉萎缩的病症，又称蛋白质能量不足性营养不良。此病多见于 3 岁以下的婴幼儿。

　　因总能量摄入不足引起的营养不良叫作原发性营养不良；由于消化功能障碍、吸收不良、营养物质消耗增多以及疾病，如感染、腹泻、慢性病引起的营养不良叫作继发性营养不良。营养不良不仅是总能量摄入的不足，而且通常伴有摄入蛋白质的量不足及质地差，以及维生素和矿物质不同程度的缺乏。

一、病因

(一)长期饮食不当，热量不足

婴儿时期母乳不足或不能母乳喂养，又缺乏好的母乳代用品，未及时添加辅食，断奶过早，食物缺乏或不良饮食习惯，如挑食、偏食等，均可造成营养不良。

(二)消化功能不健全，吸收不良

机体消化吸收和利用的功能不健全导致营养摄入不足，动用体内的糖原，继而消耗脂肪、蛋白质致负氮平衡，血浆蛋白、血糖、胆固醇均降低。

(三)疾病

先天畸形如唇裂、腭裂、幽门狭窄、贲门松弛造成的喂养困难，均可导致营养不良；肠炎、痢疾、寄生虫等消化道感染性疾病可导致营养成分流失，继而营养不良；慢性消耗性疾病如反复发作的肺炎、结核等可导致长期发热、食欲不振、摄入减少，继而营养不良。

(四)其他情况

例如，双胎、早产、生长发育期营养需要增加但未及时补充等，均易造成营养不良。

以上四种情况常混合存在或先后发生，并互为因果。

二、症状

营养不良的早期表现是生长发育监测图上体重曲线走向平坦或下倾，即连续数月体重不增甚至下降。皮下脂肪减少，逐渐消瘦，生长发育缓慢甚至停滞，时间久了也影响身高。全身各部位皮下脂肪按一定顺序削减，依次为腹部、躯干、臀部、四肢、面部，故不能只看面部而要看全身。随着体重的减轻，全身症状逐渐出现及代谢改变。因血浆蛋白降低，可出现水肿。重度营养不良，可呈皮包骨状。婴幼儿营养不良分度标准见表8-1。

表8-1　婴幼儿营养不良分度标准

分度	低于正常体重的百分比	皮肤、皮下脂肪及面容	精神状态
Ⅰ度（轻度）	10%～25%	皮肤尚正常，腹部、躯干脂肪层变薄，肌肉不坚实，身高（长）无影响	精神状态尚正常，不活泼
Ⅱ度（中度）	25%～40%	皮肤苍白，干燥松弛，毛发无光泽；腹部、躯干脂肪层完全消失，四肢脂肪层轻度消失；身高（长）低于正常值	精神不振、易疲乏，烦躁不安，哭声无力，睡眠不安

续表

分度	低于正常体重的百分比	皮肤、皮下脂肪及面容	精神状态
Ⅲ度（重度）	40%以上	皮肤干皱，毛发干枯；全身皮下脂肪消失，面部脂肪层亦消失，皮包骨头，额部出现皱纹，颌颧骨突出，呈老人样面容；肌肉萎缩，肌张力低下，身高（长）明显低于正常值，严重者可因血浆蛋白降低而出现水肿	精神萎靡、呆滞，反应力低下，嗜睡与烦躁不安交替出现，常伴有低体温、脉搏缓慢、食欲不振、便秘等

营养不良患儿常伴有其他营养素缺乏，如维生素 A、B 族维生素等缺乏，所以症状可能十分复杂。因免疫力低下，也极易并发各种感染，如肺炎、肠炎等，特别是重度营养不良，因全身衰竭，有时一个翻身即可引起患儿死亡。

在长期以淀粉类为主要食物来源（如米糊、面糊等）的婴幼儿中，虽总能量可以满足需要或略低于所需，但蛋白质长期摄入不足，可发生营养不良性水肿，表现为体重微减或在正常范围内，面色苍白，皮下脂肪充盈度好但充实度差，肌肉松弛无力。由于蛋白质不足，胶体渗透压下降，可导致双下肢对称性水肿及其他部位浮肿。（图 8-1）

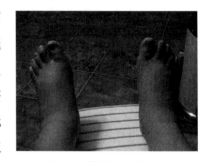

图 8-1　营养不良性水肿

当婴幼儿长期总能量和蛋白质都摄入不足时，则发生干瘦型重度营养不良（多见于非洲，叫"夸希奥科"，意为"红发儿"）。表现为体重下降 40% 以上时，外观呈老人状，有多个系统的功能障碍。这种类型的营养不良在我国较罕见。

三、防治

(一)科学喂养

婴儿期尽量采取母乳喂养，特别是早产儿更应设法母乳喂养。不能进行母乳喂养者，尽量用配方奶粉喂养或用牛、羊奶喂养，忌用单纯淀粉类食物如米糊、面糊等喂养。及时添加辅食，注意蛋白质和能量的摄入，根据当地食物供应情况和家庭经济状况合理调整膳食，尽量注意膳食平衡。

(二)培养良好饮食习惯

要教育婴幼儿不偏食、不挑食，定期进行生长发育监测，发现问题及时查找原因，进行纠正。有先天畸形如腭裂、幽门狭窄等要及早治疗，并注意防止各种感染，如呼吸道、消化道疾病，以免影响摄食和消化吸收。对患有其他慢性疾病的患儿，应积极给予治疗，消除病因后，营养不良的情况会得到改善。极重度营养不良者应住院治疗。

(三)膳食调理

1. 稳定消化机能，协调内环境

由于患儿消化系统及其他系统功能都处于低应变状态，若骤然增加总热量和蛋白质量则可能造成新的消化不良及降低原有功能水平。因此，应在原来膳食的基础上逐步过渡到平衡膳食以满足其多方面的需要。以半流食、流食为主，逐渐扩大胃容量，减轻胃肠负担，防止低血糖。

2. 在平衡膳食的基础上实施高热能喂养

在稳定消化机能的基础上逐渐增加总热能。此期间婴幼儿食欲旺盛，皮肤色泽红润，眼神灵活，对周围环境的反应明显进步，膳食仍以多餐方法由半流食过渡到以固体食物为主。

3. 赶上正常体重

当患儿体重增至身高相应水平后，机体各脏器功能继续好转。但总的来看，患儿身体状况仍落后于同龄儿。因此，膳食中总热能和蛋白质供应量，在已顺应和耐受的基础上，应保持在该年龄的高水平上，以保证生长发育有较快的速度，但真正追上同龄儿童，尤其是身高方面，需要较长时间，因此应视婴幼儿具体情况及时调整膳食策略。

◆◆◆ 温馨提示

身体信号能显示营养不良

嘴部信号：若发现口角发红，长期干裂，而且口唇和舌头疼痛，可能是因营养不良而患上了口角炎，多为缺乏铁质和维生素 B_2、维生素 B_6 造成的。

唇部信号：唇部开裂、唇线模糊是唇病的征兆，说明缺乏维生素 B_2 及维生素 C。

舌部信号：若发现舌头过于平滑，味蕾突起发红或舌尖两侧发黄、发白，说明缺乏叶酸及铁质。

鼻部信号：若鼻子两边发红、油腻且脱皮，说明体内缺锌。

指甲信号：指甲上有白点，表示缺锌；指甲容易断裂，说明缺铁。缺锌、缺

铁有时可能会同时出现。

头发信号：脱发、发丝易缠卷，说明缺乏维生素 C 和铁质。而头发色泽变浅、变淡，是体内维生素 B_{12} 偏低的信号。

第二课　婴幼儿肥胖症

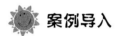 **案例导入**

温州网讯：10 个月的宝宝，正常体重应在 8~10 kg，可市区黄龙的一个男孩乐乐体重已达到了 18.5 kg，在同龄宝宝中俨然是个"小巨人"。

在黄龙住宅区一简易房里，采访记者见到了"小巨人"乐乐。小家伙果然块头十足：肥嘟嘟的大腿比成人的胳膊还要粗，手臂和小腿粗得得用成人的两只手才能握住，一双脚丫要穿 18 码的鞋子。邻居找来尺子和体重秤测了测，发现乐乐身高 80 cm，体重 18.5 kg。不过，乐乐虽然块头大，但身子还是挺灵活的，一次能走上 10 多步。

不少家长都认为婴幼儿长得胖是好事情，胖娃娃惹人爱，但从营养观点来看，肥胖是一种病症，属于不健康的状态。肥胖是指皮下脂肪积聚过多，体重超过同年龄儿童甚多。由于过度摄入营养素引起的肥胖症叫原发性（或单纯性）肥胖症。食欲好、食量大、不定时进食和喜吃油脂与淀粉类食物是肥胖症发生的重要原因。

一、症状

随着经济的发展及食物品种、数量的极大丰富，我国患肥胖症的婴幼儿逐年增多。这些孩子的食欲好、食量大，对油脂及糖含量高的食物都有偏爱，尤其对零食颇有好感；在形体生长方面可能较同龄婴幼儿为佳，智能正常或略高于普通婴幼儿，骨龄可稍早于同龄儿，皮脂充实度一般，充盈度良好，以乳房、腹部、臀部及肩部皮下脂肪丰满，外观圆润为特征。

判断婴幼儿肥胖程度可参阅以下计算方法。

$$肥胖度 = \frac{实测体重 - 标准体重}{标准体重} \times 100\%$$

以上关于婴幼儿肥胖度的计算，需要有相应的系列数据作计算基数。建议按照世界卫生组织及联合国儿童基金会的相关数据计算。

二、病因

(一)多食

人工喂养的婴儿易喂哺过量,人工喂养的胖娃娃远比母乳喂养的多见。喂牛奶时家长会加糖,往往糖加得多,引起婴儿口渴,而婴儿只会啼哭,家长误把渴当饥饿,又给孩子喂食,导致摄入量过多。此外,已进入幼儿园的幼儿,节假日点心、巧克力等零食不断,每日摄入的热量已超过消耗量了,家长还希望幼儿多吃。甚至有的家长自己偏爱甜食或多脂肪的食物,就按自己的口味给幼儿提供食品。

(二)缺乏适宜运动

由于运动时心肺负荷过重,绝大多数肥胖儿都不喜欢运动,造成剩余脂肪不能消耗而大量堆积,致使肥胖加重,运动负荷更大,更不喜欢运动,形成恶性循环。

(三)遗传因素

双亲均为肥胖者,子女中有70％～80％的人表现为肥胖;双亲之一(特别是母亲)为肥胖者,子女中有40％的人较胖。人群的种族、性别、年龄差别对致肥胖因子的易感性不同。研究表明,遗传因素对肥胖形成的作用占20％～40％。

(四)心理因素

受到精神创伤或心理异常的幼儿可有异常的食欲,导致肥胖症的发生。

(五)内分泌功能紊乱

内分泌功能紊乱是一种中枢神经系统疾病或原因不明的综合征,其特点为脂肪分布不均匀并伴有其他方面的病变。

三、危害

首先,肥胖除了使人行动笨拙、体型不美观外,还会影响健康。例如,易患扁平足,虽然走路不多,但是也会感到腰疼、腿疼;由于腹部脂肪堆积,横膈上升,导致呼吸不畅,婴幼儿易感疲乏。

其次,从小就发胖的幼儿肢体活动不灵活,常被人取笑,容易产生自卑感,进而对各种集体活动产生畏惧而不愿积极参与,造成心理问题。

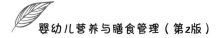

最后，肥胖继续发展，延续到成年，易造成动脉硬化合并高血压、心脏病等疾患。

四、防治

成人要正确对待婴幼儿体格生长，消除以胖为美、为荣的非科学观，帮助肥胖症患儿改变不合理的膳食结构及饮食习惯。

（一）加强饮食管理，控制总热量

长期坚持才能获得满意的效果，但应注意以下原则。

1. 必须满足婴幼儿的基本营养需要以保证其生长发育

不宜使体重骤然减轻，要遵循循序渐进的原则，一步一步地达到目的。控制饮食既要达到减肥的目的，又要保证婴幼儿正常的生长发育，因此，开始时不宜操之过急，只要控制体重增长，使其体重下降至按身高计算的平均标准体重的110％即可，不需要严格控制饮食。

热量控制的一般原则：5岁以下2.51～3.35 MJ/d（600～800 kcal/d），5～10岁3.35～4.18 MJ/d（800～1000 kcal/d），10～14岁4.18～5.02 MJ/d（1000～1200 kcal/d）。

重度肥胖症患儿可减少按理想体重计算的热量摄入量的30％或更多来控制热量摄入。饮食应以高蛋白、低碳水化合物及低脂肪的食物为宜，动物脂肪不宜超过脂肪总量的1/3，并供给一般需要量的维生素和矿物质。

2. 多选热量少而体积大的食物

成人应满足婴幼儿的食欲，使其不致因饥饿而痛苦，可多进食热量少、体积大的食物，如蔬菜及瓜果等。必要时可在两餐之间供给热量较低的零食，少喝饮料。宜限制吃零食及高热量食物，如巧克力等。

3. 食品应以蔬菜、水果、米饭、面食为主，外加适量的蛋白质，包括瘦肉、鱼、鸡蛋、豆类及豆制品等

要限制脂肪、糖、饱和脂肪酸等的摄入。低分子糖类食品（如蔗糖、麦芽糖、糖果、蜜饯等），饱和脂肪酸类食品（如肥肉、猪牛羊油、椰子油、可可油等）都是一些能量密度高而营养成分含量低的食品，它们给机体提供的只是些"空白能量"，而这恰恰正是患儿最为忌讳的。烹调方法宜采用蒸、煮、烧、烤等方式，忌用油煎、油炸的方法。餐次以三餐或更多为好。

（二）适当运动，持之以恒

鼓励患儿参加社会活动和适合婴幼儿的多项运动，组织定期或假日远足，通过锻炼增强儿童的信心。

鼓励患儿由进行轻微的体力活动开始，逐步加强锻炼，直到进行有节奏、连续的中等强度的体力活动，这样才能使肌肉充分利用氧气，有效代谢糖原等能量物质，进行"有氧运动"。有氧运动包括跑步、游泳、骑自行车、做体操、跳舞及各种日常体育运动项目。在进行中等强度的运动时，40%～50%的能量来自脂肪，而余下的能量来自碳水化合物，这样可以较好地消耗体内脂肪，取得减肥的效果。

应提高患儿对各种体育活动的兴趣。运动时间应逐渐延长，避免剧烈运动，以免使食欲激增。

(三)行为治疗

教会患儿及其父母行为管理方法。年长患儿应学会自我监测，记录每日体重、活动、摄食及环境影响因素等的情况，并定期总结。父母应帮助患儿评价执行治疗情况及建立良好的饮食与行为习惯。

用奖赏强化已获得的进步行为是十分有效的。鼓励患儿放慢进食动作，学会在进食时品尝食物滋味，并享受进食时的乐趣，这样可达到减少食量的目的。

(四)心理治疗

对情绪创伤或心理异常者应给予更多的关爱，耐心劝导，消除其自卑、孤僻、不好活动的心理。

(五)医学治疗

因内分泌功能紊乱等疾病所致的肥胖症，应针对病因进行治疗。

相关链接

儿童健康减肥食谱

健康食谱在饮食中尤为重要。肥胖不仅不利于孩子的发育，而且可能与多种成人病挂钩，如高血压、高血脂、糖尿病等。本文介绍儿童健康减肥食谱供参考搭配。

1. 早餐

(1)三豆粥

绿豆、黑豆和赤豆适量，加少许米洗净后同煮，煮烂后加入糖或盐便成。

(2)栗子糊

将栗子肉研成粉末，取栗子粉适量，加水及糖，或加入少许米粒煮成稀糊状即可。

(3)牛奶蛋羹

牛奶200 mL，鸡蛋1个，白糖适量。鸡蛋、牛奶、白糖调匀，隔水用慢火炖熟，便可食用。或将牛奶放入锅里，加鸡蛋，慢火煮至鸡蛋熟，以白糖调味，便可食用。

(4)蓝莓果酱面包卷

高筋面粉200 g，鸡蛋液20 g，蜂蜜30 g，盐2 g，酵母3 g，牛奶110 g，黄油20 g，蓝莓果酱、白芝麻适量。把所有原料(除黄油和果酱外)揉成面团，可用面包机和面，15分钟后加入黄油，将面团揉到出筋膜后进行基础发酵。发酵至2.5倍大时，分成4份，揉圆醒15分钟。将面团擀成椭圆形，底边压薄，抹上果酱，自上而下卷成橄榄形，放入烤盘，最后发酵至2倍大。在面包表面刷一层蛋液，撒上白芝麻。烤箱预热180 ℃，中层上下火烤20分钟。

2. 正餐

(1)鱼肉糊

将鱼肉洗净后，切成2 cm大小的小块，放入开水锅内，加入精盐煮熟；除去骨刺和皮，将鱼肉放入碗内研碎，再放入锅内加鱼汤煮，把淀粉用水调匀后倒入锅内，煮至糊状即可。

(2)猪肝泥

猪肝洗净备用。用铁汤匙将猪肝刮成细浆，再加少许水蒸约5分钟即可。

(3)猪肉冬瓜馅小饺子

先和面，面里可以加入一点点盐，这样可以让面皮更筋道，不容易煮破，和好面后就让它醒一会。再调肉馅。把1勺盐，2勺蚝油，适量香油、十三香、葱头末、生抽、姜末放入肉馅中，搅拌均匀；冬瓜擦成丝，放入一点盐，把冬瓜汁挤到一个碗里，分三次放入肉馅中；加完汁后，开始搅拌肉馅，顺时针搅拌10分钟；把去汁的冬瓜丝加入肉馅里搅匀，加一点香油。最后包制即可。

（4）香菇炒豆腐末

香菇洗净，剁碎；热油炒香菇末；香菇炒熟后，锅内倒入切成块的豆腐；炒匀后倒入酱油，放一小勺糖；炒2～3分钟后撒上葱花即可。

3. 茶点

（1）苹果泥

将苹果用水洗净削皮，再用汤匙轻轻将苹果刮成泥便成苹果泥。也可以蒸熟后再食用，如用水煎煮取汁便成苹果汁。

（2）什锦色拉

将葡萄干洗净，用温水泡软；黄瓜去皮，涂少许盐，切成小片；西红柿用开水烫一下，去皮，去籽，切成小片；橘子去皮、去核，切碎；将葡萄干、黄瓜、西红柿、橘子放入盘中，加入蛋黄酱拌匀即成。

胖孩子其实更需要补充维生素，为此，以下减重措施势在必行。首先是多进食富含维生素的食品，如维生素A、维生素B_6、维生素B_{12}、烟酸等。最新研究表明，有些孩子发胖是缺乏这些维生素造成的，因为这些维生素在人体脂肪分解代谢中具有重要作用，一旦不足就会影响机体能量的正常代谢而使之过剩，进而转化成脂肪在体内积累下来形成肥胖。其次是补足钙元素，多进食一点豆制品、海产品、动物骨等高钙食物。胖孩子由于体重超标，体液增多，对钙的需求量增大，若未补足，会较一般孩子更容易患佝偻病。最后是足量饮水。这不仅是小儿本来就旺盛的代谢所需，也是维持正常体重的一个条件。道理很简单，体内过多的脂肪需在水的参与下，才能代谢为热量而散失。

第三课　维生素D缺乏性佝偻病

案例导入

家在北方的小博在8个月的时候，开始出现食欲不振、盗汗、夜惊多啼、发稀枕秃等症状，11个月开始出牙，16个月才能行走。刚能走路的小博看起来体形消瘦，而且易烦躁。小博的父母这时才意识到孩子的健康可能出问题了。

据了解，小博出生在十月，出生后一直母乳喂养，7个多月的时候添加了米糊等淀粉类食物，未添加蛋黄及鱼肝油等食物。

来自植物的维生素 D 叫维生素 D_2，来自动物的叫维生素 D_3，皮肤经日光照晒合成维生素 D_3 是人类维生素 D 的主要来源。维生素 D_2 和维生素 D_3 的生理作用相同，都需经肝脏对维生素进行第一次加工，再经肾脏进行第二次加工后才能形成具有活性的维生素 D，其主要功能是促进肠道对钙、磷的吸收，改善肾小管对钙的重吸收，加速新骨的钙化和少量地从骨中动员钙和磷。因此，缺乏维生素 D 将引起钙磷代谢的失常，由此引起的病症称为"佝偻病"。

婴幼儿佝偻病是一种多发病，以 3~18 个月婴幼儿最为常见。佝偻病使婴幼儿抵抗力降低，容易合并肺炎及腹泻等疾病，影响婴幼儿生长发育，严重者可造成畸形。北方比南方多见，冬、春季发病较常见。

一、病因

(一)日光照射不足

缺乏日晒是患佝偻病的一个重要原因，人皮肤里的 7-脱氢胆固醇经日光中的紫外线照射后可以转变为维生素 D。日光中的紫外线不能透过普通玻璃，且易被尘埃、烟雾、衣服遮挡，尤其在冬、春季紫外线不足，又因冬季寒冷，婴幼儿户外活动较少，故易发生佝偻病。

(二)摄入不足

母乳及其他乳类含维生素 D 均较少，若婴幼儿不晒太阳，又不补充含维生素 D 的食物，就易患佝偻病。

(三)疾病

长期腹泻、钩虫病等都会影响维生素 D 和钙磷的吸收与利用。

(四)需要量增多

婴幼儿生长发育迅速，需要的维生素 D 量相对较多。多胎及早产儿出生后生长发育相对更快，且体内维生素 D 及钙磷储备量少，若不及时供给则易发病，发病早且较重。

二、症状

(一)一般症状

佝偻病发病早期主要表现为神经精神症状，患儿易激惹、烦躁、睡眠不安、夜惊、多汗(与室温、季节无关)。由于汗液的刺激，患儿常摇头擦枕，形成枕秃。患儿全身肌肉松弛，抬头、坐、站、行走都较晚，条件反射形成缓慢，语言发育落后，对周围环境中的事物缺乏兴趣。

(二)骨骼和牙齿

若没能及时发现佝偻病的早期症状，病情就会继续发展下去，婴幼儿会逐渐出现骨骼变化。头部可见囟门加大，颅缝加宽，囟门闭合延迟，8～9个月以上的患儿，以方颅最为多见。出牙晚，可延至1岁出牙，或3岁才出齐。病情严重者牙齿排列不齐，牙釉质发育不良。胸部畸形在患儿6个月后逐渐明显。肋骨与肋软骨交界处，骨样组织增生，可触及或看到半球状隆起，形成串珠肋；若剑突部向内凹陷，则可形成"漏斗胸"；由于肋骨骺部内陷，胸骨向外突出，形成"鸡胸"。由于骨质软化和肌肉关节韧带松弛，特别是在学站、走时易受重力影响导致下肢弯曲，患儿可出现O形腿或X形腿。

三、防治

防治佝偻病的关键是补充足量的维生素D，婴幼儿佝偻病的预防及膳食调理有以下几方面。

首先，坚持户外活动，充分接受阳光中的紫外线照射。夏季在户外停留时一般可戴小帽以保护头部不直接暴晒于日光下，而身体其他部位可依据气温情况完全暴晒于日光下。但这样直接晒太阳的时间不宜过长，幼儿一般晒半小时左右。

其次，合理喂养，及时添加富含维生素D的食物，如动物肝脏、蛋黄等。蛋黄、奶油、肝类、谷类及蔬菜中虽然含有维生素D，但其含量低，不能满足小儿需要。若能及时添加辅食，养成进食习惯，则既能补充日光照射的不足，又有利于减少药物服用量。

最后，在冬季寒冷的地方，或多烟尘、云雾的地方，凡利用日光有困难者，都应尽可能服用维生素D制剂，如鱼肝油。但量不可过大，以防中毒。在北方冬、春季节，应给3～6岁幼儿每日补充400IU(国际单位)维生素D。

相关链接

维生素 D 中毒

维生素 D 的耐受量因人而异，长期大量服用或一次性大剂量注射即可发生中毒。维生素 D 中毒主要是防治佝偻病时诊断错误和过量使用维生素 D 制剂导致的，如大量服用鱼肝油、注射维生素 D_2 及维生素 D_3。

维生素 D 中毒常见于两种情况：一是大剂量注射维生素 D；二是长期、大量服用维生素 D。长期给予机体过量的维生素 D，会导致机体出现严重的钙代谢紊乱。维生素 D 中毒主要有以下表现。

出现多种不良反应：一开始厌食、疲乏、易激动、恶心、呕吐、头痛、腹绞痛；早期便秘，继之腹泻。之后则出现严重的精神错乱和抑郁、幻视、肌肉软弱或肌肉痉挛，甚至发生强直性惊厥，与脑膜炎或脑炎症状类似。

视力障碍：视物模糊、复视、偏盲，严重的患儿，眼底可能发生视网膜剥离、出血，偶见视神经萎缩。

肾脏损害：出现尿频、夜尿，尿中有蛋白、白细胞、红细胞，肾功能减退，轻度高血压，最后可发生肾功能衰竭。

心血管损害：可出现心律失常及动脉狭窄等有关症状和体征。

其他：贫血，体重减轻，脱水患儿可出现高血钠、低血钾以及磷、镁离子浓度的改变。

慢性中毒患儿可出现迟钝及轻度精神病症状。孕妇服用维生素 D 过多，可使胎儿发生中毒。

维生素 D 中毒时的一般症状缺乏特殊性，因此轻症往往不易被注意，甚至有时小儿表现出的易激惹、烦躁、疲乏、睡眠不安等情况，反而被认为是佝偻病的早期症状，进而给予小儿更多的维生素 D，症状明显后又易误诊为其他疾病。因此对长期大量服用维生素 D 制剂的孩子应给予高度重视，若出现厌食、疲乏、易激动、恶心、呕吐、头痛、便秘、抑郁、幻视、肌肉软弱等情况，应考虑维生素 D 中毒的可能。

（资料来源：王如文、冯建春，《儿童营养实用知识必读》。引用时有改动。）

第四课　缺铁性贫血

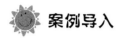 **案例导入**

　　6个月大的小欣欣在医院查出缺铁性贫血，父母百思不得其解，孩子一直母乳喂养，这么小怎么会缺铁呢？应该给孩子添加什么样的食物呢？

　　贫血中最常见的是缺铁性贫血或称营养性贫血。患儿体内缺乏铁质，血红蛋白合成减少，导致单位容积内血红蛋白量低于正常值，从而使人体内的各细胞、组织供氧不足，导致缺铁性贫血。缺铁性贫血为小儿贫血中最常见的一种，尤以婴幼儿发病率为最高。

一、病因

(一)先天储备不足

　　早产、多胎、孕妇缺铁可导致胎儿铁储存不足，易使婴幼儿发生贫血。新生儿体内铁的含量主要取决于血容量和血红蛋白的浓度。影响因素主要有以下三个方面。

　　第一，体重。因血容量与体重成正比，婴幼儿体内的铁总量与其体重成正比，所以出生体重越低，体内铁的总量越少，发生贫血的可能性越大。早产儿及低出生体重儿都可存在这类问题。

　　第二，胎儿向母体或向双胎中的另一胎儿输血。

　　第三，分娩过程中胎盘血管破裂或脐带结扎过早。

(二)铁的摄入量不足

　　母乳和牛奶含铁量均低，不够婴儿所需，若不及时添加含铁量较高的辅食，则易发生缺铁性贫血。但和牛奶相比，母乳的吸收率较高，出生后6个月内的婴儿若有足量的母乳喂养，可以维持血红蛋白和铁储量在正常范围内。在不能用母乳喂养时，应喂含强化铁的配方奶，并及时添加辅食。

　　另外，由于婴幼儿生长迅速，血容量增加很快，一般婴儿会动用储存的铁维持，无须在食物中加铁。因此在体重增长 1 倍以前，若出现明显的缺铁性贫血，一般不是由于饮食中缺铁所致的。早产儿的需要量远超过正常婴儿，需要在食物中额外加铁。

（三）铁的吸收和利用障碍

与动物性食物相比，植物性食物中的铁不易吸收。若患有慢性胃肠道疾病如溃疡病、钩虫病等会造成长期少量失血，造成铁的流失。

急性失血不超过血总量的 1/3，不致发生贫血，可不额外补充铁剂。但长期慢性失血时，铁的消耗量超过正常的 1 倍以上，即可造成贫血。1 岁以内婴儿，储存的铁皆用于补充生长所致的血容量扩充，少量的慢性失血可以导致贫血。另外，婴幼儿每日饮用超过 1 L 未经煮沸的鲜牛奶，可出现慢性肠道失血，因此每日饮用的鲜牛奶最好不超过 750 mL，或应用蒸发奶。此外，胃肠道畸形、息肉、溃疡病、钩虫病等也可导致缺铁性贫血。

急性和慢性感染时，患儿食欲减退，胃肠道吸收不好，如长期呕吐和腹泻、肠炎、脂肪痢等，可影响营养的吸收。

二、症状

缺铁性贫血多在婴幼儿 0.5～3 岁时发病，大多起病缓慢。

（一）一般表现

烦躁不安或精神不振，不爱活动，食欲减退。皮肤及黏膜苍白，最为明显的地方是口唇、口腔、甲床和手掌。

（二）造血器官的表现

常出现肝、脾和淋巴结轻度肿大。年龄越小，贫血越严重，病程越久，此症状越明显，但很少出现超过中度的肿大。

（三）神经精神的变化

轻者出现烦躁不安的表现，对周围环境不感兴趣，注意力不集中，理解力下降，反应慢。婴幼儿可出现呼吸暂停现象，学龄儿童在课堂上行为表现异常，如乱闹、小动作不停等。

（四）对代谢的影响

出现代谢障碍，细胞色素酶系统缺乏，过氧化氢酶等酶的活力下降，以及影响 DNA 的合成。食欲不振，体重增长减慢，胃酸分泌减少，小肠黏膜功能紊乱，舌乳头萎缩。婴幼儿较少见异嗜症。

（五）心脏功能的变化

血红蛋白降低至 70 g/L 以下，可出现心脏扩大和杂音，此为贫血的一般表现。血红蛋白降低至 50 g/L 以下，合并呼吸道感染后，可诱发心力衰竭。

（六）易发生感染

缺铁性贫血的同时，全血细胞可能减少，包括白细胞，致使婴幼儿抵抗力低下而容易发生感染。

三、防治

（一）加强孕妇营养，预防早产

孕期、哺乳期要均衡营养，有意识地多吃含铁量高的食物，如动物肝脏、瘦肉、鸡蛋等，并且要定期检查血色素。孕妇孕期发现贫血一定要及时治疗，以免婴儿因为先天性储铁不足而引起贫血。

（二）合理喂养，及时添加含铁丰富的辅食，纠正挑食偏食的习惯

逐步添加蛋黄、肝泥、鱼泥、菜泥及铁强化食品。在给婴幼儿吃含铁食物的同时，最好也补充富含维生素 C、果胶的水果，提高铁的吸收率。

尽可能使用铁锅、铁铲给婴幼儿烹制食物。铁质炊具在烹饪时会产生细小的铁屑并溶于食物当中，形成可溶性铁盐，容易被肠胃吸收。

多给婴幼儿吃含铁丰富的食物，及时通过食物来补铁。食物中的肝、肾、豆类、蛋黄、绿菜叶、水果、海带含铁量比较多，可以在日常饮食中多给婴幼儿食用。

（三）及时治疗各种慢性失血性疾病

发生急性和慢性感染时，患儿食欲减退，胃肠道吸收不好；长期呕吐和腹泻、肠炎、脂肪痢等，均影响营养的吸收。因此，要及时治疗各种慢性失血性疾病。

早产儿、低体重儿、双胞胎、多胞胎在出生后两个月就应该在医生的指导下服用铁剂，以防贫血。其他婴幼儿若要补充铁剂一定要在医生的指导下服用。

相关链接

婴幼儿缺铁性贫血的食疗方案

动物肝脏：肝脏富含各种营养素，是预防缺铁性贫血的首选食品。肝脏可加工成各种形式的婴幼儿食品，如肝泥就便于婴幼儿食用。

各种瘦肉：虽然瘦肉里含铁量不太高，但铁的利用率却与猪肝差不多，而且购买加工容易，小孩也喜欢。

鸡蛋黄：每 100 g 鸡蛋黄含铁 7 mg，尽管铁吸收率只有 3%，但鸡蛋原料易得，食用保存方便，而且还富含其他营养素，所以它仍不失为为婴幼儿补充铁的一种较好的辅助食品。

动物血液：猪血、鸡血、鸭血等动物血液里铁的利用率为 12%，若注意清洁卫生，加工成血豆腐，供给集体托幼园所，这对于预防婴幼儿缺铁性贫血，是一个价廉方便的选择。

黄豆及其制品：黄豆在我国居民营养方面的重要性及地位，已有不少营养学家提到过。每 100 g 黄豆及黄豆粉中含铁 11 mg，人体吸收率为 7%，远较米、面中的铁吸收率高。

芝麻酱：芝麻酱富含各种营养素，是一种极好的婴幼儿营养食品。每 100 g 芝麻酱含铁 58 mg，同时还含有丰富的钙、磷、蛋白质和脂肪，添加在多种婴幼儿食品中，深受婴幼儿欢迎。

绿色蔬菜：虽然植物性食品中铁的吸收率不高，但儿童每天都要吃，所以蔬菜也是补充铁的一个来源。

木耳和蘑菇：铁的含量很高，尤其是木耳，每 100 g 含铁 185 mg，自古以来，人们就把它作为补血佳品。此外，海带、紫菜等水产品也是较好的预防和治疗儿童缺铁性贫血的食品。

（资料来源：宝宝树，引用时有改动。）

第五课　锌缺乏症

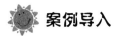 **案例导入**

　　细心的优优妈妈发现三岁半的儿子近一段时间食量减少，原来不是要这吃就是要那吃，现在优优却没怎么说过饿，除了大人喂饭，很少主动进食。担心吃饭少会影响孩子发育的妈妈带孩子去医院查了个微量元素，结果显示孩子体内锌缺乏。

　　锌缺乏症是指由于锌摄入、代谢或排泄障碍，体内锌含量过低，同时由于身体无法提供充足的锌元素，锌缺乏进而引发的疾病。由于营养原因引起的锌缺乏是儿童，尤其是婴幼儿中常见的营养性问题。通常与下列情况有关：膳食安排不合理，进食习惯不好；许多食物中锌含量低；人工喂养；低出生体重等。

　　锌是人体必需的元素，是 40 多种金属酶的主要组成成分，并与 80 多种酶的活性有关。缺锌时可影响蛋白质的合成、维生素 A 的利用和细胞免疫功能，因而会对全身各系统产生不利影响。比如，在妊娠早期缺锌，出现中枢神经系统畸形胎儿的概率就会很高，无脑儿就是其中一种；在妊娠末期缺锌会影响胎儿正常发育。

一、病因

（一）摄入不足

　　食物中含锌不足为锌缺乏的主要原因。母乳中锌的生物利用率比牛乳或大豆蛋白质高，母乳中的蛋白质与锌结合，被认为比牛乳（蛋白质主要为酪蛋白）更容易消化吸收。人工喂养、未及时添加含锌量较高的食物也可导致锌缺乏。

（二）吸收不良

　　患有消化系统疾病如慢性腹泻、慢性痢疾等疾病，均可减少锌的吸收。谷类食物中含植酸盐或纤维素，可造成锌的吸收不良。当食物中其他二价离子过多时，也可影响锌的吸收。

（三）丢失过多

　　钩虫病、疟疾可造成反复失血、溶血，引起锌的丢失。外伤、烧伤后和手术时，因血锌动员到创伤组织处被利用，会造成血锌降低。大量出汗也会造成锌的丢失过多。

（四）疾病影响

长期感染、发热时，机体对锌的需要量增加，同时食欲减退，若不及时补充，则易导致锌缺乏。此外，遗传性的吸收障碍性疾病也可导致锌吸收不良。

（五）药物影响

若长期使用金属螯合剂（如青霉胺）或四环素等药物，可降低锌的吸收率及生物活性，这些药物会与锌结合从肠道排出体外，从而造成锌的缺乏。

二、症状

（一）厌食

缺锌常引起口腔黏膜增生及角化不全，易于脱落，而大量脱落的上皮细胞可以掩盖和阻塞舌乳头中的味蕾小孔，使食物难以接触味蕾，不易产生味觉和引起食欲。此外，缺锌对蛋白质、核酸的合成以及酶的代谢均有影响，使含锌酶的活性降低，对味蕾的结构和功能也有一定的影响，进一步使食欲减退，摄食量减少。

（二）生长发育落后

缺锌妨碍核酸和蛋白质的合成并致纳食减少，影响婴幼儿生长发育。缺锌婴幼儿身高、体重常低于正常同龄儿，严重者有侏儒症。国内外报道缺锌婴幼儿补锌后身高、体重恢复较快。缺锌可影响婴幼儿智能发育，严重者有精神障碍，而补锌皆有效。

（三）异食癖

缺锌儿可有喜食泥土、墙皮、纸张、煤渣或其他异物等表现，这种异食癖又影响锌的摄入及吸收，形成因果循环。补锌后症状好转。

（四）易感染

锌能增强体液及细胞的免疫功能，加强吞噬细胞的吞噬能力及趋向性，以及改变病变组织的血液灌输及能量代谢，改善局部和整体机能状态，增强体质及抵抗力，以减少感染。当机体含锌总量下降时，机体免疫功能降低，肠系膜淋巴结、脾脏等与免疫有关的器官减轻 $20\%\sim40\%$，有免疫功能的细胞减少，T 细胞功能受损，细胞免疫能力下降，从而降低机体防御能力。所以，锌缺乏的婴幼儿易患各种感染性疾病，如腹泻、肺炎等。实验证明，缺锌使婴幼儿的免疫功能受损，补锌后各项免疫指标均有改善。

(五)皮肤黏膜的表现

缺锌严重时可引起各种皮疹、复发性口腔溃疡、下肢溃疡长期不愈。皮肤损害的特征多为糜烂性、对称性，常呈急性皮炎，也可表现为过度角化。有部分婴幼儿表现为不规则散乱地脱发，头发呈红色或浅色，治疗后头发颜色变深。

(六)伤口愈合缓慢

有资料表明，锌有助于伤口的愈合，可促使烧伤后上皮的修复。缺锌后，DNA 和 RNA 合成量减少，创伤处颗粒组织中的胶原减少，肉芽组织易于破坏，使创伤、瘘管、溃疡、烧伤等愈合困难。

(七)胎儿生长发育落后，多发畸形

孕妇及怀孕动物严重缺锌可致胎儿生长发育落后及各种畸形，包括神经管畸形等。

(八)其他

如精神障碍或嗜睡，以及因维生素 A 代谢障碍而致的血清维生素 A 降低、暗适应时间延长、夜盲等，严重时会引发角膜炎。

三、防治

随着我国经济的发展，人们的生活水平已经有了很大提高，矿物质中的铁、钙等元素的补充已经引起了人们的重视，但对于锌缺乏还没有足够的认识。

母乳中含锌量较高，母乳喂养对预防锌缺乏性疾病有益。此外，婴儿应多食用含锌量高而且容易吸收的食物。锌在鱼类、畜禽肉类、动物肝肾中含量较高，其中牡蛎、可可、鲱鱼中含量最高且易吸收，奶品及蛋品次之，水果、蔬菜等含量一般较低。在看一种食物中锌的营养时，不仅要看其含量，而且要考虑被机体实际利用的可能性，一般食物中锌的吸收率为 40%。青少年每天锌更新量为 6 mg，所以每天锌需求量为 15 mg。因此，要避免偏食，避免锌的缺乏。

我国营养学会发布的《中国居民膳食营养素参考摄入量速查手册(2013 版)》提出儿童锌的每天推荐摄入量为：1 岁以内为 3.5 mg，1~3 岁为 4.0 mg，4~6 岁为 5.5 mg，7~10 岁为 7.0 mg。

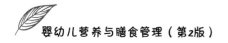

第六课　维生素 C 缺乏症

一、病因

维生素 C 缺乏症，也称坏血病，是一种长期缺乏维生素 C 所引起的周身性疾病，由于维生素 C 分布比较广泛，因此此病不常见。但在缺少青菜、水果的北方牧区或城乡，对人工喂养婴儿忽视辅食补充，特别在农村偏远地区，婴幼儿仍因喂养不当以致发病。例如，人工喂养婴儿未添加含维生素 C 的辅食，乳母饮食缺乏新鲜蔬菜、水果或习惯只吃腌菜等。婴幼儿维生素 C 缺乏症的好发年龄多在 3～18 个月。

二、临床症状和体征

常见的症状有：患者发病之前，多有体重减轻、四肢无力、衰弱、肌肉及关节等疼痛的症状。随之患者可有全身点状出血，甚至血肿或瘀斑等表现。小儿瘀斑多见于下肢，同时内脏、黏膜也有出血，如鼻出血、血尿、便血等。出血是维生素 C 缺乏症最特殊和表现最早的临床体征。

齿龈可见出血，松肿，按压齿龈尖端即可出血。齿龈出血是维生素 C 缺乏症的主要病症，在婴儿时期，齿龈上常见小血袋，稍加压力按压血袋，即可破裂，有时可引起大量出血，但无生命危险。

三、防治措施

母乳维生素 C 含量高，是强调母乳喂养的理由之一。孕妇和乳母的饮食应包括维生素 C 丰富的食物，如新鲜蔬菜和水果等。例如，只要每日摄入大白菜和白萝卜各 0.5 kg，母乳所含维生素 C 的浓度即能高达 60 mg/L。

新生儿出生后 2～4 周即应补充含维生素 C 多而且能被新生儿消化的饮食，如新鲜果汁、菜汁等，4～5 个月时开始喂菜泥，人工喂养的婴儿每天都应补充适量维生素 C。患病时维生素 C 消耗较多，应予以较大剂量。

我们可以从以下几点入手进行防治。

第一，选择维生素 C 含量丰富的食物。人类维生素 C 的主要来源是新鲜蔬菜和水果，而蔬菜在储运过程中，维生素 C 往往有不同程度的破坏。所以，膳食中应有足够的新鲜蔬菜，特别是绿叶蔬菜，再加上经常吃些水果，更有助于预防维生素 C 的不足。金樱子和猕猴桃等水果中所含的维生素 C 比一般柑橘高 50～100 倍，是维生素 C 的良好来源。（表 8-2）

第二，改善烹调方法，减少维生素 C 的损失。维生素 C 极易溶于水，对氧很敏感，在碱性条件下不稳定，但在酸性条件下则相当稳定，因此，蔬菜在烹调时要先洗后切，切好就炒，尽量缩短在空气中的暴露时间，炒菜不用铜器。蔬菜烹调过程中强调急火快炒，做汤时强调汤开下菜，可以减少维生素 C 的损失。

第三，利用野菜、野果及维生素制剂。很多野菜、野果中含有丰富的维生素 C。比如，野苋菜、苜蓿、马兰头、枸杞、马齿苋、芥菜等，维生素 C 含量可高于普通蔬菜的近 10 倍；野果中的刺梨、酸枣、石榴等，在新鲜蔬菜、水果供应困难的条件下可以选用。维生素 C 制剂国内已能大批生产，亦可适当利用。

表 8-2　富含维生素 C 的食物（按多少排名）

排名	食物	分量/g	数量	维生素 C 的含量/mg
1	樱桃	50	12 粒	450
2	番石榴	80	1 个	216
3	红椒	80	1/3 个	136
4	黄椒	80	1/3 个	120
5	柿子	150	1 个	105
6	青花菜	6	1/4 株	96
7	草莓	100	6 粒	80
8	橘子	130	1 个	78
9	芥蓝菜花	60	1/3 株	72
10	猕猴桃	100	1 个	68

第七课　维生素过多症

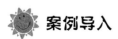 **案例导入**

欣欣有一次将复合维生素咀嚼片当糖吃了近 20 片，之后浑身发红发烫，面部

有轻微小出血点。妈妈发现后很担心，本来一天只能吃一片，现在一下子吃了这么多片，孩子会生病吗？

与营养缺乏相反，现在有些家长会给自己的孩子补充大量的维生素，目的当然是希望自己的宝宝能够健健康康地成长。但是很多家长不知道，给孩子补充过多的维生素不仅不会给宝宝带来好处，还可能引发维生素过多症。

维生素分为水溶性维生素和脂溶性维生素两种。水溶性维生素服用后可以随着尿液排出体外，毒性较小，但大量服用仍可损伤人体器官。若脂溶性维生素摄入过多，又不能通过尿液直接排出体外，容易在体内大量蓄积引起中毒。例如，服用维生素 D 时，有人曾把 1 滴、2 滴的单位误以为是 1 mL、2 mL，导致过多症的产生。所以，补充维生素要适量，尤其对补充脂溶性维生素（维生素 A、维生素 D、维生素 E、维生素 K）更要谨慎。

一、维生素 A 过多症

大量服用维生素 A，数小时后，会引发颅内压增高症，表现为头痛、呕吐、嗜睡、复视等，急性中毒的症状可于 1.5～2 天消失。长期服用过量维生素 A，机体会出现食欲不振、手脚肿胀、脱毛、肝肿大等慢性症状。中毒量有很大的个体差异，婴儿一日剂量超过 90 mg，就会发生急性中毒。婴幼儿维生素 A 过多症的一般性症状表现为烦躁不安和厌食，还表现为皮肤粗糙干燥，有皮脂溢出样的皮疹或散于全身的斑丘疹。也有的患儿表现为皮肤薄而发亮，伴有片状脱皮或掉屑，毛发稀少而枯干，掉发。婴儿因前囟未闭合多表现为前囟饱满，甚者有骨缝裂开，患儿常因头痛而哭闹。只要停止服用，症状大都可立即消失。

二、维生素 D 过多症

长期服用维生素 D 达数万单位以上，就会引发中毒。主要症状有血中钙质增多、食欲不振、体重停止增加、喝水多、便秘。从 X 光片中可看到，骨端有大量的钙质沉积现象。

三、维生素 C 过多症

有人在患感冒时服用维生素 C 以增强抵抗力，然而，如果每次剂量超过 1 g，就会在增强机体免疫力的同时，也为病毒的生长提供养料，反而得不偿失。维生素 C 过多症的症状主要有腹泻、皮疹、胃酸增多、泌尿系统结石等。

此外，短期内服用维生素 C 补充品过量，会产生多尿、下痢、皮肤发疹等副作用；长期服用维生素 C 补充品过量，可能导致草酸及尿酸结石。小儿生长时期过量服用，容易产生骨骼疾病。一次性摄入维生素 C 2500～5000 mg 时，可能会导致红细胞大量破裂，出现溶血等危重现象。

有研究指出，将维生素的服用次数提高到一天多次，不仅毫无意义，而且很可能适得其反。因为白细胞周围的维生素 C 过多，不仅妨碍白细胞摧毁病菌，而且还会使病菌和癌细胞得到保护。过量的维生素 C 不但不能增强人体的免疫能力，反而会使其受到削弱。研究者特别提醒我们，千万不要像吃糖豆那样随意服用维生素 C。

但是，多吃橙子、辣椒、西红柿或土豆这类维生素含量丰富的水果和蔬菜，则不用担心会有维生素 C 服用过量的问题。

四、维生素 K 过多症

为了预防出血疾病，新生儿或未成熟儿往往需注射维生素 K。但是如果过量，就会引起溶血，导致严重的黄疸产生。

相关链接

婴幼儿营养不良的特殊信号

婴幼儿营养状况滑坡，往往在疾病出现之前就已有种种信号出现了。专家的最新研究表明，以下信号特别值得留心。

1. 情绪变化

婴幼儿郁郁寡欢、反应迟钝、表情麻木，提示体内缺乏蛋白质与铁质，应多给婴幼儿吃一点水产品、肉类、奶制品、畜禽血、蛋黄等高铁、高蛋白质的食品。

婴幼儿忧心忡忡、惊恐不安、失眠健忘，表明体内 B 族维生素不足，此时补充一些豆类、动物肝、核桃仁、土豆等 B 族维生素丰富的食品大有益处。

婴幼儿情绪多变、爱发脾气与吃甜食过多有关，医学上称为嗜糖性精神烦躁症。除了减少甜食摄入外，多安排点富含 B 族维生素的食物也是必要的。

婴幼儿固执、胆小怕事，多因维生素 A、B 族维生素、维生素 C 及钙质摄取不足所致，所以应多吃一些动物肝、鱼、虾、奶类、蔬菜、水果等食物。

2. 行为反常

不爱交往、行为孤僻、动作笨拙，多为体内维生素C缺乏的结果。

行为与年龄不相称，较同龄婴幼儿幼稚，表明体内氨基酸不足。增加高蛋白食品，如瘦肉、豆类、奶、蛋等势在必行。

夜间磨牙、手脚抽动、易惊醒，常是缺乏钙质的信号，应及时增加绿色蔬菜、奶制品、鱼肉松、虾皮等。

喜欢吃纸屑、泥土等异物，称为异食癖，多与缺乏铁、锌、锰等微量元素有关。海带、木耳、蘑菇等含锌较多，禽肉及海产品中锌、锰含量高，应是此类婴幼儿的理想膳食。

3. 过度肥胖

以往常将肥胖笼统地视为营养过剩。最新研究表明，营养过剩仅是部分"胖墩儿"发福的原因，另外一部分婴幼儿肥胖则起因于营养不良。具体说来，是因挑食、偏食等不良饮食习惯造成某些微量营养素摄入不足所致的。

（资料来源：39健康网，引用时有改动。）

 单元回顾

单元知识要点	学习要求	学生自评
婴幼儿营养不良	掌握造成婴幼儿营养不良的病因及营养不良的分度	☆☆☆☆☆
婴幼儿肥胖症	掌握婴幼儿肥胖的病因、症状及危害	☆☆☆☆☆
维生素D缺乏性佝偻病	了解佝偻病的病因及症状，掌握本病的防治	☆☆☆☆☆
缺铁性贫血	了解贫血的病因及症状，掌握本病的防治	☆☆☆☆☆
锌缺乏症	了解锌缺乏症的病因及症状，掌握本病的防治	☆☆☆☆☆
维生素C缺乏症	了解维生素C缺乏的病因及症状，掌握本病的防治	☆☆☆☆☆
维生素过多症	了解维生素过多症的病因及症状，掌握本病的防治	☆☆☆☆☆

思考与练习

　　1. 简述婴幼儿营养不良的病因及营养不良的分度。

　　2. 简述婴幼儿肥胖的危害及防治。

　　3. 简述佝偻病的症状及防治。

　　4. 简述缺铁性贫血的症状及防治。

拓展训练

　　为患肥胖症的婴幼儿在饮食及生活方面提出科学建议。

学习反思

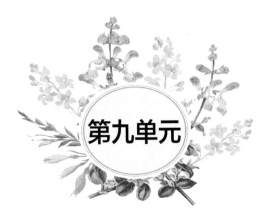

第九单元

婴幼儿营养食谱的制定

 学习目标

1. 学会计算婴幼儿每人每餐及每日能量、营养素需要量。

2. 能设计和确定婴幼儿主食、副食的品种和数量。

3. 能制定带量食谱。

4. 能对婴幼儿膳食进行检查、评价，在食谱制定过程中能兼顾营养和膳食成本，注重理论联系实际。

5. 能根据婴幼儿的个体差异科学制定个性化食谱，形成辩证的思维方式和严谨求实的科学态度，具有合理开发新食谱的创新思维。

 单元导学

婴幼儿能量消耗包括基础代谢、活动、食物的特殊动力作用和生长发育等多个方面。对于婴幼儿来说，所需要的能量和各种营养素的量相对比成人多。学会计算婴幼儿所需的总能量并合理分配至每餐，再根据婴幼儿的实际需要设计和确定婴幼儿主食、副食的品种和数量，为婴幼儿设计出合理营养的食谱，是托幼园所膳食管理人员必须掌握的专业技能。

第一课　婴幼儿能量及营养素摄入量的计算

 案例导入

大宇上大班了，妈妈最近一直在发愁：大宇体重超标，已经影响到正常运动了，幼儿园的保健医生已经多次提醒大宇妈妈注意给他控制体重。可是，到底应该每天给大宇吃多少食物才合适呢？

婴幼儿处于生长发育的快速时期，新陈代谢旺盛，对能量的需求量比成人更高。但是，每餐、每日到底应该摄入多少能量，如何合理分配，是困扰很多家长和幼儿教育工作者的难题。本单元，我们将系统学习如何根据每个婴幼儿的具体情况，计算其每日、每餐能量的摄入量和营养素的供给量。

一、婴幼儿能量需要量的计算方法

(一)使用能量供给量快速查看表，确定婴幼儿能量需要量

婴幼儿期基础代谢的能量需要量约占总能量的 60%，如按体表面积计算，儿童比成人更高。除新生儿外，每天每千克体重能量需要量随年龄增长而减少。出生后第 1 周需 60 kcal/kg，第 2～3 周需 100 kcal/kg，第 2～6 个月需 110～120 kcal/kg，第 6～12 个月需 110 kcal/kg，1～3 岁需 100 kcal/kg，4～6 岁需 90 kcal/kg。约每增长 3 岁，能量需要量减少 10 kcal/kg。

从能量供给量快速查看表(表 9-1)可以直接查出各个年龄段不同人群的能量需要量。比如，学龄前儿童每日需要 1300 kcal 的能量。托幼园所婴幼儿集体用餐时的能量需要量，也应根据查表得来的数据进行计算。

表 9-1　能量供给量快速查看表[①]

就餐对象(范围)	全日能量/kcal	早餐能量/kcal	午餐能量/kcal	晚餐能量/kcal
学龄前儿童	1300	390	520	390
1～3 年级学生	1800	540	720	540

---

① 劳动和社会保障部中国就业培训技术指导中心、劳动和社会保障部教育培训中心：《营养配餐员(中级技能 高级技能　技师技能)》，13 页，北京，中国劳动社会保障出版社，2003。

续表

就餐对象（范围）	全日能量/kcal	早餐能量/kcal	午餐能量/kcal	晚餐能量/kcal
4～6 年级学生	2100	630	840	630
初中学生	2400	720	960	720
高中学生	2800	840	1120	840
脑力劳动者	2400	720	960	720
中等体力劳动者	2600	780	1040	780
重体力劳动者	>3000	>900	>1200	>900

注：表中能量供给量为就餐对象各段平均值。

能量供给量标准只提供了一个参考的目标，实际应用中还需参照用餐人员的具体情况加以调整，如根据用餐对象的胖瘦情况制定不同的能量供给量。因此，在编制食谱前应对用餐对象的基本情况有一个全面的了解，应当清楚就餐者的人数、性别、年龄、机体条件以及饮食习惯等。

(二)主要营养素的计算方法和步骤

1. 计算三大产能营养素每日能量供给量

能量的主要来源为蛋白质、脂肪和碳水化合物。为了维持人体健康，这三种产能营养素占总能量的比例应当适宜，一般蛋白质占 12%～15%，脂肪占 20%～30%，碳水化合物占 55%～65%，具体可根据本地生活水平来调整上述三类产能营养素占总能量的比例，由此可求得三种产能营养素的每日能量供给量。

练习：已知某幼儿每日能量需要量为 11.29 MJ（2700 kcal），若三种产能营养素占总能量的比例取中等值分别为蛋白质占 15%、脂肪占 25%、碳水化合物占 60%，则三种产能营养素各应提供多少能量？

蛋白质：11.29 MJ×15%＝1.6935 MJ（2700 kcal×15%＝405 kcal）；

脂肪：11.29 MJ×25%＝2.8225 MJ（2700 kcal×25%＝675 kcal）；

碳水化合物：11.29 MJ×60%＝6.774 MJ（2700 kcal×60%＝1620 kcal）。

2. 计算三大产能营养素每日需要量

知道了三大产能营养素的能量供给量，还需将其折算为需要量，即具体的质量，这是确定食物品种和数量的重要依据。由于食物中的产能营养素不可能全部被消化吸收，且消化率也各不相同，消化吸收后，在体内也不一定完全彻底被氧化分解产生能量；因此，食物中产能营养素产生能量的多少按如下关系换算。1 g 碳水化合物产生能量为 16.7 kJ（4 kcal），1 g 脂肪产生能量为 37.7 kJ（9 kcal），1 g

蛋白质产生能量为 16.7 kJ(4 kcal)。

根据三大产能营养素的能量供给量及能量折算系数，可求出每日蛋白质、脂肪、碳水化合物的需要量。

根据上一步的计算结果，可算出三种产能营养素每日需要量如下。

蛋白质：1.6935 MJ÷16.7 kJ/g≈101 g(405 kcal÷4 kcal/g＝101 g)；

脂肪：2.8225 MJ÷37.7 kJ/g≈75 g(675 kcal÷9 kcal/g＝75 g)；

碳水化合物：6.774 MJ÷16.7 kJ/g≈406 g(1620 kcal÷4 kcal/g≈405 g)。

3. 计算三大产能营养素每餐需要量

知道了三大产能营养素每日需要量后，就可以根据三餐的能量分配比例计算出三大产能营养素的每餐需要量。一般三餐能量的适宜分配比例为：早餐占 20%～30%，午餐占 40%，晚餐占 25%～30%。

如根据上一步的计算结果，按照 30%、40%、30% 的三餐供能比例，其早、中、晚三餐各需要摄入的三种产能营养素量如下。

早餐：蛋白质 101 g×30%＝30.3 g；脂肪 75 g×30%＝22.5 g；碳水化合物 406 g×30%＝121.8 g。

午餐：蛋白质 101 g×40%＝40.4 g；脂肪 75 g×40%＝30 g；碳水化合物 406 g×40%＝162.4 g。

晚餐：蛋白质 101 g×30%＝30.3 g；脂肪 75 g×30%＝22.5 g；碳水化合物 406 g×30%＝121.8 g。

二、能量和主要营养素的确定原则

为避免营养不良或营养过剩可能产生的危害，营养学家提出了适用于各类人群的膳食营养素参考摄入量(DRIs)。中国居民膳食营养素参考摄入量为中国居民摄入各种营养素提供了一个安全的摄入范围，包括过低和过高的限量。

此外，营养学家还提供了主要富含这些营养素的各种食物来源。就餐人员的膳食营养供给量标准只能以就餐人群的基本情况或平均数值为依据，包括人员的平均年龄、平均体重以及 80% 以上就餐人员的活动强度。首先确定就餐人员平均每日需要的能量供给量，在确定能量供给量的基础上，则可以继续查找、选定相应的各种营养素的供给量标准。

膳食营养素参考摄入量包括 4 项内容：平均需要量(EAR)、推荐摄入量(RNI)、适宜摄入量(AI)和可耐受最高摄入量(UL)。(表 9-2 至表 9-4)

表 9-2　中国居民膳食能量需要量(EER)、宏量营养素

可接受范围(AMDR)、蛋白质推荐摄入量(RNI)①

人群	EER/(kcal·d)		AMDR				RNI	
	男	女	总碳水化合物	添加糖/%E	总脂肪/%E	饱和脂肪酸 U−AMDR/%E	蛋白质/(g·d)	
							男	女
0～6个月	90 kcal/(kg·d)	90 kcal/(kg·d)	—	—	48(AI)	—	9(AI)	9(AI)
7～12个月	80kcal/(kg·d)	80kcal/(kg·d)	—	—	40(AI)	—	20	20
1岁	900	800	50～65	—	35(AI)	—	25	25
2岁	1100	1000	50～65	—	35(AI)	—	25	25
3岁	1250	1200	50～65	—	35(AI)	—	30	30
4岁	1300	1250	50～65	<10	20～30	<8	30	30
5岁	1400	1300	50～65	<10	20～30	<8	30	30
6岁	1400	1250	50～65	<10	20～30	<8	35	35
7岁	1500	1350	50～65	<10	20～30	<8	40	40
8岁	1650	1450	50～65	<10	20～30	<8	40	40
9岁	1750	1550	50～65	<10	20～30	<8	45	45
10岁	1800	1650	50～65	<10	20～30	<8	50	50

表 9-3　中国居民膳食矿物质的每日推荐摄入量(RNI)或适宜摄入量(AI)②

人群	钙/mg	磷/mg	钾/mg	钠/mg	镁/mg	氯/mg	铁/mg	碘/μg	锌/mg	硒/μg	铜/mg	氟/mg	铬/μg	锰/mg	钼/mg
	RNI	RNI	AI	AI	RNI	AI	RNI	RNI	RNI	RNI	RNI	AI	AI	AI	RNI
0岁～	200(AI)	100(AI)	350	170	20(AI)	260	0.3(AI)	85(AI)	2.0(AI)	15(AI)	0.3(AI)	0.01	0.2	0.01	2(AI)
0.5岁～	250(AI)	180(AI)	550	350	65(AI)	550	10	115(AI)	20(AI)	0.3(AI)	0.23	4.0	0.7	15(AI)
1岁～	600	300	900	700	140	1100	9	90	4.0	25	0.3	0.6	15	1.5	40
4岁～	800	350	1200	900	160	1400	10	90	5.5	30	0.4	0.7	20	2.0	50
7岁～	1000	470	1500	1200	220	1900	13	90	7.0	40	0.5	1.0	25	3.0	65

---

①　中国营养学会：《中国居民膳食指南(2016)》，334～337 页，北京，人民卫生出版社，2016。

②　同上。

表 9-4　中国居民膳食维生素每日推荐摄入量(RNI)或适宜摄入量(AI)①

人群	维生素A/µg RAE	维生素D/µg	维生素E/mg α-TE	维生素K/µg	维生素B1/mg	维生素B2/mg	维生素B6/mg	维生素B12/µg	泛酸/mg	叶酸/µg DFE	烟酸/mg NE		胆碱/mg	生物素/µg	维生素C/mg
	RNI	RNI	AI	AI	RNI	RNI	RNI	RNI	AI	RNI	RNI 男	RNI 女	AI	AI	RNI
0岁~	300 (AI)	10 (AI)	3	2	0.1 (AI)	0.4 (AI)	0.2 (AI)	0.3 (AI)	1.7	65 (AI)	2 (AI)		120	5	40 (AI)
0.5岁~	350 (AI)	10 (AI)	4	10	0.3 (AI)	0.5 (AI)	0.4 (AI)	0.6 (AI)	1.9	100 (AI)	3 (AI)		150	9	40 (AI)
1岁~	310	10	6	30	0.6	0.6	0.6	1.0	2.1	160	6		200	17	40
4岁~	360	10	7	40	0.8	0.7	0.7	1.2	2.5	190	8		250	20	50
7岁~	500	10	9	50	1.0	1.0	1.0	1.6	3.5	250	11	10	300	25	65

第二课　婴幼儿主食、副食品种和数量的确定

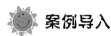

案例导入

　　小赵应聘到贝贝幼儿园做后勤工作有半年了，由于工作认真、细致，园长决定让他协助分管园长做膳食管理的工作，其中一项重要内容就是协助制定每周的食谱。看着市场上琳琅满目的肉类、蔬菜，原本信心十足的小赵却不知如何选择。

　　对于0～1岁的婴儿来说，奶制品为主食。有条件的话，0～6个月母乳喂养，6～12个月奶类优先，继续母乳喂养，及时合理添加辅食，尝试多种多样的食物。

　　家庭喂养过程中，成人要按照辅食添加的原则和顺序，结合婴幼儿的实际情况，设计好食谱。对于托幼机构来说，膳食管理人员要根据婴幼儿不同年龄的营养需要制定食谱。膳食管理人员要掌握好科学、合理地选择婴幼儿主食、副食品种和数量的技能。本课重点介绍托幼机构集体用餐食谱制定过程中主食、副食品种和数量的确定方法。

已知三种产能营养素的需要量，根据食物成分表，我们就可以确定主食、副食的品种和数量了。

一、主食品种和数量的确定原则

主食用量必须参照就餐人员的进食量确定。比如，就餐人员需要的平均能量供给量为 10.04 MJ（2400 kcal），按粮食供给量占总供能量的 55%～65% 计算，则主食提供的能量为 1320～1560 kcal，即需主食 377～445 g。就餐人员的习惯主食用量应在此范围内。

确定每日每人平均主食用量后，应在三餐中进行合理分配，并与三餐的能量分配基本保持一致，早餐占 20%～30%，午餐占 40%，晚餐占 25%～30%。

若就餐者对不同品种的主食用量差别较大，如面条、包子、饺子、馒头、米饭等，则要分别统计计算。

二、主食品种和数量的确定

由于粮谷类是碳水化合物的主要来源，因此主食的品种、数量主要根据各类主食原料中碳水化合物的含量确定。

主食的品种主要根据用餐者的饮食习惯来确定，北方以面食为主，南方则以大米居多。

同样以第一课中的练习为例，根据最后的计算结果，早餐中应含有碳水化合物 121.8 g。若早餐以小米粥和馒头为主食，并分别提供 20% 和 80% 的碳水化合物，查食物成分表得知，每 100 g 小米粥含碳水化合物 8.4 g，每 100 g 馒头（富强粉）含碳水化合物 48.8 g，则所需小米粥重量＝121.8 g×20%÷(8.4/100)＝290 g，所需馒头重量＝121.8 g×80%÷(48.8/100)≈200 g。

三、副食品种和数量的确定原则

副食的食用量要在已确定主食的食用量的基础上来确定。例如，某人每日能量需要量为 2400 kcal，按照蛋白质供能量占总能量的 12%～15% 计算，每日蛋白质需要量为 72～90 g。若此人粮食用量为 420 g，则粮食中含蛋白质 42 g（每 100 克粮食约含蛋白质 10 g），占蛋白质总量的 47%～58%。按动物性食物提供的蛋白质占蛋白质总量的 22%～33%、豆制品和蔬菜提供的蛋白质各占 10% 计算，则动物性食物所供蛋白质不应低于 16 g，即需动物性食物 107 g（动物性食物含蛋白质为 10％～20％，这里按 15％计算），再分配大豆及豆制品 18～26 g（大豆含蛋白质为 35％～40％）、蔬菜 350～450 g（蔬菜含蛋白质为 1％～3％，这里按 2％计算），这样不仅可以完全满足蛋白质、脂肪和能量的需要，也能基本满足矿物质和维生素的需要。

核定各类食物用量后，就可以确定每日每餐的饭菜用量。饭菜的定量，主要参照各类副食的定量进行核定。根据核定的每日、每餐饭菜用量及就餐总人数，可以计算出每日、每餐食物用料的品种和数量，从而设计出一周每日的食物用料计划。

四、副食品种和数量的确定

根据三种产能营养素的需要量，首先确定了主食的品种和数量，接下来就需要考虑蛋白质的食物来源了。蛋白质广泛存在于动植物性食物中，谷类食物能提供蛋白质，各类动物性食物和豆制品是优质蛋白质的主要来源。副食品种和数量的确定应在已确定主食用量的基础上，依据副食应提供的蛋白质质量确定。计算步骤如下。

第一，计算主食中含有的蛋白质重量。

第二，用应摄入的蛋白质重量减去主食中的蛋白质重量，即为副食应提供的蛋白质重量。

第三，设定副食中蛋白质的 2/3 由动物性食物供给，1/3 由豆制品供给，据此可求出各自的蛋白质供给量。

第四，查表并计算各类动物性食物及豆制品的供给量。

第五，设计蔬菜的品种和数量。

仍以上一步的计算结果为例，已知该用餐者午餐应含蛋白质约 40 g、碳水化合物约 162 g。假设以馒头（富强粉）、米饭（大米）为主食，并分别提供 50％的碳水化合物，由食物成分表得知，每 100 g 馒头和米饭含碳水化合物分别为 48.8 g 和 25.9 g，按上一步的方法，可算得所需馒头和米饭重量分别为 166 g 和 313 g。由食物成分表得知，100 g 馒头（富强粉）含蛋白质 6.1 g，100 g 米饭含蛋白质 2.6 g，则主食中蛋白质含量＝166 g×(6.1 g/100 g)＋313 g×(2.6 g/100 g)≈18 g，副食中蛋白质含量＝40 g－18 g＝22 g。设定副食中蛋白质的 2/3 应由动物性食物供给，1/3 应由豆制品供给，因此，动物性食物应含蛋白质重量＝22 g×66.7％≈15 g，豆制品应含蛋白质重量＝22 g×33.3％≈7 g。若选择的动物性食物和豆制品分别为猪肉（脊背）和豆腐干（熏），由食物成分表可知，每 100 g 猪肉（脊背）的蛋白质含量为 20.2 g，每 100 g 豆腐干（熏）的蛋白质含量为 18.9 g，则猪肉（脊背）重量＝15 g÷(20.2 g/100 g)≈74 g，豆腐干（熏）重量＝7 g÷(18.9 g/100 g)≈37 g。确定了动物性食物和豆制品的重量，就可以保证蛋白质的摄入。

最后是选择蔬菜的品种和数量。蔬菜的品种和数量可根据不同季节市场的蔬菜供应情况，以及考虑与动物性食物和豆制品配菜的需要来确定。

第三种产能营养素脂肪的摄入应以植物油为主，以植物油作为纯能量食物的来源，同时机体也应有一定量动物脂肪的摄入。由食物成分表可知每日摄入的各类食物提供的脂肪量，将脂肪的总需要量减去食物提供的脂肪量即为每日植物油供应量。

五、酸性食物与碱性食物

营养问题的核心是膳食平衡。膳食平衡包括十大平衡：主食与副食的平衡（馒头与炒菜），酸性食物与碱性食物的平衡（肉、面与蔬菜），饥与饱的平衡（三餐定时定量），荤与素的平衡（动物性食物与瓜果蔬菜），杂与精的平衡（粗粮与精米面），寒与热的平衡（螃蟹性寒，姜末去寒），干与稀的平衡（每餐要有干有稀），摄入与排出的平衡（吃进与消耗的能量相等），动与静的平衡（吃饱了就睡不利于消化），情绪与食欲的平衡（学会自我调节）。

十大平衡理论的核心是酸碱平衡，这是营养配餐的关键。食物的化学成分主要分为无机成分和有机成分，这些成分在人体的消化过程中，会发生一系列的复杂变化，从而影响人体体液的酸碱平衡。若食物摄取不当，会使体内的阴离子过剩，导致体液呈酸性，出现各种酸中毒症状。一般来说，含蛋白质、脂肪、碳水化合物高的食物，如肉、蛋、豆类和谷物是酸性食物，而蔬菜、水果等是碱性食物。我国幅员辽阔、物产丰富，食物原料种类繁多，在配餐过程中要因地制宜，合理选择食物原料。

相关链接

常见的酸性食物与碱性食物

1. 水果类

碱性：葡萄、无花果。

弱碱性：苹果、梨、香蕉、菠萝、樱桃、桃、杏、柠檬、杜果、西瓜、甜瓜、柑橘、椰子、甘蔗。

弱酸性：草莓。

酸性：李子、梅子。

2. 蔬菜类

碱性：胡萝卜、番茄、菠菜、芹菜、芋头、香菇、海带。

弱碱性：马铃薯、芦笋、荚豌豆、南瓜、莲藕、胡瓜、洋葱、胡椒、莴苣、蘑菇、黄瓜、茄子、青豆、甜菜、甘蓝、青菜、卷心菜、胡萝卜、花菜、水芹、西葫芦、青椒、百合、生菜、油菜。

中性：白菜。

弱酸性：葱。

酸性：嫩玉米、干小扁豆、慈姑。

3. 主食类

弱碱性：木薯、红豆、绿豆。

弱酸性：荞麦、大米、燕麦、大麦、小麦。

酸性：面包、蛋糕、通心面。

4. 蛋白质含量丰富的食物

碱性：牛奶。

弱碱性：豆腐。

酸性：乳酪、火腿、香肠、鸡蛋、牛肉、猪肉、羊肉、鸡肉、马肉、蛤蜊、章鱼、虾、泥鳅、鲍鱼、牡蛎、鳗鱼、柴鱼、乌鱼、动物内脏。

5. 其他

碱性：茶、醋。

弱碱性：杏仁、栗子、黄油、植物油、蜂蜜、咖啡。

弱酸性：巧克力、啤酒。

酸性：清酒、砂糖、花生、核桃、芝士、蛋黄酱、花生酱、酱油、油炸食物。

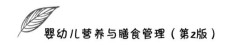

第三课　婴幼儿食谱的制定

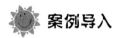 **案例导入**

大李是欣欣幼儿园的大厨师，他最拿手的是淮扬菜系，幼儿园的孩子们都很喜欢他做的饭菜。可是进入夏季，随着气温越来越高，大李发现每天剩下的饭菜越来越多，这可怎么办呢？

通过调查，大李找到了问题所在：气候炎热，孩子们的食欲有所下降。大李马上找到分管领导，共同商议调整食谱。除增加一些开胃的小菜外，大李还对部分饭菜的烹饪方法进行了改进。看着调整食谱后孩子们的食欲逐渐回升，大李的心里那叫一个美！

膳食管理人员根据具体步骤设计出营养食谱后，还应该对食谱进行评价，确定编制的食谱是否科学合理。应参照食物成分表初步核算该食谱提供的能量和各种营养素的含量，与膳食营养素参考摄入量进行比较，相差在10％以内的，可认为合乎要求，否则要增减或更换食品的种类或数量。值得注意的是，制定食谱时，不必严格要求每份营养食谱提供的能量和各类营养素均与膳食营养素参考摄入量保持一致。一般情况下，每天能量、蛋白质、脂肪和碳水化合物的量的出入不应该很大，其他营养素以周为单位进行计算、评价即可。

一、婴幼儿食谱制定的原则

根据我国膳食指导方针，结合托幼园所膳食管理的整体要求，膳食管理人员在膳食调配过程中应遵循营养平衡、饭菜适口、食物多样、定量适宜和经济合理的原则。

（一）营养平衡

膳食调配首先要保证营养平衡，提供符合婴幼儿营养需求的平衡膳食。主要包括以下四个方面。

1. 满足婴幼儿能量与营养素的需求

婴幼儿膳食要满足人体对能量以及各种营养素的需求，不仅要求品种多样，而且要求数量充足。要求符合《中国居民膳食营养素参考摄入量(2013 版)》的标准,即提供的能量与营养素应达到日供给量标准规定,允许的浮动范围在参考摄入量标准规定的 10% 以内。

2. 提供营养素和能量的食物比例适当

蛋白质、脂肪和碳水化合物作为三大产能营养素,具有不同的营养功能。因此,膳食中所含的产能营养素应有适当的比例,以符合人体生理需要。

总的来说,婴幼儿膳食中主食提供的能量不宜低于食物总能量的 45%~50%,但也不宜高于 65%。动物性食物提供的能量为 10%~15%,最高不超过 20%。

3. 蛋白质、脂肪的来源与构成合理

为保证婴幼儿膳食蛋白质的质量,动物性食物和大豆蛋白质应占总量的 50%,否则难以满足婴幼儿的生理需要。

不同食物来源的脂肪酸组成不同,包括饱和脂肪酸、单不饱和脂肪酸、多不饱和脂肪酸。为保证婴幼儿每日能摄入足够的不饱和脂肪酸,必须保证 1/2 油脂来源于植物油。因为植物油中所含的必需脂肪酸一般都在 20% 以上,这样才能保证摄入的饱和脂肪酸与单不饱和脂肪酸、多不饱和脂肪酸间的比例达到平衡。

4. 一日三餐能量分配合理

通常早餐应占全天总能量的 20%~30%,午餐占 40%,晚餐占 25%~30%。对于婴幼儿来说,提倡每日上午、下午加餐,加餐的能量分配占全日总能量的 5%~15% 为宜。

(二)饭菜适口

饭菜适口是膳食调配的重要原则,就餐者对食物的直接感受首先是适口性,然后食物才能体现营养效能。只有饭菜适口,引起食欲,让婴幼儿喜爱富有营养的饭菜,能吃进足够的食物量,饭菜才能发挥营养效能。

首先,饭菜的适口性主要取决于感官性状,表现在饭菜的色、香、味、形等方面。其次,要做到饭菜适口,膳食管理人员既要发挥传统饭菜的优点和地方菜的特色,又要学习新的加工技法,不断丰富饭菜的品种与风味。这样,不仅可以增进婴幼儿的食欲,丰富食物来源,而且可以增加婴幼儿对营养素的摄取。最后,要做到饭菜适口,还要根据实际情况调剂饭菜口味,环境不同、季节改变等因素都会影响婴幼儿的口味要求。

(三)食物多样

食物多样是膳食调配的重要原则。在婴幼儿膳食调配过程中要体现食物多样

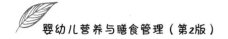

化，就需要多品种地选用食物，并合理地搭配，这样才能为婴幼儿提供品种繁多、营养平衡的膳食。

1. 多品种选用食物

食物的种类非常多，但很多食物有相同的特点。营养学工作者根据食物的营养素的特点将食物分成五大类。第一类为谷薯类、干豆类，主要提供碳水化合物、蛋白质、B族维生素，也是我国膳食的主要能量来源。第二类为动物性食物，包括畜禽、蛋、鱼、奶等，主要提供蛋白质、脂肪、矿物质、维生素A和B族维生素。第三类为大豆及豆制品，主要提供蛋白质、脂肪、膳食纤维、矿物质和B族维生素。第四类为蔬菜、水果，主要提供膳食纤维、矿物质、维生素C和胡萝卜素。第五类为纯能量食物，包括动植物油脂、各种食用糖和酒类，主要提供能量。

这五大类食物均应按需适量摄取。不宜食用过多的动物性食物和纯能量食物，保持以植物性食物为主、动物性食物为辅，能量来源以粮食为主的基本特点，避免脂肪摄入过多、能量太高引起的"文明病""富裕病"等的出现。同时要注意在各类食物中，尽可能地选择不同品种的食物，以达到食物多样化和营养素供给平衡的目的。

2. 食物搭配科学合理

首先，要注意不同食物之间的合理搭配。主食要注意米与面、粗粮与细粮、谷类与薯类的搭配，米饭、红豆饭、双色糕、金银花卷、小豆粥、腊八粥等，都是可供选择的主食，有条件的地区还可食用甘薯、马铃薯，以兼补谷类与蔬菜在营养成分方面的不足。副食要注意荤素搭配，每份菜应兼有动物性食物与蔬菜，由荤菜和素菜两部分配成。动物性食物不限于禽类、蛋类，还应尽可能选用鱼、虾等产品，新鲜蔬菜应首选绿叶蔬菜。豆制品种类多，应尽量做到每天有两种以上的豆制品。

其次，要根据不同的食物性质确定搭配形式和制作方法，如热菜和凉菜、熟食与生食、荤与素、干与稀等，都要合理搭配。

(四)定量适宜

目前，婴幼儿饮食过量、营养失调、营养过剩等问题需要引起重视。控制饮食不要过量，既要符合合理营养、平衡膳食的原则，也要合理搭配食物，满足饭菜适口的需要。若食物原料中包括流质食物，如牛奶、豆浆等，则进食量可适当超出。

在各类食物的分配方面，应以粮食为主，保证足够的蔬菜量。动物性食物的进食量直接关系到饭菜的营养平衡与适口性，同时又受到消费水平的制约。从营养平衡角度考虑，婴幼儿每日膳食中动物性食物量应为 85～150 g。要注意控制油、糖和盐的用量。膳食中甜食不宜多，饭菜也不宜用过多的糖调味。

(五)经济合理

托幼园所从事食谱设计的人员，要会用辩证思维选择原料，设计营养配餐，不仅要让营养成分能够满足婴幼儿健康生长的需要，还要避免营养成分过量造成的物质和能源浪费。托幼园所应从食物的营养价值出发，兼顾婴幼儿口味和饮食习惯，选择科学、经济的食物。

选择动物性食物首先考虑蛋白质、矿物质和维生素的物价—营养指数。所谓物价—营养指数是指单位金额可以购得的单位重量食物中营养物质的量。综合比较几种动物性食物的物价—营养指数，首推牛奶和鸡蛋，其次为排骨、牛肉、瘦猪肉以及鱼类。鸡肉所含蛋白质等营养成分虽然比较高，但由于可食部分少，价格也稍高，因此物价—营养指数相对较低。

综合比较经常食用的蔬菜的物价—营养指数，以叶菜类最高，特别是小白菜、油菜、芹菜、菠菜、韭菜、空心菜等，根茎菜和瓜果类除胡萝卜、白萝卜、番茄、柿子椒外，物价—营养指数一般都不高。

二、婴幼儿食谱的编制

(一)0～1 岁婴儿辅食添加

条件允许的情况下，对 6 月龄内的婴儿应给予纯母乳喂养。对于 7～12 月龄的婴儿，母乳仍然是重要的营养来源，但单一的母乳喂养已经不能完全满足其对能量以及营养素的需求，必须引入其他营养丰富的食物。

针对我国 7～24 月龄婴幼儿营养和喂养的需求，以及可能出现的问题，基于目前已有的证据，同时参考世界卫生组织等的相关建议，中国营养学会妇幼营养分会提出《中国 7～24 月龄婴幼儿喂养指南》。

推荐条目：①继续母乳喂养，满 6 月龄起添加辅食；②从富铁泥糊状食物开始，逐步添加达到食物多样；③提倡顺应喂养，鼓励但不强迫进食；④辅食不加调味品，尽量减少糖和盐的摄入；⑤注重饮食卫生和进食安全；⑥定期监测体格指标，追求健康生长。(表 9-5)

表 9-5　辅食的添加顺序

月龄	食物性状	添加辅食	供给的营养素
7～9 个月	泥糊状食物，带小颗粒食物	粥、烂面条、蛋、鱼、肉末、肝泥	补充能量、动物蛋白质、铁、锌、维生素
10～12 个月	带小颗粒食物，块状食物	稠粥、面条、软米饭、馒头、豆制品、碎肉	补充能量、蛋白质、矿物质、维生素

(二)不同月龄、年龄婴幼儿一日膳食安排

为了保证能量及蛋白质、钙等重要营养素的供给，7～9 月龄婴儿每天的母乳量应不低于 600 mL，每天应保证母乳喂养不少于 4 次；10～12 月龄婴儿每天母乳量约 600 mL，每天应母乳喂养 4 次；而 13～24 月龄幼儿每天母乳量约 500 mL，每天母乳喂养不超过 4 次。

7～12 月龄婴儿所需能量 1/3～2/3 来自辅食，13～24 月龄幼儿所需能量 1/2～2/3 来自辅食，而婴幼儿所需的铁更高达 99% 来自辅食。因而婴儿最先添加的辅食应该是富铁的高能量食物，如强化铁的婴儿米粉、肉泥等，逐渐增加食物种类，逐渐过渡到半固体或固体食物，如烂面、肉末、碎菜、水果粒等。（表 9-6、表 9-7）

表 9-6　不同月龄婴儿一日膳食安排举例

餐次	时间	2～6 个月	7～9 个月	10～12 个月
1	6：00—6：30	母乳	母乳、饼干 3～4 块	母乳
2	8：00—8：30	维生素 A、D 制剂	维生素 A、D 制剂	维生素 A、D 制剂
3	9：00—9：30	母乳	果汁 100 mL、蛋花鱼末菜面	果汁 120 mL、蒸蛋 1 个、饼干 3～4 块、（或小蛋糕 1 个）
4	12：00—12：30	母乳	母乳	肉末碎菜粥
5	15：00—15：30	母乳	母乳	母乳、小面包(蛋糕)1 个
6	18：00	母乳	肉末蛋花豆腐粥	猪肝蛋菜粥
7	20：00—21：00	母乳	母乳	母乳
8	24：00	母乳	母乳(必要时)	母乳

表 9-7　1～3 岁幼儿食品举例

时间	食品	量	蛋白质/g	脂肪/g	糖/g	能量/kJ
7：00	母乳	250 mL	8.7	8.6	11.5	661.9
	馒头	20 g	1.2	—	10.0	187.4
	鸡蛋	1 个(50 g)	7.2	5.5	—	330.1
	维生素 A、D 制剂	软胶囊 1 粒	—	—	—	—
9：00	苹果	1 个(100 g)	0.4	0.6	13.0	246.8
12：00	软饭	1 碗(米 80 g)	6.0	—	64.0	1171.8
	碎肉	25 g	4.1	7.2	—	339.6
	碎菜	25 g				
	油	25 g	—	10	—	376.5
15：00	母乳	250 mL	8.7	8.6	11.5	661.9
	甜饼干	1 片(10 g)	1.0	2.0	8.0	226.0
18：00	面条	1 碗(30 g)	3.0	—	22.0	418.4
	碎鱼	25 g	4.1	0.5		88.6
	番茄	30 g	—	—	—	—
	油	10 g	—	10	—	376.5

(三)婴幼儿一周食谱制定

不同食物的色、香、味可以调动婴幼儿的食欲,因为不同月龄、年龄婴幼儿的消化吸收能力不同,我们可以据此制定不同的食谱,见表 9-8 至表 9-12。表 9-13 列出了部分营养素含量丰富的食物,是设计食谱的重要参考。

表 9-8　7～12 个月婴儿一周食谱

时间	星期一	星期二	星期三	星期四	星期五	星期六	星期日
6：00	母乳或配方奶 210 mL、面包 1 片	母乳或配方奶 210 mL、馒头 1 片、果酱少量	母乳或配方奶 210 mL、豆沙方糕半块	母乳或配方奶 210 mL、小蛋糕 1 片	母乳或配方奶 210 mL、面包 1 片	母乳或配方奶 210 mL、面包 1 片	母乳或配方奶 210 mL、营养粉 15 g
9：00	母乳或配方奶 150 mL、饼干 1 块	母乳或配方奶 150 mL、华夫饼干 1 块	母乳或配方奶 150 mL、苹果半个	母乳或配方奶 150 mL、香蕉半根	母乳或配方奶 150 mL、饼干 1 块	母乳或配方奶 150 mL、苹果半个	母乳或配方奶 150 mL、华夫饼干 1 块

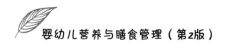
续表

时间	星期一	星期二	星期三	星期四	星期五	星期六	星期日
12：00	鸡蛋碎菜面：面条25 g、鸡蛋1个、青菜25 g、食油4 g、盐适量	荠菜肉馄饨：面粉25 g、肉末25 g、青菜和荠菜25 g、麻油2 g、盐适量	软饭：米25 g 清蒸带鱼：带鱼25 g 炒胡萝卜泥：胡萝卜50 g、油少许	稠粥：米25 g 土豆肉末：肉末25 g、土豆泥25 g、胡萝卜10 g、油4 g、盐适量	小馄饨：皮子25 g、肉末10 g、葱1 g、麻油2 g、盐适量	软饭：米25 g 番茄肉末：肉末25 g、食油25 g、盐适量	番茄蛋花面：面条25 g、鸡蛋1个、番茄25 g、食油3 g、盐适量
15：00	母乳或配方奶150 mL、苹果半个	母乳或配方奶150 mL、小蛋糕半个	母乳或配方奶150 mL、饼干1块	母乳或配方奶150 mL、蒸山芋50 g	母乳或配方奶150 mL、桃子2片	母乳或配方奶150 mL、花生夹心饼干1块	母乳或配方奶150 mL、苹果半个
18：00	稠粥：米20 g 肉末豆腐：肉末25 g、豆腐25 g、食油3 g、盐适量	稠粥：米20 g 番茄炒鸡蛋：鸡蛋1个、番茄25 g、油4 g、盐适量	软饭：米20 g 肉末蒸蛋：鸡蛋1个、肉末10 g、麻油2 g、盐适量	软饭：米20 g 虾仁蒸蛋：鸡蛋1个、虾仁10 g、麻油2 g、盐适量	稠粥：米20 g 青菜猪肝：猪肝泥25 g、青菜25 g、油4 g、盐适量	菠菜蛋花面：面条20 g、鸡蛋1个、菠菜25 g、食油3 g、盐适量	稠粥：米20 g 蒸鲳鱼：鲳鱼25 g、炒青菜25 g、食油4 g、盐适量
21：00	母乳或配方奶210 mL	母乳或配方奶210 mL	母乳或配方奶210 mL	母乳或配方奶210 mL	母乳或配方奶210 mL	母乳或配方奶210 mL	母乳或配方奶210 mL

表9-9　13～18个月幼儿一周食谱

时间	星期一	星期二	星期三	星期四	星期五	星期六	星期日
6：00	配方奶或加糖牛奶210 mL 小肉包：面粉15 g、肉10 g	配方奶或加糖牛奶210 mL 面饼：鸡蛋1个、面粉15 g、油2 g、糖5 g	配方奶或加糖牛奶210 mL 牛奶麦片粥：鸡蛋1个、麦片15 g	配方奶或加糖牛奶210 mL、面包1片、果酱适量	配方奶或加糖牛奶210 mL、馒头1片、鸡蛋半个	配方奶或加糖牛奶210 mL、豆沙方糕半块	配方奶或加糖牛奶210 mL
9：00	配方奶或加糖牛奶100 mL、饼干1块	配方奶或加糖牛奶100 mL、饼干1块	配方奶或加糖牛奶100 mL、饼干1块	配方奶或加糖牛奶100 mL、饼干1块	豆浆100 mL、饼干1块	配方奶或加糖牛奶100 mL、饼干1块	配方奶或加糖牛奶100 mL、饼干1块

续表

时间	星期一	星期二	星期三	星期四	星期五	星期六	星期日
12：00	软饭：米 30 g 土豆肉末：肉末 25 g、土豆泥 25 g、胡萝卜 10 g、油 4 g、盐适量	青菜鸡丝面：面条 30 g、鸡丝 25 g、青菜 30 g、胡萝卜 10 g、油 4 g、盐适量	荠菜肉馄饨：面粉 25g、肉末 25 g、青菜和荠菜 25g、麻油 2g、盐适量	软饭：米 30 g 炒猪肝：猪肝 25 g、胡萝卜 15 g、卷心菜 25 g、油 4 g、盐适量	软饭：米 30 g 番茄鱼片：青鱼 25 g、番茄 50 g、鸡蛋半个、油 4 g、盐适量	青菜蛋花面：面条 30 g、鸡蛋 1 个、肉末 10 g、青菜 4 g、油 4 g、盐适量	软饭：米 30 g 黄芽菜炒鸡肝：鸡肝 25 g、白菜 25 g、胡萝卜 15 g、油 4 g、盐适量
15：00	赤豆粥：米 15 g、赤豆 3 g、糖适量	小菜包：面粉 15 g、青菜 5 g、豆腐干 5 g、麻油 2 g	小蛋糕 1 个、苹果片	青菜蛋花煨面：面条 15 g、青菜 10 g、鸡蛋 1 个	营养奶糊：奶糊 20 g	蒸南瓜：南瓜 50 g	蒸鸡蛋：鸡蛋 1 个、麻油 2 g、盐适量
18：00	软饭：米 25 g 番茄炒蛋：番茄 30 g、鸡蛋 1 个、油 4 g、盐适量 苹果 1 个	软饭：米 25 g 炒鱼片：青鱼 25 g、油 3 g 紫菜豆腐汤：豆腐 25 g、紫菜 1 g、盐适量 猕猴桃 1 个	软饭：米 25 g 炒鳝丝：鳝丝 25 g、胡萝卜 25 g、土豆丝 25 g、油 4 g、盐适量 香蕉 1 根	软饭：米 25 g 虾仁蒸蛋：鸡蛋 1 个、虾仁 10 g、麻油 2 g、盐适量	软饭：米 25 g 青菜肉丸：猪肉末 25 g、青菜 30 g、油 4 g、盐适量 苹果 1 个	软饭：米 25 g 清蒸鲳鱼：鲳鱼 30 g 土豆胡萝卜泥：土豆 25 g、胡萝卜 25 g、肉末 10 g、油 4 g、盐适量 香蕉 1 根	软饭：米 25 g 洋葱牛肉：牛肉末 25 g、卷心菜 25 g、洋葱 10 g、油 4 g、盐适量 橘子 1 个
21：00	配方奶或 5%加糖牛奶 210 mL	配方奶或 5%加糖牛奶 210 mL	配方奶或 5%加糖牛奶 210 mL	配方奶或 5%加糖牛奶 210 mL	配方奶或 5%加糖牛奶 210 mL	配方奶或 5%加糖牛奶 210 mL	配方奶或 5%加糖牛奶 210 mL

表 9-10　19～24 个月幼儿一周食谱

时间	星期一	星期二	星期三	星期四	星期五	星期六	星期日
6：00	配方奶或加糖牛奶 210 mL 小肉包：面粉 15 g、肉 10 g	配方奶或加糖牛奶 210 mL 鸡蛋面饼：鸡蛋 1 个、面粉 20 g、油 2 g	配方奶或加糖牛奶 210 mL 牛奶麦片粥：鸡蛋 1 个、麦片 20 g	配方奶或加糖牛奶 210 mL 鸡蛋饼：鸡蛋 1 个、面粉 20 g、葱 1 g、油 3 g	配方奶或加糖牛奶 210 mL 面包 1 片、果酱适量	配方奶或加糖牛奶 210 mL 豆沙方糕半块	配方奶或加糖牛奶 210 mL 煨面：面粉 20 g、青菜 10 g、香菇 2 g、油 1 g

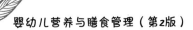

续表

时间	星期一	星期二	星期三	星期四	星期五	星期六	星期日
9:00	配方奶或加糖牛奶100 mL、饼干1块	配方奶或加糖牛奶100 mL、饼干1块	配方奶或加糖牛奶100 mL、饼干1块	配方奶或加糖牛奶100 mL、饼干1块	豆浆100 mL、饼干1块	配方奶或加糖牛奶100 mL、饼干1块	配方奶或加糖牛奶100 mL、饼干1块
12:00	软饭：米35 g 熘鱼片：青鱼片30 g、油3 g、盐适量 蘑菇青菜：青菜30 g、蘑菇35 g、油3 g、盐适量	鳝丝面：面条35 g、鳝丝30 g、胡萝卜丝15 g、油4 g、盐适量	荠菜肉馄饨：面粉35 g、肉末30 g、青菜和荠菜30 g、麻油3 g、盐适量	青菜碎肉面：面条35 g、肉末30 g、青菜25 g、胡萝卜15 g、油4 g、盐适量	菜碎肉面：面条35 g、肉末30 g、青菜25 g、胡萝卜15 g、油4 g、盐适量	软饭：米35 g 清蒸鳊鱼：鳊鱼30 g 豆腐肉末：豆腐50 g、油4 g、盐适量	软饭：米35 g 肉末菠菜：肉末25 g、鸡蛋半个、菠菜30 g、油4 g、盐适量
15:00	小馄饨：面粉20 g、猪肉10 g	果酱面包半个	豆沙包1个：面粉20 g、豆沙5 g、糖适量	枣子粥：米20 g、去核枣10 g、糖10 g	蒸鸡蛋：鸡蛋1个、油2 g、盐适量	营养奶糊：奶糊20 g、蛋黄1个	煨面：面条15 g、青菜10 g、鸡蛋半个、油2 g
18:00	软饭：米30 g 红烧狮子头：猪肉30 g 菠菜蛋花羹：菠菜25 g、鸡蛋半个、麻油2 g、盐适量	软饭：米30 g 肉末豆腐：猪肉30 g、豆腐50 g、青菜10 g、油4 g、盐适量 香蕉1根	软饭：米30 g 炒虾仁：虾仁30 g、土豆10 g、胡萝卜25 g、油4 g、盐适量 橘子1个	软饭：米30 g 红烧带鱼：带鱼30 g 青菜豆腐干：豆腐干10 g、油4 g、盐适量	软饭：米30 g 炒鸡肉末：鸡肉末30 g、胡萝卜15 g、土豆15 g、小豌豆15 g、油4 g、盐适量 苹果1个	猪肝面：面条30 g、猪肝30 g、卷心菜25 g、油4 g、盐适量 橘子1个	软饭：米30 g 炒虾仁：虾仁30 g、蘑菇25 g、胡萝卜20 g、油4 g、盐适量 香蕉1根
21:00	配方奶或5%加糖牛奶210 mL	配方奶或5%加糖牛奶210 mL	配方奶或5%加糖牛奶210 mL	配方奶或5%加糖牛奶210 mL	配方奶或5%加糖牛奶210 mL	配方奶或5%加糖牛奶210 mL	配方奶或5%加糖牛奶210 mL

表 9-11　25～36 个月幼儿一周食谱

时间	星期一	星期二	星期三	星期四	星期五	星期六	星期日
6：00	配方奶或加糖牛奶 210 mL 麦片粥：鸡蛋 1 个、麦片 20 g 小肉包：面粉 15 g、肉 10 g	配方奶或加糖牛奶 210 mL 面包夹鸡蛋：面包 20 g、鸡蛋 1 个	配方奶或加糖牛奶 210 mL 鸡蛋面饼：鸡蛋 1 个、面粉 25g、糖 5 g	配方奶或加糖牛奶 210 mL 豆沙包：面粉 20 g、豆沙 5 g、糖 5 g	配方奶或加糖牛奶 210 mL 馒头夹红肠：面粉 25 g、小红肠 1 根	配方奶或加糖牛奶 210 mL 小笼包：面粉 25 g、猪肉 15 g	配方奶或加糖牛奶 210 mL 鸡蛋饼：鸡蛋 1 个、面粉 25g、葱 1 g、油 3 g、盐适量
9：00	豆浆 100 mL、饼干 2 块	配方奶或加糖牛奶 100 mL、饼干 2 块	配方奶或加糖牛奶 100 mL、饼干 2 块	配方奶或加糖牛奶 100 mL、饼干 2 块	豆浆 100 mL、饼干 2 块	配方奶或加糖牛奶 100 mL、饼干 2 块	豆浆 100 mL、饼干 2 块
12：00	软饭：米 35 g 炒鸡丁：鸡肉 35 g、花菜 25 g、胡萝卜 615 g、黑木耳 2 g、油 5 g 紫菜虾皮汤：紫菜 1 g、虾皮 1 g、麻油 2 g	蘑菇虾仁面：面条 49 g、蘑菇 25 g、胡萝卜 15 g、小豌豆 15 g、虾仁 35 g、油 5 g、盐适量	软饭：米 40 g 炒猪肝：猪肝 35 g、黄芽菜 25 g、油 4 g、盐适量 紫菜豆腐汤：豆腐 25 g、紫菜 1 g、麻油 2 g	荠菜肉馄饨：面粉 40g、肉末 35 g、青菜和荠菜 35g、麻油 3 g、盐适量	软饭：米 40 g 茭白鳝丝：鳝丝 30 g、茭白 25 g、油 4 g 油焖茄子：茄子 50 g、油 3 g、盐适量	肉饼：面粉 40 g、猪肉 35 g、卷心菜 25 g、胡萝卜 15 g、麻油 3 g、盐适量	软饭：米 40 g 罗宋汤：牛肉 35 g、土豆 25 g、胡萝卜 15 g、卷心菜 25 g、番茄酱适量、油 4 g
15：00	小馄饨：面粉 25 g、猪肉 15 g	赤豆粥：米 25 g、赤豆 4 g	蒸山芋 25 g	糖芋艿：芋艿 25 g、糖 5 g	肉饼：面粉 25 g、猪肉 10 g、油 2 g	软饼：面粉 25 g、糖 5 g	薄片糕：米粉 25 g、糖 5 g

续表

时间	星期一	星期二	星期三	星期四	星期五	星期六	星期日
18：00	软饭：米 35 g、红烧带鱼：带鱼 35 g、炒素：卷心菜 25 g、胡萝卜 15 g、土豆 15 g、豆腐干 20 g、油 5 g、盐适量 苹果 1 个	软饭：米 35 g 洋葱牛肉末：牛肉 35 g、洋葱 20 g、油 3 g 青菜肉圆汤：猪肉末 10 g、青菜 25 g、麻油 2 g、香蕉 1 根	软饭：米 35 g 萝卜烧肉：猪肉 35 g、萝卜 50 g、酱油适量 炒青菜：青菜 35 g、油 3 g、盐适量 橘子 1 个	软饭：米 35 g 虾仁鸡蛋：鸡蛋 1 个、虾仁 10 g、油 5 g 肉末豆腐羹：豆腐 25 g、肉末 10 g、麻油 2 g 猕猴桃 1 个	软饭：米 35 g 荷包蛋：鸡蛋 1 个、油 3 g 菠菜鱼圆汤：鱼圆 25 g、菠菜 25 g、麻油 2 g 梨 1 个	软饭：米 35 g 青菜：青菜 30 g、肉末 35 g、油 4 g 番茄蛋汤：番茄 25 g、鸡蛋 1 个、油 3 g 苹果 1 个	软饭：米 35 g 糖醋鲳鱼：鲳鱼 35 g、油 2 g、糖醋适量 焖蚕豆：蚕豆 25 g、油 4 g 香蕉 1 根
21：00	配方奶或 5%加糖牛奶 210 mL	配方奶或 5%加糖牛奶 210 mL	配方奶或 5%加糖牛奶 210 mL	配方奶或 5%加糖牛奶 210 mL	配方奶或 5%加糖牛奶 210 mL	配方奶或 5%加糖牛奶 210 mL	配方奶或 5%加糖牛奶 210 mL

表 9-12　幼儿园一周食谱

餐次	星期一	星期二	星期三	星期四	星期五
早餐	绿豆小米大米粥：小米 5 g、大米 15 g、绿豆 5 g 枣夹：枣适量、面粉 30 g 葱花炒鸡蛋：葱 5 g、鸡蛋 30 g	牛奶 170 g、芝麻鸡蛋糕 50 g	瘦肉皮蛋粥：大米 15 g、瘦肉 10 g、皮蛋 10 g 豆腐卷：面粉 30 g、豆腐 10 g	牛奶 170 g、鸭油烧饼 50 g、鹌鹑蛋 30 g	鸡蛋菜稀饭：大米 15 g、鸡蛋 10 g、青菜 20 g 面点小白兔：面粉 50 g
早点	牛奶 130 g、骨钙饼干 10 g	豆浆 150 g、夹心卷 15 g	牛奶 130 g、骨钙饼干 10 g	豆浆 150 g、蝴蝶酥 15 g	牛奶 130 g、骨钙饼干 10 g

餐次	星期一	星期二	星期三	星期四	星期五
午餐	高粱米饭： 大米 75 g、 高粱 5 g 糖醋小排： 小排 70 g 韭菜胡萝卜丝炒银芽： 韭菜 20 g、 胡萝卜丝 10 g、 绿豆芽 50 g 番茄鸡蛋汤： 番茄 40 g、 鸡蛋 10 g	青菜番茄： 青菜 60 g、 番茄 30 g 平菇肉糜面条： 面粉 50 g、 肉糜 30 g、 平菇 20 g	软饭： 大米 80 g 豆腐肉丸： 豆腐 20 g、 猪肉 30 g 笋瓜炒木耳： 笋瓜 80 g、 木耳 2 g 萝卜肚肺汤： 猪肚 15 g、 猪肺 15 g、 萝卜 35 g	玉米饭： 大米 75 g、 玉米 5 g 番茄炒鸡蛋： 番茄 80 g、 鸡蛋 50 g 冬瓜母鸡汤： 冬瓜 50 g、 母鸡 25 g	软饭： 大米 80 g 洋葱甜椒炒鸡心： 鸡心 50 g、 洋葱 60 g、 甜椒 20 g 排骨山药汤： 山药 40 g、 排骨 230 g
午点	八宝粥 25 g、 香蕉半根	牛奶 100 g、 玉米棒 80 g	南瓜西米羹： 南瓜 50 g、 西米 10 g	梨子 130 g、 骨钙饼干 20 g	橘子 130 g、 京果 20 g
晚餐	软饭： 大米 65 g 卤鸭胗： 鸭胗 40 g 蒜蓉苋菜 苋菜 120 g、 蒜 5 g 丝瓜腐竹汤： 丝瓜 40 g、 腐竹 4 g	软饭： 大米 65 g 茭瓜胡萝卜： 茭瓜 40 g、 胡萝卜 20 g 香干炒牛柳： 牛肉 30 g、 香干 20 g 菜秧鸡肝汤： 菜秧 30 g、 鸡肝 10 g	软饭： 大米 65 g 红烧肉： 猪肉 50 g 糖醋藕片： 鲜藕 80 g 包菜虾皮汤： 包菜 30 g、 虾皮 2 g	软饭： 大米 65 g 三鲜煮干丝： 菜秧 50 g、 干丝 30 g、 海米 6 g、 木耳 1 g 白菜鸭血汤： 白菜 30 g、 鸭血 20 g	燕麦饭： 大米 60 g、 燕麦 5 g 莴苣胡萝卜香干： 莴苣 80 g、 胡萝卜 20 g、 香干 20 g 炒鱿鱼 鱿鱼 50 g 平菇豆腐汤： 平菇 30 g、 豆腐 20 g

表 9-13　常见食物成分表(按每种食物 100 g 计)

分类	水分/ g	蛋白质/ g	脂肪/ g	碳水化合物/g	热量/ kcal	钙/ mg	磷/ mg	钾/ mg	钠/ mg
豆谷类									
1. 稻米（糙）	13.0	8.3	2.5	74.2	353	14	285	172	1.7
2. 稻米	13.0	7.8	1.3	76.6	349	9	203	110	3.5

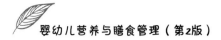
续表

分类	水分/ g	蛋白质/ g	脂肪/ g	碳水化 合物/g	热量/ kcal	钙/ mg	磷/ mg	钾/ mg	钠/ mg
3. 富强粉	13.0	9.4	1.4	75.0	350	25	162	127	1.3
4. 标准粉	12.0	9.9	1.8	74.6	354	38	268	195	1.8
5. 面条	33.0	7.4	1.4	56.4	267	60	203	—	—
6. 挂面	14.1	9.6	1.7	70.4	324	88	260	—	—
7. 馒头（富强粉）	44.0	6.1	0.2	48.8	221	19	88	—	—
8. 馒头（标准粉）	44.0	9.9	1.8	42.5	226	38	368	—	—
9. 烧饼	34.0	7.4	1.4	55.9	266	29	200	—	—
10. 火烧	34.0	7.2	2.6	54.5	270	43	171	—	—
11. 油条	31.2	7.8	10.4	47.7	316	25	153	411	1230
12. 小米	11.1	9.7	3.5	72.8	362	29	240	239	1.9
13. 玉米面	13.4	8.4	4.3	70.2	353	34	—	494	1.6
14. 窝窝头	54.0	7.2	3.2	33.3	191	33	151	—	—
15. 黄豆	10.2	36.6	18.4	25.3	412	367	571	1810	1.0
16. 小豆	9.0	21.7	0.8	60.7	337	76	386	1230	1.9
17. 绿豆	9.5	23.8	3.5	58.8	335	80	360	1290	2.1
18. 豆浆	91.8	4.4	1.8	1.5	40	25	45	110	6.1
19. 豆腐脑	91.3	5.3	1.9	0.5	40	20	56	—	—
20. 豆腐（南）	90.0	4.7	1.3	2.8	60	240	64	130	4.6
21. 豆腐（北）	85.0	7.4	3.5	2.7	72	277	57	163	8.6
22. 油豆腐	45.2	24.6	20.8	7.5	316	156	299	149	17.6
23. 豆腐干	64.9	19.2	6.7	6.7	164	117	204	160	835.0
24. 豆腐干（熏）	65.2	18.9	7.4	5.9	166	102	205	162	959.0
25. 腐竹	7.1	50.5	23.7	15.3	477	280	598	705	16.6
26. 豆腐丝	59.0	21.6	7.9	6.7	184	284	291	1306	57.6
27. 红腐乳	55.5	14.6	5.7	5.8	133	167	200	269	—
28. 粉条	0.1	3.1	0.2	96.0	398	—	—	139	—
29. 黄豆芽	77.0	11.5	2.0	7.1	92	68	102	330	47.0
30. 绿豆芽	91.9	3.2	0.1	3.7	29	23	51	160	19.0
蔬菜类									
31. 甘薯	67.1	1.8	0.2	29.5	127	18	20	503	4.0

续表

分类	水分/g	蛋白质/g	脂肪/g	碳水化合物/g	热量/kcal	钙/mg	磷/mg	钾/mg	钠/mg
32. 马铃薯	79.9	2.3	0.1	16.6	77	11	64	502	2.2
33. 山药	82.6	1.5	—	14.4	64	14	42	452	31.9
34. 胡萝卜	89.6	0.6	0.3	7.6	35	32	30	217	66.0
35. 白萝卜	91.1	0.6	—	5.7	25	49	34	196	71.0
36. 红萝卜（大）	91.9	0.8	0.1	6.6	30	61	28	280	58.0
37. 苤蓝	93.7	1.6	—	2.7	17	22	33	298	40.0
38. 姜	87.0	1.4	0.7	8.5	46	20	45	387	—
39. 冬笋	88.1	4.1	0.1	5.7	40	22	56	587	1.6
40. 大白菜	95.4	1.1	0.2	2.4	16	41	35	199	70.0
41. 小白菜	93.3	2.1	0.4	2.3	21	163	48	274	92.0
42. 油菜	93.5	2.6	0.4	2.0	22	140	30	346	66.0
43. 圆白菜	94.4	1.1	0.2	3.4	20	32	24	200	45.0
44. 雪里蕻	91.0	2.8	0.6	2.9	28	235	64	401	41.9
45. 菠菜	91.8	2.4	0.5	3.1	27	72	53	502	98.6
46. 莴苣	96.4	0.6	0.1	1.9	11	7	31	318	31.0
47. 茴香菜	92.9	2.3	0.3	2.2	21	159	34	321	187.0
48. 芹菜	94.3	2.2	0.3	1.9	19	160	61	163	328.0
49. 韭菜	92.0	2.1	0.6	3.2	27	48	46	290	11.7
50. 韭黄	93.7	2.2	0.3	2.7	22	10	9	197	4.2
51. 青蒜	89.4	3.2	0.3	4.9	35	30	41	340	11.1
52. 蒜苗	86.4	1.2	0.3	9.7	46	22	53	183	5.3
53. 大蒜	69.3	4.4	0.2	23.6	113	5	44	130	8.7
54. 大葱	91.6	1.0	0.3	6.3	32	12	46	466	3.5
55. 小葱	92.5	1.4	0.3	4.1	25	63	28	226	7.7
56. 洋葱	88.3	1.8	—	8.0	39	40	50	138	6.7
57. 茭白	92.1	1.5	0.1	4.6	25	4	43	284	7.3
58. 菜花	92.6	2.4	0.4	3.0	25	18	53	316	38.2
59. 南瓜	97.8	0.3	—	1.3	6	11	9	69	11.0
60. 冬瓜	96.5	0.4	—	2.4	11	19	12	136	7.5
61. 黄瓜	96.9	0.6	0.2	1.6	11	19	29	234	14.0

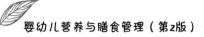
续表

分类	水分/ g	蛋白质/ g	脂肪/ g	碳水化 合物/g	热量/ kcal	钙/ mg	磷/ mg	钾/ mg	钠/ mg
62. 茄子	93.2	2.3	0.1	3.1	23	22	31	214	1.2
63. 番茄	95.9	0.8	0.3	2.2	15	8	24	191	5.2
64. 辣椒	92.4	1.6	0.2	4.5	26	12	40	300	12.0
65. 柿子椒	93.9	0.9	0.2	3.8	21	11	27	180	9.4
66. 大头菜	50.3	4.0	—	23.5	110	354	123	981	—
67. 芥菜头（酱）	71.6	2.8	—	9.9	51	109	65	332	42.0
68. 花生（炒）	3.4	26.7	41.2	23.0	573	71	399	1004	—
油类									
69. 猪油	1.0	—	99	—	891	—	—	—	—
70. 植物油	—	—	100	—	900				
畜肉、水产类									
71. 猪肉（肥瘦）	29.3	9.5	50.8	0.9	580	6	101	330	11.0
72. 猪肉（肥）	6.0	2.2	90.8	0.9	830	1	26	162	—
73. 牛肉（肥瘦）	68.6	20.1	10.2	—	172	7	170	378	—
74. 羊肉	58.7	11.1	28.8	0.6	307	—	—	249	—
75. 大黄鱼	81.1	17.6	0.8	—	78	33	135	227	59.0
76. 墨鱼	84.0	13.0	0.7	1.4	64	14	150	150	117.0
77. 河螃蟹	71.0	14.0	5.9	7.4	139	129	145	259	—
78. 海带	12.8	8.2	0.1	56.2	258	1177	216	1503	—
79. 紫菜	10.3	28.2	0.2	48.5	399	343	457	1640	670.0
乳制品									
80. 牛乳（淡）	74.0	7.8	7.5	9.0	135	240	195	157	49.0
81. 牛乳粉（全）	2.0	20.2	30.6	35.5	522	1030	883	—	—
禽肉类									
82. 鸡	71.2	21.5	2.5	0.7	111	11	190	340	12.0
83. 鸡蛋	71.0	14.7	11.6	1.6	170	55	210	60	73.0
84. 松花蛋	71.7	13.1	10.7	22	158	58	200	70	740.0
糕点类									
85. 蛋糕（烤）	—	7.9	4.7	65.0	319	41	173	—	—

续表

分类	水分/g	蛋白质/g	脂肪/g	碳水化合物/g	热量/kcal	钙/mg	磷/mg	钾/mg	钠/mg
水果类									
86. 西瓜	94.1	1.2	—	4.2	22	6	10	124	2.0
87. 甜瓜	92.4	0.4	0.1	62.0	27	29?	10?	247	3.6
88. 柑橘	85.4	0.9	0.1	12.8	56	56	15	199	1.4
89. 柚	84.8	0.7	0.6	12.2	57	41	43	—	—
90. 苹果	84.6	0.4	0.5	18.0	56	11	9	110	1.4
91. 杏	85.0	1.2	—	11.1	49	26	24	370	21.0
92. 李子	90.0	0.5	0.2	8.8	39	17	20	176	0.7
93. 草莓	90.7	1.0	0.6	5.7	32	32	41	135	1.0
94. 樱桃	89.2	1.2	0.3	7.9	39	—	—	258	0.7
95. 葡萄	87.9	0.4	0.6	8.2	40	4	7	124	2.4
96. 枣(鲜)	73.4	1.2	0.2	23.2	99	14	23	245	6.4
97. 枣(干)	19.0	3.3	0.4	72.8	308	61	55	430	81.0
98. 鸭梨	89.3	0.1	0.1	9.0	37	5	6	115	0.7
99. 桃	87.5	0.8	0.1	10.7	47	8	20	252	0.7
100. 荔枝(鲜)	84.8	0.7	0.6	13.3	61	6	34	193	0.6
101. 枇杷	91.6	0.4	0.1	6.6	29	—	—	157	0.5
102. 香蕉	77.1	1.2	0.6	19.5	88	9	31	472	0.6
103. 菠萝	89.3	0.4	0.3	9.3	42	18	28	147	0.6

 拓展阅读

测试你的营养智商

我们每天都要吃东西，但大部分人并不太懂营养。请试着回答下面 12 个有关食品与健康的常见问题，看看自己究竟对营养知识有多少了解。

1. 仅吃一些种类丰富的食品，你就会获得适当的营养。

答：错。食物种类丰富并不能保证获得适当营养。成年人通常可以从 4 组主要食物中摄取每日的食物量来保持饮食平衡。2 种或 2 种以上来自乳制品组，包括牛奶、奶酪、酸乳酪和其他乳制品；2 种或 2 种以上来自肉类组，包括畜禽、鱼、蛋和肉的替代品等；4 种或 4 种以上来自粮食组，包括面包、谷类食物、面条、大米和其他粮食产品；4 种或 4 种以上来自蔬菜和水果组。

2. 不吃畜禽肉或鱼的人仍然能保持健康。

答：对。只要吃足够的乳制品、鸡蛋和肉的替代品，他们照样能获取基本蛋白质。

3. 每顿饭之间吃点零食和有规律地就餐，对健康都有好处。

答：对。营养价值取决于所吃食品的种类，而不是吃的时间。一个煮熟的鸡蛋或橘子作为加餐，可保持平衡饮食，有助于健康。

4. 在家烹饪的新鲜蔬菜总是比罐装的或冷冻蔬菜更有营养。

答：错。营养的差异更多取决于蔬菜是如何被处理的。比如，过度的烹饪会破坏许多营养素；又如，蔬菜在过多的水中烹饪会丢失一定量的维生素。

5. 高蛋白、低糖类的饮食是理想的减肥饮食。

答：错。减肥最为简明的道理是，要么少吃含热量的食品，要么设法消耗更多热量。然而，关于控制体重最常见的误区之一为，是碳水化合物催肥，而不是热量催肥。

6. 在节食期间，忌吃含淀粉的食物，如面包或土豆。

答：错。如果回避含淀粉的食物，如豌豆、土豆、面包和大米，那么你就切断了 B 族维生素、维生素 C 和其他营养素的供给。而就其本质而言，面包和土豆比牛排和烤肉所含的热量要少得多。

7. 如果你的体重标准，那么说明你摄取的营养是合适的。

答：错。仅有体重标准一项并不能看出饮食是否缺少维生素和矿物质。例如，同等热量的一罐低营养汽水和两个鸡蛋，身体对其的化学反应存在很大的差异。

8. 摄取超过每日推荐量的过多维生素并不能给予你更多的热量。

答：对。人们广泛认为维生素可以多多益善，因为过多的维生素能提供更多热量。事实上，维生素在体内并不产生热量，其摄取量超过身体所需时并不会让身体更健康，这与给油箱加油太满却不能让汽车跑得更快的道理一样。

9. 与人工合成维生素相比，天然维生素是更好的饮食补充剂。

答：错。两者没有区别。无论是在实验室合成的维生素，还是从动植物身体上提取的维生素，两者都拥有相同的特性和化学结构，所发挥的生理功能也是相同的。

10. 老年人需要与年轻人同等的维生素数量。

答：对。尽管老年人所需热量较少，但他们所需的维生素量却与年轻人一样。某些疾病会使老年人对一些维生素的需求量增加，这一点不仅仅适用于老年人，也适用于年轻人。

11. 在贫瘠、反复被使用的土壤里生长的食物，比肥沃土壤里生长的食物维生素含量低。

答：错。我们食物中的维生素是由植物自身制造的，维生素并不来自土壤，不过，植物的矿物质却取决于土壤里的矿物质。

12. 施用化肥种植的食物与施用天然肥料种植的食物的营养是一样的。

答：对。所谓天然肥料，如人畜的粪肥必须首先被土壤细菌分解成基本的化合物，无论是天然肥料还是化学肥料，这些化合物对庄稼而言没有什么区别。

如果你回答对了至少 8 道问题，根据当今的标准，那么可以认为你在食品与营养方面知识渊博。但应记住：营养学是一门综合而且不断发展的科学，今天看来正确的信息，随着新知识的出现可能会被改变。

（资料来源：《大众医学》编辑部，《健康饮食管理》。引用时有改动。）

 单元回顾

单元知识要点	学习要求	学生自评
婴幼儿能量需要量的计算方法	学会使用食物成分表，确定婴幼儿能量需要量；掌握主要营养素的计算方法	☆☆☆☆☆
能量和主要营养素的确定原则	了解人体需要的能量和主要营养素确定的原则	☆☆☆☆☆
主食、副食品种和数量确定的原则	熟悉配餐过程中确定主食、副食品种及数量的基本原则	☆☆☆☆☆
主食、副食品种和数量的确定	掌握主食、副食品种及数量的确定	☆☆☆☆☆
营养食谱的制定	熟悉婴幼儿食谱制定的原则	☆☆☆☆☆
婴幼儿食谱的编制	了解不同月龄、年龄婴幼儿一日膳食安排	☆☆☆☆☆

 思考与练习

1. 如何计算婴幼儿一日所需总能量？

2. 配餐过程中确定主食、副食品种和数量应遵循哪些原则？

3. 如何计算主食、副食的数量？

4. 什么是酸碱平衡？常见的酸性食物和碱性食物各有哪些？

5. 膳食平衡的十大平衡理论内容有哪些？请举例说明。

✂ ⸙ **拓展训练**

1. 根据幼儿园带量食谱，选择一日食谱中所摄取的食物进行计算。

(1)计算蛋白质、脂肪、糖类的供热比例。

(2)按食物成分表计算一日摄入的蛋白质、糖类、脂肪的含量各是多少。

(3)按食物成分表计算一日摄入的总热量。

2. 请科学评价以下托育园一周食谱制定情况，并结合所学知识完善食谱。

阳光托育中心 2～3 岁婴幼儿一周食谱（4 月 17 日—4 月 23 日）

星期	早餐	餐前水果	午餐	午点
星期一	青菜肉丝面 五香鹌鹑蛋	猕猴桃	米粉排骨 芙蓉番茄 紫菜蛋花汤 大米饭	红枣核桃红糖发糕
星期二	紫薯燕麦粥 香葱鸡蛋饼 五香豆干	苹果	牛肉焖饭 如意蛋花汤	黄金粥
星期三	鸡蓉香菇粥 南瓜豆沙包 水煮蛋	羊角蜜甜瓜	白煮大虾 什锦蔬菜 番茄蛋花汤 大米饭	大骨汤时熟菠菜面片
星期四	鲍鱼时蔬面 爱心煎蛋	油桃	茄汁鸡翅 醋溜牛心菜 香菜豆腐羹 玉米渣饭	木糠杯蛋糕
星期五	红豆银耳莲子弱 杂粮窝窝头	火龙果	红焖羊肉 彩色豆丁干 菠菜肝尖蛋汤 大米饭	KFC 小食餐盒

▨ **学习反思**

_____

_____

_____

_____

主要参考文献

1. 北京市东华门幼儿园．幼儿家庭营养配餐[M]．北京：农村读物出版社，2009.

2. 陈旭微．3～6岁儿童食物喜好及其原因分析[J]．学前教育研究，2012(5).

3.《大众医学》编辑部．健康饮食管理[M]．上海：上海科学技术出版社，2007.

4. 范志红．给孩子最好的食物[M]．第2版．北京：中国青年出版社，2010.

5. 冯丽君．看清零食"真面目"[J]．幼儿教育(家教版)，2006(5).

6. 葛可佑．中国居民膳食指南：百姓版[M]．北京：人民出版社，2011.

7. 邬志薇，董加毅，童星，等．中国居民平衡膳食宝塔(2007)的评价[J]．现代预防医学，2011(23).

8. 劳动和社会保障部中国就业培训技术指导中心、劳动和社会保障部教育培训中心．营养配餐员(中级技能 高级技能 技师技能)[M]．北京：中国劳动社会保障出版社，2003.

9. 何宏．中国传统营养学[M]．北京：中国轻工业出版社，2011.

10. 胡军，张格祥，肖永良．学龄前儿童成长与膳食营养[M]．北京：军事医学科学出版社，2010.

11. 胡延玉，刘新建．走出家庭教育的误区[J]．中国农村教育，2006(10).

12. 华国梁，马健鹰，赵建民．中国饮食文化[M]．大连：东北财经大学出版社，2002.

13. 江琳．浅谈幼儿饮食生活中的课程资源及其开发[J]．学前教育研究，2007(2).

14. 江琳．学前社会课程视野中的电视食品广告研究——兼论《广告法》修订过程中教育视角的缺失[J]．吉林省教育学院学报(中旬)，2012(10).

15. 江琳．幼儿园饮食生活的教育价值[J]．新课程研究(下旬刊)，2011(6).

16. 蒋竞雄，夏秀兰，张淑一，等．家长为幼儿选择食物情况的分析[J]．中国儿童保健杂志，2007(6).

17. 蒋一方．0～3岁婴幼儿营养与喂养[M]．上海：复旦大学出版社，2011.

18. 蒋一方．家庭膳食管理问题解答[J]．启蒙(0～3岁)，2007(12).

19. 蓝芬芬．让孩子在和谐的家庭教育中成长[J]．中山大学学报论丛，2007(12).

20. 郦燕君，贺永琴．幼儿卫生保健[M]．北京：北京师范大学出版社，2012.

21. 廖燕．家长对幼儿零食行为态度的调查研究——以桂林市 A 幼儿园家长为例[J]．早期教育（教师版），2011(Z1)．

22. 林美慧．宝贝，回家吃饭啦：3～6 岁幼儿园阶段家庭饮食规划书[M]．北京：东方出版社，2013．

23. 刘方成．配餐方法[M]．北京：中国轻工业出版社，2009．

24. 刘雅娟．儿童饮食营养全书[M]．长春：吉林科学技术出版社，2012．

25. 刘友丽．0～3 岁宝宝营养饮食方案[M]．北京：中国轻工业出版社，2011．

26. 马丽莉，冯丽，戴琳．让每一个幼儿都能健康成长——强化幼儿膳食工作科学管理的实践探索[J]．天津市教科院学报，2006(2)．

27. 马振飞．请别让幼儿远离零食[J]．家庭与家教（现代幼教），2007(11)．

28. 倪波．大连市集居儿童单纯性肥胖影响因素分析[J]．中国妇幼保健，2013(28)．

29. 彭小红．浅谈幼儿园食品安全营养均衡的科学管理[J]．教育导刊（下半月），2012(11)．

30. 冉寒秋．应加强幼儿园营养膳食的管理[J]．学前教育研究，2001(1)．

31. 饶桂芳．深圳罗湖区 0～6 岁儿童单纯性肥胖症调查分析[J]．中国儿童保健杂志，2001(4)．

32. 宋伟，杨慧萍，沈崇钰，等．食品中的反式脂肪酸及其危害[J]．食品科学，2005(8)．

33. 苏祖斐．实用儿童营养学[M]．第 3 版．北京：人民卫生出版社，2009．

34. 唐世英，赵琼．营养与膳食[M]．南京：江苏科学技术出版社，2012．

35. 万钫．学前卫生学[M]．长沙：湖南师范大学出版社，2005．

36. 王翠玲，高玉峰．营养与膳食[M]．北京：科学出版社，2010．

37. 王其梅．营养配餐与设计[M]．北京：中国轻工业出版社，2010．

38. 王如文，冯建春．儿童营养实用知识必读[M]．北京：中国妇女出版社，2004．

39. 王亚静．幼儿园整体性营养教育理论与实践的研究[D]．长沙：湖南师范大学，2004．

40. 卫生部．托儿所幼儿园卫生保健工作规范[S]．北京：卫生部，2012．

41. 卫生部疾病预防控制局，中国疾病预防控制中心营养与食品安全所，中国营养学会．中国儿童青少年零食消费指南（2008）[M]．北京：科学出版社，2008．

42. 吴卫琴，王维利．营养与膳食[M]．北京：北京师范大学出版社，2011．

43. 徐浙宁，顾秀娟，彭咏梅．学前儿童饮食状况与家庭喂养调查[J]．学前教育研究，2008(3).

44. 杨兴国，汪岩. 午餐童趣——幼儿午餐文化浅议[J]. 上海教育科研，2010(10).

45. 叶海青. 走进幼儿饮食科学[M]. 长沙：湖南少年儿童出版社，2013.

46. 荫士安. 中国0～6岁儿童营养与健康状况——2002年中国居民营养与健康状况调查[M]. 北京：人民卫生出版社，2008.

47. 于冬梅，张兵，赵丽云，等. 中国3～17岁儿童青少年零食消费状况[J]. 卫生研究，2008(6).

48. 袁宇. 幼儿饮食小议[J]. 教育导刊，1997(S4).

49. 张兰香，潘秀萍. 学前儿童卫生与保健[M]. 北京：北京师范大学出版社，2011.

50. 张文新. 儿童社会性发展[M]. 北京：北京师范大学出版社，1999.

51. 张燕. 学前教育管理学[M]. 第2版. 北京：北京师范大学出版社，2009.

52. 赵法伋. 儿童饮食营养与健康[M]. 第3版. 北京：金盾出版社，2009.

53. 郑玉荣. 儿童健康食谱[M]. 延吉：延边大学出版社，2011.

54. 中国疾病预防控制中心营养与食品安全所. 中国食物成分表2002[M]. 北京：北京大学医学出版社，2002.

55. 中国营养学会. 中国居民膳食营养参考摄入量(2013版)[M]. 北京：科学出版社，2014.

56. 中国营养学会. 中国居民膳食指南(2016)[M]. 北京：人民卫生出版社，2016.

57. 中国营养学会妇幼分会. 中国孕期、哺乳期妇女和0～6岁儿童膳食指南(2007)[M]. 北京：人民卫生出版社，2008.

58. 申宜真. 申宜真幼儿心理百科——0～6岁幼儿父母育儿必备[M]. 陈放，付刚，译. 北京：世界图书出版公司北京公司，2009.

59. 周宁. 幼儿园营养教育方法例谈[J]. 早期教育，2000(21).

60. 朱长征，房四辈. 饮食营养与卫生安全[M]. 北京：中国轻工业出版社，2011.

61. 朱家雄，汪乃铭，戈柔. 学前儿童卫生学[M]. 修订版. 上海：华东师范大学出版社，2006.

62. 朱敬先，幼儿教育[M]. 台北：五南图书出版公司，1992.

63. 美国饮食营养协会，罗伯特·杜伊夫. 食物保健书[M]. 鄂丽燕，张鑫，译. 北京：中国轻工业出版社，2005.

64. 恩琼斯JB，劳克威尔RE. 食品营养与儿童[M]. 张锦同，译. 北京：轻工业

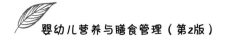
出版社，1988.

65. 约翰·洛克.教育漫话［M］.傅任敢，译.北京：教育科学出版社，1999.

66. 刘苹，朱颖，郭晓斌.婴幼儿和儿童少年膳食指南［M］.北京：中国医药科技出版社，2019.

67. 中国营养学会妇幼营养分会.中国妇幼人群膳食指南（2016）［M］.北京：人民卫生出版社，2018.

68. 中国营养学会.中国居民膳食指南（2022）［M］.北京：人民卫生出版社，2022.